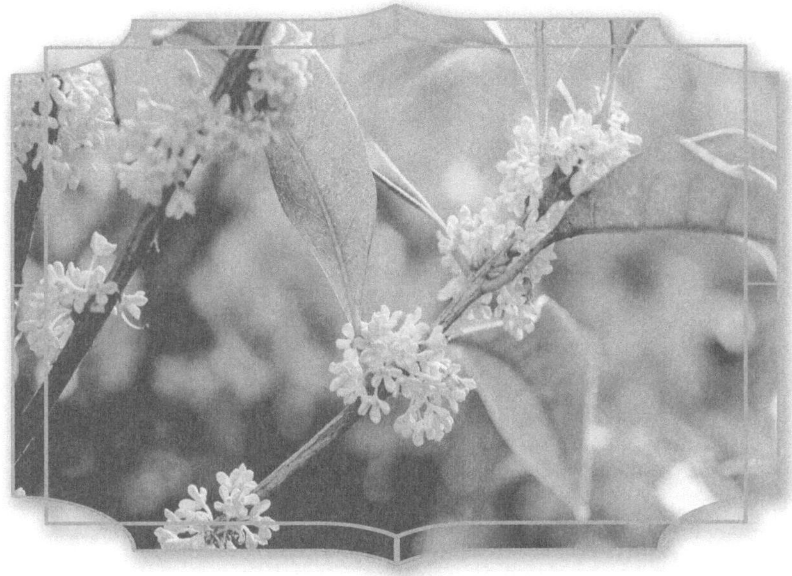

木本植物类中药汇编

岳桂华　王凯华　陈　龙 — 主编

化学工业出版社
·北京·

内容简介

本书参照最新版《中华人民共和国药典》（一部）及《中华本草》，共收载木本植物110多种及木本植物来源的中药140多种。全书分为乔木、灌木、木质藤本三章，采取“药用植物+入药部位”的编写形式，首先列出药用植物，重点介绍植物的名称、拉丁名、形态、资源分布、入药部位及采收加工、中药名称等，然后列出相应植物的入药部位对应的中药，重点介绍中药名称、本草出处、别名、来源、性状、炮制方法、性味与归经、功能与主治、用法与用量、使用注意、附方、现代研究等。本书收载的木本植物类中药品种较全，文字描述全面、实用。可作为中医药专业医师、研究人员、学生及中草药爱好者的参考用书。

图书在版编目（CIP）数据

木本植物类中药汇编 / 岳桂华，王凯华，陈龙主编．北京 ：化学工业出版社，2025. 10. -- ISBN 978-7-122-48912-8

Ⅰ．R282

中国国家版本馆CIP数据核字第20254B0F62号

责任编辑：赵兰江　　文字编辑：张晓锦
责任校对：王　静　　装帧设计：张　辉

出版发行：化学工业出版社
（北京市东城区青年湖南街13号　邮政编码100011）
印　　装：北京建宏印刷有限公司
787mm×1092mm　1/16　印张$13^1/_2$　字数329千字　　2026年2月北京第1版第1次印刷

购书咨询：010-64518888　　售后服务：010-64518899
网　　址：http://www.cip.com.cn
凡购买本书，如有缺损质量问题，本社销售中心负责调换。

定　　价：128.00元

编写人员名单

主　编　岳桂华　王凯华　陈　龙

副主编　吕　艳　覃　辉　张　曼
陈真珍　孙宗喜

编　者　陈　龙　高智伟　贺鸿捷
卢武进　刘　欣　黎秀梅
莫燎毅　王凯华　王　宁
王　方　王润滋　许育佳
岳桂华　周　月　吕　艳
覃　辉　陈真珍　张　曼
孙宗喜

前言

植物是中药的主要来源，植物源中药占整个中药的绝大部分。中药大都取自植物的根、茎、叶、花、果实、种子及汁液或全草等。根据茎的结构和生长周期，植物可分为木本和草本两类。木本植物茎部木质化程度高，多年生，寿命长；草本植物茎柔软，多数缺乏次生生长，多为短期生长（如一年生或两年生），但也存在多年生草本。木质类中药作为人们生活保健、中医临床组方中常用的药材，大都属于大宗中药材，应用极为广泛。当前，中药本草著作虽较多，但针对某一类中药的专门性本草著作却甚少。于是，我们基于中医临床常用中药，据其来源不同，在本书中将源于乔木、灌木和部分木质藤本的中药进行了分类归纳和整理。

本书采用“植物＋入药部位”，即“总分式”的编写形式，以中药的原植物为“总”，内容涵盖原植物的名称、拉丁名、形态、资源分布、入药部位及采收加工、中药名称等。以入药部位，也就是具体的中药作为“分”，内容涵盖中药名称及汉语拼音、本草出处、来源、别名、性状、炮制方法、性味与归经、功能与主治、应用与配伍、用法与用量、附方、使用注意、现代研究等，但部分药物的内容会有所不同。

本书编写的目的在于系统整理和归纳木质类中药，以便中医临床应用及知识的推广与普及，以期为临床医师、教育与科研工作者、学生以及广大中医药爱好者提供学习、工作及生活保健参考，进而推动中医药知识和文化的传播与普及。因此，本书收录的植物及中药偏于常见的植物和中药种类或品种。对于尚有歧义、争议或未被广泛采纳的观点或表述，本书未予收录。对于中药中常见的一药多源，本书也未全部收录，仅收录了常见或大宗使用的药材种类或品种。在此需要说明一点，本书中我们将源于乔木、灌木和部分木质藤本的中药统称为木本植物类中药，未收录木质化的草质藤本类中药。

由于编者水平有限，管窥之见和疏漏之处在所难免，谨请读者谅解和赐教。

编　者

2025 年 6 月

目录

第三章　木质藤本 ······ 182

第一章

乔木

一、白花树

Styrax tonkinensis（Pierre）Craib ex Hart.

【别名】越南安息香、泰国安息香、滇桂野茉莉、白背安息香、牛油树、姊永、八翻龙、白花榔树、白花木、白脉安息香、大青山安息香。

【形态】乔木，高6～30m，树冠圆锥形，胸径8～60cm，树皮暗灰色或灰褐色，有不规则纵裂纹；枝稍扁，被褐色绒毛，成长后变为无毛，近圆柱形，暗褐色。叶互生，纸质至薄革质，椭圆形、椭圆状卵形至卵形，长5～18cm，宽4～10cm，顶端短渐尖，基部圆形或楔形，边近全缘，嫩叶有时具2～3个齿裂，上面无毛或嫩叶脉上被星状毛，下面密被灰色至粉绿色星状绒毛，侧脉每边5～6条，第三级小脉近平行；叶柄长8～15mm，上面有宽槽，密被褐色星状柔毛。圆锥花序，或渐缩小成总状花序，花序长3～10cm或更长；花序梗和花梗密被黄褐色星状短柔毛；花白色，长12～25mm，花梗长5～10mm；小苞片生于花梗中部或花萼上，钻形或线形，长3～5mm；花萼杯状，高3～5mm，顶端截形或有5齿，萼齿三角形，外面密被黄褐色或灰白色星状绒毛，内面被白色短柔毛；花冠裂片膜质，卵状披针形或长圆状椭圆形，长10～16mm，宽3～4mm，两面均密被白色星状短柔毛，花蕾时作覆瓦状排列，花冠管长3～4mm；花丝扁平，上部分离，疏被白色星状柔毛，下部联合成筒，无毛；花药狭长圆形，长4～10mm；花柱长约1.5mm，无毛。果实近球形，直径10～12mm，顶端急尖或钝，外面密被灰色星状绒毛；种子卵形，栗褐色，密被小瘤状突起和星状毛。花期4～6月，果熟期8～10月。

【分布】我国分布于云南、贵州、广西、广东、福建、湖南和江西。境外分布于越南、老挝及泰国等地。

【入药部位及采收加工】**树脂**：树干经自然损伤或于夏、秋二季割裂树干，收集流出的树脂，阴干。

【中药名称】安息香。

安息香 Anxixiang
《唐本草》

【别名】拙贝罗香、白花榔。

【来源】本品为安息香科植物白花树 *Styrax tonkinensis*（Pierre）Craib ex Hart. 的干燥树脂。

【性状】本品为不规则的小块，稍扁平，

常黏结成团块。表面橙黄色，具蜡样光泽（自然出脂）；或为不规则的圆柱状、扁平块状。表面灰白色至淡黄白色（人工割脂）。质脆，易碎，断面平坦，白色，放置后逐渐变为淡黄棕色至红棕色。加热则软化熔融。气芳香，味微辛，嚼之有沙粒感。

【炮制方法】1. 安息香：取原药材，除去杂质，捣碎。

2. 酒制安息香：取安息香，加酒与水煮4～5h至成粉状或煮至沉于底部凝成块时，取出晒干。每30g安息香，用黄酒15g。

【性味与归经】辛、苦，平。归心、脾经。

【功能与主治】开窍醒神，行气活血，止痛。用于中风痰厥，气郁暴厥，中恶昏迷，心腹疼痛，产后血晕，小儿惊风。

【用法与用量】0.6～1.5g，多入丸散用。

【使用注意】阴虚火旺者慎服。

【附方】① 治大人小儿卒中风，恶气：安息香一钱，鬼臼二钱，犀角八分，牛黄五分，丹砂、乳香、雄黄各一钱五分。俱研极细末，石菖蒲、生姜各一钱，泡汤调服五分。（《方脉正宗》）

② 治卒然心痛，或经年频发：安息香研末，沸汤服半钱。（《世医得效方》）

③ 治寒湿冷气，中霍乱阴证者：安息香一钱（为末），人参、制附子各二钱。煎汤调服。（《本草汇言》）

④ 治小儿肚痛，屈脚而啼：安息香酒蒸成膏；沉香、木香、丁香、藿香、八角茴香各三钱，香附子、缩砂仁、炙甘草各五钱，为末；以膏和炼蜜丸，芡子大。每服一钱，紫苏汤送下。（《全幼心鉴》安息香丸）

⑤ 治妇人产后血晕，血胀，口噤垂死者：安息香一钱，五灵脂（水飞净末）五钱。共和匀，每服一钱，炒姜汤调下。（《本草汇言》）

【现代研究】1. 化学成分研究：安息香药材中香脂酸类化合物种类最多，有70余种，含量占70%～80%。三萜类化合物13种，含量为16%，除此之外，还含有木脂素类化合物。

2. 药理作用研究：安息香可能是通过抑制乳酸脱氢酶、肿瘤坏死因子-α、白细胞介素-8等炎症介质活性从而发挥抗炎作用，显著减轻脑缺血大鼠脑损伤，促进缺血早期血管内皮细胞增生，启动血管新生，安息香可以保护血脑屏障。安息香中的有些化合物具有抗癌作用。安息香可剂量依赖性增加孕期大鼠雌二醇和孕酮两种激素的分泌，并有提升模型大鼠子宫、卵巢指数，治疗孕妇胎动、胎晕的效果；还刺激呼吸道黏膜，使其分泌物增加，稀释痰液，从而促进痰液排出。

3. 临床研究：治上呼吸道慢性炎症。将复方安息香酊置于热水中，吸入其蒸汽，可直接刺激呼吸道黏膜增加分泌物，促进痰液排出。吸入时应避免水蒸气的浓度过高而刺激眼、鼻、喉等。

【参考文献】

[1] 李宗梅，姚玲玲，邹宇琛，等．安息香药材化学成分、药理作用研究进展及质量标志物预测分析[J]．世界科学技术-中医药现代化，2021，23（11）：4156-4164.

[2] 国家中医药管理局《中华本草》编委会．中华本草：第6卷[M]．上海：上海科学技术出版社，1999：146.

二、巴豆

Croton tiglium L.

【别名】巴菽、刚子、老阳子、巴霜刚子、巴仁、猛子仁、双眼龙。

【形态】小乔木或灌木，高3～6m；嫩枝被稀疏星状柔毛，枝条无毛。叶纸质，卵形，稀椭圆形，长 7～12cm，宽 3～7cm，顶端短尖，稀渐尖，有时长渐尖，基部阔楔形至近圆形，稀微心形，边缘有细锯齿，有时近全缘，成长叶无毛或近无毛，干后淡黄色至淡褐色；基出脉 3（～5）条，侧脉 3～4 对；基部两侧叶缘上各有 1 枚盘状腺体；叶柄长 2.5～5cm，近无毛；托叶线形，长 2～4mm，早落。总状花序，顶生，长 8～20cm，苞片钻状，长约 2mm。雄花：花蕾近球形，疏生星状毛或几无毛。雌花：萼片长圆状披针形，长约 2.5mm，几无毛。子房密被星状柔毛，花柱 2 深裂。蒴果椭圆状，长约 2cm，直径 1.4～2cm，被疏生短星状毛或近无毛；种子椭圆状，长约 1cm，直径 6～7mm，花期 4～6 月。

【分布】我国分布于浙江南部、福建、江西、湖南、广东、海南、广西、贵州、四川和云南等省区。

【入药部位及采收加工】1. 根及根茎：全年可采。洗净，切片，晒干。

2. 叶：随采随用，或采后晒干用。

3. 果实：秋季果实成熟时采收，堆置 2～3 天，摊开，干燥。

【中药名称】巴豆、巴豆根、巴豆叶。

（一）巴豆 Badou
《神农本草经》

【别名】巴菽、刚子、江子、老阳子、双眼龙、猛子仁、巴果、双眼虾、红子仁、巴贡、巴米、毒鱼子、銮豆、贡仔、八百力、巴仁、芒子、药子仁、芦麻子、腊盘子、大风子、泻果。

【来源】本品为大戟科植物巴豆 *Croton tiglium* L. 的干燥成熟果实。

【性状】本品呈卵圆形，一般具三棱，长 1.8～2.2cm，直径 1.4～2cm。表面灰黄色或稍深，粗糙，有纵线 6 条，顶端平截，基部有果梗痕。破开果壳，可见 3 室，每室含种子 1 粒。种子呈略扁的椭圆形，长 1.2～1.5cm，直径 0.7～0.9cm，表面棕色或灰棕色，一端有小点状的种脐及种阜的瘢痕，另一端有微凹的合点，其间有隆起的种脊；外种皮薄而脆，内种皮呈白色薄膜；种仁黄白色，油质。无臭，味辛辣。

【炮制方法】1. 生巴豆：去皮取净仁。

2. 巴豆霜：取净巴豆仁，碾烂或捣烂如泥，用多层吸油纸包裹，加热微烘，压榨去油，反复数次，至松散成粉、不再粘结成饼为度，取出碾细。制霜可降低毒性，缓和泻下作用。

【性味与归经】辛，热；有大毒。归胃、大肠经。

【功能与主治】巴豆霜峻下冷积，逐水退肿，豁痰利咽；外用蚀疮。用于寒积便秘，乳食停滞，腹水臌胀，二便不通，喉风，喉痹；外治痈肿脓成不溃，疥癣恶疮，疣痣。

【用法与用量】巴豆霜：0.1～0.3g，多入丸散用；外用适量，研末涂患处，或捣烂以纱布包擦患处。

【使用注意】孕妇禁用；不宜与牵牛子同用。服巴豆后，不宜食热粥、饮开水等，以免加剧泻下。

【附方】① 治寒实结胸，无热证者：桔梗三分，巴豆一分（去心皮，熬黑，研如脂），贝母三分。三味为散，以白饮和服，强人半钱匕，羸者减之。病在膈上必吐，在膈下必利。不利，进热粥一杯，利过不止，进冷粥一杯。（《伤寒论》白散）

② 治寒癖宿食，久饮不消，大便秘：巴豆仁一升，清酒五升。煮三日三夜，研，令大热，合酒微火煎之，丸如胡豆大，每服一丸，水下，欲吐者服二丸。（《千金方》）

③ 治心腹诸卒暴百病，若中恶客忤，心腹胀满，卒痛如锥刺，气急口噤，停尸卒死者：大黄一两，干姜一两，巴豆一两（去皮心，熬，外研如脂）。上药各须精新，先捣大黄、干姜为末，研巴豆纳中，合治一千杵，用为散，蜜和丸亦佳。以暖水若酒服大豆许三四

丸，或不下，捧头起，灌令下咽，须臾当瘥；如未瘥，更与三丸，当腹中鸣，即吐下便瘥；若口噤，亦须折齿灌之。（《金匮要略》三物备急丸）

【现代研究】1. 化学成分研究：巴豆含有多种化学成分。脂肪油作为毒效兼具成分，其质量分数为34%～57%，包括二萜、有机酸及酯类等。巴豆蛋白质量分数约为18%，此外，还有生物碱、氨基酸、甾醇类等成分。

2. 药理作用研究：巴豆药理活性广泛，随着现代研究的深入，巴豆许多新的药理作用不断被发现，如抗癌、抗病毒、抗白血病等。同时，巴豆毒性剧烈，使用不当会危及生命。巴豆中的脂肪油和佛波酯类成分毒效兼具，巴豆毒蛋白具有溶血作用，巴豆苷和木兰花碱具有抗癌、抗抑郁等多种药理活性。另据文献报道，巴豆油可通过激活M3毒蕈碱型受体和L型Ca^{2+}通道钙的内流介导胃肠道运动，发挥致痉和解痉作用。

3. 临床研究：① 治疗肠梗阻：用巴豆霜装胶囊，成人每次服150～300mg，小儿酌减。必要时可隔3～4h重复应用。

② 治疗白喉：巴豆（生，去壳，研末）、朱砂各0.5～0.8g，混合，撒在普通牛皮纸膏药上，贴于患者眉间上方，敷后觉轻度灼热，出现红肿、充血及起来米粒大小水疱后即揭去。

③ 治小儿鹅口疮：巴豆仁1g，西瓜子仁0.5g，共研碎出油，加少许香油调匀，揉成团贴于印堂穴，过15min后取下，每日敷1次，连用2d，第3d口疮即可消退。

【参考文献】

[1] 胡静，秦贝贝，马琳，等. 巴豆化学成分、药理作用及其质量标志物预测分析[J]. 中草药，2021，52（21）：6743-6754.

[2] Hu J，Gao W Y，Gao Y，et al. M3 muscarinic receptor- and Ca^{2+} influx-mediated muscle contractions induced by croton oil in isolated rabbit jejunum[J]. Journal of Ethnopharmacology，2010，129（3）：377-380.

[3] 国家中医药管理局《中华本草》编委会. 中华本草：第4卷[M]. 上海：上海科学技术出版社，1999：773.

（二）巴豆根 Badougen《本草纲目》

【别名】大叶双眼龙根、挡蛇剑、独行千里、巴豆树根。

【来源】本品为大戟科植物巴豆 *Croton tiglium* L. 的根茎。

【性味与归经】辛，温，有毒；归胃、肝经。

【功能与主治】温中散寒，祛风镇痛，杀虫解毒。主治胃痛，寒湿痹痛，牙痛，外伤肿痛，痈疽疔疮，毒蛇咬伤。

【用法与用量】内服：煎汤，3～6g。外用：适量，捣敷；煎水熏洗，酒浸或研末调敷。

【使用注意】体弱者及孕妇禁服。

【附方】① 治痈疽发背，脑疽，鬓疽：巴豆树根，洗，捣敷患处，留头。（《杨诚经验方》）。

② 治蛇头缠指：巴豆树根煎水浸患处。（《岭南草药志》）

③ 治跌打：巴豆树根一两，浸酒一斤，擦患处。（《岭南草药志》）

④ 治毒蛇咬伤：巴豆树根一两，入地金牛五钱，三角草二钱五分。共为末，酒调敷患处。（《岭南草药志》）

⑤ 治风湿性腰腿痛，胃寒痛：巴豆根一至二钱，水煎服。（广州部队《常用中草药手册》）

【现代研究】1. 化学成分研究：含生物碱、酚类、糖类与鞣质。

2. 临床研究：用巴豆根可治疗腰椎骨质增生压迫坐骨神经疼痛。

【参考文献】

[1] 张铁军，夏光成. 抗风湿中草药彩色图谱[M]. 北京：中国中医药出版社，1997.

[2] 陈杰．用巴豆根治疗腰椎骨质增生压迫坐骨神经疼痛 [J]. 现代妇女：幸福生活，2014（5）：58.

（三）巴豆叶 Badouye《南宁市药物志》

【别名】双眼龙叶、大叶双眼龙叶。

【来源】本品为大戟科植物巴豆 *Croton tiglium* L. 的叶。

【性状】单叶，具柄；叶片卵形或椭圆状卵形，长 7～12cm，宽 3～7cm，先端长尖，基部阔楔形，边缘有浅疏锯齿；上面深绿色，下面较淡，幼叶两面疏被星状毛，基部具 3 脉，近柄两侧各具 1 腺体。气微，味苦涩。

【性味与归经】辛，温，有毒；归三焦、大肠经。

【功能与主治】祛风活血，杀虫解毒。主治疟疾，痹证，跌打损伤，缠腰火丹，疮癣，蛇伤。

【用法与用量】内服：研末酒冲，或胶囊装，0.03～0.15g。外用：适量，煎水洗，或浸酒搽。

【使用注意】巴豆叶具有去火、排毒、利便的作用，但是女性慎用，因为巴豆叶属阴，女性使用之后，体内寒气会加重。另外巴豆叶本身有毒，不能使用过量，否则会导致中毒，甚至会危及生命。

【附方】① 治跌打伤痛：巴豆叶 10g，两面针 15g，黑老虎 15g，金耳环 10g，千里马 15g，千斤拔 15g，共为末，姜、葱捣烂和药末敷伤处。（《岭南草药志》）

② 治寒湿下坠，下肢浮肿：巴豆叶 25g，煎水熏洗。（《岭南草药志》）

【现代研究】**1. 化学成分研究**：新鲜的巴豆叶中含有甾体、萜类及生物碱等成分；采用 GC-MS 联用技术对广西巴豆叶精油化学成分进行分析和鉴定，共分离出 27 个组分，鉴定其中的 21 种化合物，其含量占精油总量的 94.75%。巴豆叶精油化学成分以 2- 甲基苯甲醛（24.75%）、十六烷酸（17.77%）、叶绿醇（17.09%）、2- 甲氧基 -4- 乙烯基苯酚（6.54%）、十五烷醛（5.56%）、亚麻酸（4.95%）为主。

2. 药理作用：小鼠醋酸扭体实验结果表明，巴豆叶乙醇浸膏、石油醚部位、乙酸乙酯部位、水部位均具有镇痛活性，尤其乙酸乙酯部位是其主要的活性部位，其 EC_{50} 为 1.94 mg/kg。此外，巴豆叶还有抗菌、抗炎、抗肿瘤的药理作用。

【参考文献】

[1] 吴新安．短瓣金莲花、巴豆叶植物化学成分及药效学研究 [D]. 北京：中国人民解放军军事医学科学院，2005：5-10.
[2] 张少梅，莫鉴玲，王恒山，等．广西巴豆叶精油的 GC-MS 分析 [J]. 广西师范大学学报（自然科学版），2008，26（2）：53-55.
[3] 高莹莹．淡黄色巴豆叶精油的成分分析及其抗癌活性 [J]. 国外医药（植物药分册），2007，22（1）：31-32.
[4] 邱碧丽．巴豆叶及生藤化学成分研究 [D]. 成都：成都中医药大学，2010.

三、八角茴香 *Illicium verum* Hook. f.

【别名】八角、大茴香、唛角。

【形态】乔木，高 10～15m；树冠塔形，椭圆形或圆锥形；树皮深灰色；枝密集。叶不整齐互生，在顶端 3～6 片近轮生或松散簇生，革质，厚革质，倒卵状椭圆形、倒披针形或椭圆形，长 5～15cm，宽 2～5cm，先端骤尖或短渐尖，基部渐狭或楔形；在阳光下可见密布透明油点；中脉在叶上面稍凹陷，在下面隆起；叶柄长 8～20mm。花粉红至深红色，单生叶腋或近顶生，花梗长 15～40mm；

花被片7～12片，常10～11片，常具不明显的半透明腺点，最大的花被片宽椭圆形到宽卵圆形，长9～12mm，宽8～12mm；雄蕊11～20枚，多为13、14枚，长1.8～3.5mm，花丝长0.5～1.6mm，药隔截形，药室稍突起，长1～1.5mm；心皮通常8，有时7或9，很少11，在花期长2.5～4.5mm，子房长1.2～2mm，花柱钻形，长度比子房长。果梗长20～56mm，聚合果，直径3.5～4cm，饱满平直，蓇葖多为8，呈八角形，长14～20mm，宽7～12mm，厚3～6mm，先端钝或钝尖。种子长7～10mm，宽4～6mm，厚2.5～3mm。正糙果3～5月开花，9～10月果熟，春糙果8～10月开花，翌年3～4月果熟。

【分布】分布于福建、广东、广西、云南、贵州、台湾等地。

【入药部位及采收加工】果实：秋、冬二季果实由绿变黄时采摘，置沸水中略烫后干燥或直接干燥。

【中药名称】八角茴香。

八角茴香 Bajiaohuixiang
《品汇精要》

【别名】舶上茴香、大茴香、舶茴香、茴香、八角珠、八角香、八角大茴、八角、原油茴、大八角。

【来源】本品为木兰科植物八角茴香 *Illicium verum* Hook. f. 的干燥成熟果实。

【性状】本品为聚合果，多由8个蓇葖果组成，放射状排列于中轴上。蓇葖果长1～2cm，宽0.3～0.5cm，高0.6～1cm；外表面红棕色，有不规则皱纹，顶端呈鸟喙状，上侧多开裂；内表面淡棕色，平滑，有光泽；质硬而脆。果梗长3～4cm，连于果实基部中央，弯曲，常脱落。每个蓇葖果含种子1粒，扁卵圆形，长约6mm，红棕色或黄棕色，光亮，尖端有种脐；胚乳白色，富油性。气芳香，味辛、甜。

【炮制方法】1. 八角茴香：取原药材，除去杂质及果柄，筛去灰屑。

2. 炒八角茴香：取原药材，于热锅中用文火微炒，取出放凉。

【性味与归经】辛，温。归肝、肾、脾、胃经。

【功能与主治】温阳散寒，理气止痛。用于寒疝腹痛，肾虚腰痛，胃寒呕吐，脘腹冷痛。

【用法与用量】内服：3～6g；或入丸、散。外用：适量，研末调敷。

【使用注意】阴虚火旺者慎服。

【附方】① 治小肠气坠：八角茴香、小茴香各三钱，乳香少许。水（煎）服取汗。（《仁斋直指方》）

② 治疝气偏坠：大茴香末一两，小茴香末一两。用猪尿胞一个，连尿入二末于内，系定罐内，以酒煮烂，连胞捣丸如梧子大。每服五十丸，白汤下。（《卫生杂兴》）

③ 治腰重刺胀：八角茴香，炒，为末，食前酒服二钱。（《仁斋直指方》）

④ 治腰痛如刺：八角茴香（炒研）每服二钱，食前盐汤下。外以糯米一二升，炒热，袋盛，拴于痛处。（《简便单方》）

⑤ 治大小便皆秘，腹胀如鼓，气促：大麻子（炒，去壳）半两，八角茴香七个。上作末，生葱白三七个，同研煎汤，调五苓散服。（《永类钤方》）

⑥ 治风毒湿气，攻疰成疮，皮肉紫破脓坏，行步无力，皮肉焮热：舶上茴香（炒）、地龙（去土，炒）、赤小豆（炒）、川苦楝（去皮，炒）、川乌头（炮，去皮尖）、乌药（锉）、牵牛子（炒）各一两。研杵匀细，酒煮面糊为丸，如梧桐子大。每服空心盐汤下十五丸，日二。（《脚气治法总要》茴香丸）

【现代研究】1. 化学成分研究：从八角茴香中分离得到的化合物主要包括苯丙素类、黄酮类、酚酸类、倍半萜类、三萜类和其他化合物。其中苯丙素类和黄酮类化合物是八角茴香化学成分研究中报道较多的成分。

2. 药理作用研究：① 抑菌和杀菌作用：反式茴香脑对鲍曼不动杆菌有较高抑制活性（MIC=0.11mg/mL），茴香醛和茴香醇对鲍曼不动杆菌、铜绿假单胞菌、金黄色葡萄球菌都具有广泛的抑制活性；茴香基丙酮则对鲍曼不动杆菌和铜绿假单胞菌表现出抑制活性。八角茴香精油对大肠埃希菌（IC_{50}=0.152mg/mL）、白色念珠菌（IC_{50}=0.19mg/mL）等泌尿生殖道感染细菌和真菌均有抑制活性，可以配制外用或膀胱内冲洗剂用于临床治疗尿道感染。其挥发油对临床常见致病性念珠菌（季也蒙念珠菌、白色念珠菌、近平滑念珠菌和热带念珠菌）有100%的抑制作用，当与临床药物氟康唑联用于念珠菌时有协同作用。八角茴香精油中的主要成分（大茴香醛、柠檬烯、反式茴香脑）对大肠埃希菌菌液中还原糖含量、蛋白质含量、电导率有一定的影响。

② 抗炎镇痛作用：八角茴香提取物能降低肿瘤坏死因子-α（TNF-α）、IL-6和IL-1β等细胞因子的分泌水平，抑制p-IκB及NF-κB因子转位至细胞核，从而减少部分炎症介质发挥抗炎作用。八角茴香乙醇提取液可以下调血清免疫球蛋白E（IgE）、IL-6的表达水平，并提高细胞信号抑制因子1（SOCS 1）的表达水平，抑制炎症细胞向病变部位迁移。八角茴香提取物和反式茴香脑可通过上调$Foxp3^+$调节性T细胞表达，抑制Th2细胞因子活性和肺嗜酸性粒细胞增殖，阻止淋巴细胞的浸润发挥平喘作用，改善卵清蛋白驱动的气道高反应性肺炎。八角中的单体成分茴香醛和反式茴香脑可通过抑制γ-干扰素诱导HaCaT细胞表面细胞间黏附分子-1（ICAM-1）的表达以及阻断连接蛋白-信号转导因子和转录激活（JAK/STAT1）信号转导通路的激活发挥抗炎作用。

③ 抗焦虑镇静作用：八角茴香可以在不改变小鼠运动协调性的前提下，降低小鼠中枢神经系统兴奋性，发挥神经保护作用。八角茴香对SH-SY5Y神经细胞具有保护作用，可通过下调环氧化酶-2表达水平来改善认知功能，对阿尔茨海默病的缓解有一定作用。反式茴香脑具有抗焦虑作用，其空间结构与苯丙酮和4′-甲氧基苯丙酮类似。与苯丙酮和4′-甲氧基苯丙酮相比，反式茴香脑显示出更好的神经松弛作用，因此苯环对位的甲氧基和1-丙烯基可能是表达该作用的关键结构。

④ 抗氧化活性：八角茴香黄酮提取物可以清除自由基（IC_{50}=4.06×10^{-5}mg/mL），表现出中等抗氧化活性。与八角茴香中含有的酚类成分和黄酮类成分有关。

⑤ 神经营养活性和神经毒性：veranisatin A、veranisatin B、veranisatin C是存在于八角茴香中的seco-prezizaane型倍半萜内酯类成分，该类成分是八角属中的特有成分，其结构独特，含有高度氧化的笼状结构。seco-prezizaane型倍半萜普遍具有强烈的神经营养活性，在纳摩尔或微摩尔的浓度下对皮质神经元细胞展现了显著的增强与促进生长作用。seco-prezizaane型倍半萜具有强烈的神经毒性，造成人和动物惊厥、抽搐等症状，严重者导致肝衰竭并继发高转氨酶血症、严重凝血病等危象。

⑥ 抗肿瘤作用：八角茴香乙醇提取液可以增加小鼠肝脏重量，显著提升7-乙氧基香豆素-*O*-脱乙基酶和微粒体环氧化物水合酶的活性，促进致癌物苯并芘和黄曲霉素B的代谢。细胞毒性药理实验表明，八角黄烷酸对A549肿瘤细胞有较好的抑制作用，IC_{50}值为4.63μmol/L；对NUGC和HT-29肿瘤细胞显现出中等细胞毒性，IC_{50}值分别为39.47μmol/L、14.72μmol/L；(*E*)-1,2-双(4-甲氧基苯基)乙烯对癌细胞A549也具有中等的抗性，IC_{50}值为9.17μmol/L。

⑦ 抗动脉粥样硬化作用：八角茴香减少了主动脉粥样硬化斑块损伤及诱导性一氧化氮合酶（iNOS）在活化免疫中的反应表达，抵消了高脂饮食小鼠模型的体重、血压和血脂水

平的特征性变化。

⑧ 抗病毒作用：在抗人类免疫缺陷病毒（HIV）细胞病变试验中，八角茴香根提取物中的 3,4-seco-(24*Z*)-cycloart-4,24-diene-3-monoacid-3,26-dimethyl ester 和（-）-illicinone-A 表现出较好的抗 HIV 活性。

⑨ 其他药理作用：茴香脑是八角茴香中含量较为丰富的化学成分，可以与雌激素受体结合，显示雌激素样作用，刺激催乳素的合成与释放并增加内源性催乳素水平，提高泌乳性能。八角茴香提取物促进还原型谷胱甘肽的产生，并增加大鼠胃黏膜中谷胱甘肽还原酶、超氧化物歧化酶、过氧化氢酶活性，同时显著减少脂质过氧化物的产生，在酚类化合物协同作用下发挥抗胃溃疡作用；八角茴香提取物中的三乙酰莽草酸表现出抗凝血、抗血栓形成活性；单棕榈酰氧基莽草酸可增加凝血时间；莽草酸则能减少二磷酸腺苷和胶原诱导的血小板聚集。

【参考文献】

[1] 侯振丽，胡爱林，石旭柳，等. 八角茴香的化学成分及生物活性研究进展 [J]. 中药材，2021，44（8）：2008-2017.

[2] 国家中医药管理局《中华本草》编委会. 中华本草：第 2 卷 [M]. 上海：上海科学技术出版社，1999：925-928.

四、白木香

Aquilaria sinensis（Lour.）Gilg

【别名】 香材、土沉香、牙香树、女儿香、栈香、青桂香、崖香、芫香、沉香。

【形态】 乔木，高 5～15m，树皮暗灰色，几平滑，纤维坚韧；小枝圆柱形，具皱纹，幼时被疏柔毛，后逐渐脱落，无毛或近无毛。叶革质，圆形、椭圆形至长圆形，有时近倒卵形，长 5～9cm，宽 2.8～6cm，先端锐尖或急尖而具短尖头，基部宽楔形，上面暗绿色或紫绿色，光亮，下面淡绿色，两面均无毛，侧脉每边 15～20，在下面更明显，小脉纤细，近平行，不明显，边缘有时被稀疏的柔毛；叶柄长 5～7mm，被毛。花芳香，黄绿色，多朵组成伞形花序；花梗长 5～6mm，密被黄灰色短柔毛；萼筒浅钟状，长 5～6mm，两面均密被短柔毛，5 裂，裂片卵形，长 4～5mm，先端圆钝或急尖，两面被短柔毛；花瓣 10，鳞片状，着生于花萼筒喉部，密被毛；雄蕊 10，排成 1 轮，花丝长约 1mm，花药长圆形，长约 4mm；子房卵形，密被灰白色毛，2 室，每室 1 胚珠，花柱极短或无，柱头头状。蒴果果梗短，卵球形，幼时绿色，长 2～3cm，直径约 2cm，顶端具短尖头，基部渐狭，密被黄色短柔毛，2 瓣裂，2 室，每室具有 1 粒种子，种子褐色，卵球形，长约 1cm，宽约 5.5mm，疏被柔毛，基部具有附属体，附属体长约 1.5cm，上端宽扁，宽约 4mm，下端成柄状。花期春夏，果期夏秋。

【分布】 我国分布于广东、海南、广西、福建。

【入药部位及采收加工】含有树脂的木材： 全年均可采收，割取含树脂的木材，除去不含树脂的部分，阴干。

【中药名称】 沉香。

沉香 Chenxiang
《名医别录》

【别名】 蜜香、栈香、沉水香、奇南香、琪王南、伽傗香。

【来源】 本品为瑞香科植物白木香 *Aquilaria sinensis*（Lour.）Gilg 含有树脂的木材。

【性状】 本品呈不规则块状、片状或盔帽状，有的为小碎块。表面凹凸不平，有刀痕，偶有孔洞，可见黑褐色树脂与黄白色木部相间的斑纹，孔洞及凹窝表面多呈朽木状。质较坚实，断面刺状。气芳香，味苦。

【炮制方法】取原药材，除去枯废白木，刷净，劈成小块，镑或刨成薄片，或研成细粉。

【性味与归经】辛、苦，微温。归脾、胃、肾经。

【功能与主治】行气止痛，温中止呕，纳气平喘。用于胸腹胀闷疼痛，胃寒呕吐呃逆，肾虚气逆喘急。

【用法与用量】内服：煎汤，1～5g，后下；研末，0.5～1g；或磨汁服。

【使用注意】阴虚火旺，气虚下陷者慎服。

【附方】① 治冷气攻冲，心腹疞痛，脾胃素弱，食欲易伤，呕逆冷痰，精神不清：沉香、木香、槟榔、乌药。上用水八分盏，分作四处，以乳钵内，逐一件药，徐徐磨之，磨得水浓为度，然后四者合而为一，再用慢火煎至六分以上。通口服之。（《卫生家宝》沉香四磨汤）

② 治阴阳壅滞，气不升降，胸膈痞塞，心腹胀满，喘促短气，干哕烦满，咳嗽痰涎，口中无味，嗜卧，减食；又治胃痹留饮，噫醋闻酸，胁下支结，常觉妨闷：香附四十两（炒，去毛），沉香十八两半，缩砂仁四十八两，甘草一百二十两（爁）。上为细末。每服一钱，入盐少许，沸汤点服。（《太平惠民和剂局方》沉香降气汤）

③ 治腹胀气喘，坐卧不安：沉香木香、枳壳各五钱，炒萝卜子一两，每服五钱，姜三片，水煎服。（《赤水玄珠》沉香饮）

④ 治久心痛：沉香（锉）、鸡舌香各一两，熏陆香半两（研），麝香一分（研，去筋膜）。上四味，捣为细末。每服三钱匕，水一中盏，煎至七分，去滓，食后温服。（《圣济总录》沉香汤）

⑤ 治冷痰虚热，诸劳寒热：沉香、附子（炮）。上㕮咀，煎露一宿，空腹服。（《澹寮集验方》冷香汤）

⑥ 治咳嗽：沉香半两，阿胶半两（槌碎，慢火炒），人参一两，桑白皮一两（碎，锉）。上件为散，不以大人、小儿、妊妇，每服二钱、水八分盏，入生姜二片，煎至五七沸，和渣食后服，小儿半钱。（《卫生家宝》沉香阿胶散）

⑦ 治一切哮证：沉香二两，莱菔子（淘净，蒸熟，晒干）五两。上为细末，生姜汁为细丸。每服八分，白滚汤送下。（《丹台玉案》二仙丹）

⑧ 治胸中痰热，积年痰火，无血者：沉香二两，半夏曲八两（用姜汁一小杯，竹沥一大盏制），黄连二两（姜汁炒），木香一两。为细末，甘草汤泛为丸。空心淡姜汤下二钱。（《张氏医通》沉香化痰丸）

⑨ 治瘴疾上热下寒，腿足寒厥：沉香磨汁，附子（制）各三钱。水盏半，生姜三片。煎八分，去渣，入沉香汁，放冷服。（《古今医统》沉附汤）

⑩ 治胃冷久呃：沉香、紫苏、白豆蔻各一钱。为末。每服五七分，柿蒂汤下。（《活人心统》）

⑪ 治心神不定，恍惚不乐，火不下降，时有振跳，消阴养火，全心气：茯神（去皮）二两，沉香半两。并为细末，炼蜜丸如小豆大。每服三十丸，食后人参汤下，甚妙。（《百一选方》朱雀丸）

⑫ 治目黑暗，暖水脏：蜀椒（去目并闭口者，炒去汗）四两，沉香一两。上二味，捣罗为末，以无灰酒煮面糊为丸，如梧桐子大。每服三十丸，盐汤下，空心食前服。（《圣济总录》椒沉丸）

⑬ 治产后痢下赤白，里急后重，绞刺疼痛：桃胶（瓦上焙干）、沉香、蒲黄（纸隔炒）各等份。上为末。每服二钱，陈米饮调下，空腹服。（《产育宝庆集》沉香桃胶散）

⑭ 治大肠气滞，虚闭不行：沉香磨汁八

分，以当归、枳壳、杏仁泥、肉苁蓉各三钱，紫菀一两。水煎，和沉香汁服。(《本草汇言》引《方脉正宗》)

⑮ 治胞转不通，或过忍小便所致，当治其气则愈，非利药可通也：沉香、木香各二钱，为末。白汤空腹服之，以通为度。(《医垒元戎》)

⑯ 治一切积聚脾湿肿胀、肚大青筋，羸瘦恶证：沉香二钱，海金沙一钱半，轻粉一钱，牵牛头末一两。上同研末，研独头蒜如泥为丸，如梧桐子大。每服三十至五十丸，煎百沸灯心通草汤送下，空腹食前服。(《医学发明》沉香海金沙丸)

【现代研究】1. 化学成分研究：从沉香中分离得到246种化合物，包括单萜、倍半萜、二萜、三萜、甾醇、黄酮、色酮、酚酸和脂肪族化合物，其中作为沉香主要成分的倍半萜和色酮类化合物的占比分别为25.6%和52.0%。

2. 药理作用研究：沉香具有抗菌、抗肿瘤和抑制乙酰胆碱酯酶的作用。其中，6-羟基-2-[2-(4-甲氧基苯乙基)]色酮、5,8-二羟基-2-(2-苯乙基)色酮等多种色酮类对金黄色葡萄球菌有抑制活性。而沉香的化合物对肿瘤细胞系(SGC-7901)具有抑制活性。愈创木烷倍半萜和部分色酮有一定的抑制乙酰胆碱酯酶的作用。

【参考文献】

[1] 彭德乾，王灿红，刘洋洋，等.沉香的化学成分及其药理活性的研究进展[J].中国现代应用药学，2021，38(3)：358-365.

[2] 国家中医药管理局《中华本草》编委会.中华本草：第5卷[M].上海：上海科学技术出版社，1999：396-400.

五、槟榔

Areca catechu L.

【别名】槟榔子、大腹子、宾门、橄榄子、青仔。

【形态】茎直立，乔木状，高10多米，最高可达30m，有明显的环状叶痕。叶簇生于茎顶，长1.3～2m，羽片多数，两面无毛，狭长披针形，长30～60cm，宽2.5～4cm，上部的羽片合生，顶端有不规则齿裂。雌雄同株，花序多分枝，花序轴粗壮压扁，分枝曲折，长25～30cm，上部纤细，着生1列或2列的雄花，而雌花单生于分枝的基部；雄花小，无梗，通常单生，很少成对着生，萼片卵形，长不到1mm，花瓣长圆形，长4～6mm，雄蕊6枚，花丝短，退化雌蕊3枚，线形；雌花较大，萼片卵形，花瓣近圆形，长1.2～1.5cm，退化雄蕊6枚，合生；子房长圆形。果实长圆形或卵球形，长3～5cm，橙黄色，中果皮厚，纤维质。种子卵形，基部截平，胚乳嚼烂状，胚基生。花果期3～4月。

【分布】我国分布于云南、海南及台湾等热带地区。亚洲热带地区广泛栽培。

【入药部位及采收加工】1. 果皮：冬季至次春采收未成熟的果实，煮后干燥，纵剖两瓣，剥取果皮，习称“大腹皮”；春末至秋初采收成熟果实，煮后干燥，剥取果皮，打松，晒干，习称“大腹毛”。

2. 种子：春末至秋初采收成熟果实，用水煮后，干燥，除去果皮，取出种子，干燥。

【中药名称】大腹皮、槟榔。

(一)大腹皮 dafupi
《药谱》

【别名】槟榔皮、槟榔壳、大腹毛、茯毛、槟榔衣、大腹绒。

【来源】本品为棕榈科植物槟榔 *Areca catechu* L. 的干燥果皮。未成熟果实的果皮称为"大腹皮"，成熟果实的果皮称为"大腹毛"。

【性状】**1. 大腹皮：** 略呈椭圆形或长卵形瓢状，长 4～7cm，宽 2～3.5cm，厚 0.2～0.5cm。外果皮深棕色至近黑色，具不规则的纵皱纹及隆起的横纹，顶端有花柱残痕，基部有果梗及残存萼片。内果皮凹陷，褐色或深棕色，光滑，呈硬壳状。体轻，质硬，纵向撕裂后可见中果皮纤维。气微，味微涩。

2. 大腹毛： 略呈椭圆形或瓢状。外果皮多已脱落或残存。中果皮棕毛状，黄白色或淡棕色，疏松质柔。内果皮硬壳状，黄棕色或棕色，内表面光滑，有时纵向破裂。气微，味淡。

【炮制方法】**1. 大腹皮：** 除去杂质，洗净，切段，干燥。

2. 酒大腹皮： 取黄酒加适量水与净大腹皮拌匀，晒干。每 100kg 大腹皮，用酒 30kg。

3. 姜大腹皮： 先将生姜捣烂，加适量水，压榨取汁，姜渣再加水适量重复压榨 1 次，合并汁液，加入净大腹皮拌匀，闷润至姜汁吸尽，置锅内用文火加热，炒干，取出，放凉。净大腹皮 100kg，用生姜 10kg 或干姜 3kg。

【性味与归经】辛，微温。归脾、胃、大肠、小肠经。

【功能与主治】行气宽中，行水消肿。用于湿阻气滞，脘腹胀闷，大便不爽，水肿胀满，脚气浮肿，小便不利。

【用法与用量】5～10g。

【使用注意】气虚体弱者慎服。

【附方】① 治男子妇人脾胃停滞，头面上肢悉肿，心腹胀满，上气促急，胸膈烦闷，痰涎上壅，饮食不下，行步气奔，状如水病：生姜皮、桑白皮、陈皮、大腹皮、茯苓皮各等份。上为粗末，每服三钱，水一盏半，煎至八分，去滓，不计时候，温服。忌生冷油腻硬物。（《中藏经》五皮散）

② 治脚气，肿满腹胀，大小便秘涩：大腹皮一两（锉），槟榔一两，木香半两，木通二两（锉），郁李仁一两（汤浸去皮、微炒），桑根白皮二两（锉），牵牛子二两（微炒）。上药捣筛为散。每服四钱，以水一中盏，入生姜半分，葱白二七寸，煎至六分，去滓。不计时候，温服，以利为度。（《太平圣惠方》）

③ 治心中寒发痛甚：大腹皮半两（锉），吴茱萸（汤浸一宿，焙干炒）一钱，高良姜、芍药各一两。上为散，每服二钱，温酒调下。不饮酒，生姜汤亦得。（《普济方》大腹皮散）

④ 治妊娠八九月，胎形肥硕，小便短少，小腹胀，身重恶寒，起则晕眩欲倒，胎气逼塞，膀胱之气不行：赤茯苓三钱，大腹皮、枳壳（麸炒）、甘草（炙）各一钱。上为末，每服一钱，浓煎葱白汤下。（《济阴纲目》大腹皮散）

⑤ 治漏疮恶秽：大腹皮煎汤洗。（《仁斋直指方》）

【现代研究】**1. 化学成分研究：** 大腹皮主要含有生物碱类、酚类、黄酮类、萜类及甾类、烃类及醇类、酮类及酯类、挥发油和蒽醌类等多种化合物。

2. 药理作用研究： 大腹皮调节胃肠功能，治疗胃肠气滞所致胃肠功能障碍的主要作用机制为增加胃肠肌间神经丛胆碱能神经的分布，促进乙酰胆碱的释放、调节胃肠肽类激素的分泌、增加迷走神经的兴奋性等，大腹皮醇提取物可直接作用于自由基，也可以间接消耗掉容易产生自由基的物质，抑制进一步氧化反应的发生。大腹皮可能具有与槟榔壳类似的潜在药理作用，如降低血糖、抗抑郁、抗炎、抗菌和抑制黑色素生成等作用。大腹皮与阿托品存在拮抗作用，与抗胆碱药、抗酸剂等药物联合应用时能增强胃肠蠕动，使胃蛋白酶迅速到达肠腔。

【参考文献】

[1] 景永帅，张钰炜，张丹参，等. 大腹皮本草考

证、化学成分和药理作用研究进展[J]. 中国药房，2021，32（14）：1784-1788.

[2] 国家中医药管理局《中华本草》编委会. 中华本草：第8卷[M]. 上海：上海科学技术出版社，1999：446-448.

（二）槟榔 Binglang《名医别录》

【别名】 仁频、宾门、宾门药饯、白槟榔、橄榄子、洗瘴丹、大腹槟榔、槟榔子、青仔、槟榔玉、榔玉。

【来源】 本品为棕榈科植物槟榔 *Areca catechu* L. 的干燥成熟种子。

【性状】 本品呈扁球形或圆锥形，高1.5～3.5cm，底部直径1.5～3cm。表面淡黄棕色或淡红棕色，具稍凹下的网状沟纹，底部中心有圆形凹陷的珠孔，其旁有1明显瘢痕状种脐。质坚硬，不易破碎，断面可见棕色种皮与白色胚乳相间的大理石样花纹。气微，味涩、微苦。

【炮制方法】 **1. 槟榔**：先以刀刮去底，细切，勿经火，晒干。生用善于杀虫破积，行水消肿，多用于绦虫、蛔虫、姜片虫等病及脚气水肿、疟疾。

2. 炒槟榔：①炒黄：取净槟榔片，置锅内，用文火炒至微黄色，取出，放凉。②焦槟榔：取净槟榔片，用武火炒至焦黄色，取出，放凉。焦槟榔消食导滞，多用于食积不消，泻痢后重，湿热痢疾。

3. 槟榔炭：取净槟榔片置锅内，用武火炒至外呈黑色，内呈黑褐色，喷淋清水适量，灭尽火星，取出，放凉。炒炭增强消积止血痢的功能。

4. 盐槟榔：取净槟榔片用食盐水拌匀，稍闷，置锅内，文火炒干，取出，放凉。每100kg槟榔片，用食盐2kg。

【性味与归经】 苦、辛，温。归胃、大肠经。

【功能与主治】 杀虫，消积，行气，利水，截疟。用于绦虫病，蛔虫病，姜片虫病，虫积腹痛，积滞泻痢，里急后重，水肿脚气，疟疾。

【用法与用量】 内服：3～10g；驱绦虫、姜片虫30～60g。

【使用注意】 气虚下陷者禁服。

【附方】 ① 治寸白虫：槟榔二七枚。治下筛。水二升半，先煮其皮，取一升半，去滓纳末，频服，暖卧，虫出。出不尽，更合服，取瘥止。宿勿食，服之。（《千金要方》）

② 治小儿寸白虫久不愈：槟榔二枚（为末），猪牙皂角三挺（烧），苦楝子五枚（为末）。上件药，同研为散。每服，空心煎苦楝根皮汤调下半钱。（《太平圣惠方》槟榔散）

③ 治大小便不通，亦治肠胃有湿，大便秘涩：槟榔至大者半枚。用麦门冬煎水磨一钱，重汤烫热服之。（《普济方》槟榔散）

④ 治下痢脓血，里急后重，日夜无度：芍药一两，当归五钱，大黄、黄芩、黄连、木香各一钱半，槟榔一钱。为末。每服三五钱，水一盏，煎至七分，去滓，温服。如未止，再服，不后重则止。（《保命集》导气汤）

⑤ 治一切脚气：槟榔、陈皮（去白）、紫苏叶各一两，甘草（炙）半两。上㕮咀。每服半两，水一盏半，煎至八分，去滓，温服，不拘时候。（《济生方》加减槟榔汤）

【现代研究】 **1. 化学成分研究**：槟榔活性成分主要为生物碱、氨基酸、脂肪酸、鞣质及多糖，除此之外还有花青素、皂苷及黄酮等，生物碱主要为槟榔碱、去甲基槟榔碱、异去甲基槟榔次碱、槟榔次碱和去甲基槟榔次碱。

2. 药理作用研究：槟榔对多种肠道寄生虫均具有抑制或杀灭作用，槟榔碱是其驱虫的主要活性成分。槟榔碱可以抗血栓、抗动脉粥样硬化；槟榔碱、槟榔次碱可以促进胃肠蠕动、增强小肠吸收，还有促进子宫平滑肌收缩作用等；巴西红厚壳素、环-（亮氨酸-酪氨酸）、槟榔碱对肝癌、胃癌、基底细胞癌具有较强的抑制作用。槟榔可促进口腔上皮细胞凋亡，上皮层逐渐变薄、萎缩，最终导致口腔黏膜下纤维化，对肝肾功能具有一定的损伤作用，槟榔碱是其主要毒性成分，且有一定的生殖毒性和神经毒性。

【参考文献】

[1] 孔丹丹，李歆悦，赵祥升，等.药食两用槟榔的国内外研究进展 [J]. 中国中药杂志，2021，46（5）：1053-1059.

[2] 聂安政，高梅梅，钞艳慧，等.槟榔药理毒理探讨与合理用药思考 [J]. 中草药，2020，51（12）：3329-3336.

[3] 国家中医药管理局《中华本草》编委会.中华本草：第 8 卷 [M]. 上海：上海科学技术出版社，1999：439-446.

六、柽柳

Tamarix chinensis Lour.

【别名】三春柳、西湖柳、观音柳、红筋条、红柳。

【形态】乔木或灌木，高 3～6（～8）m；老枝直立，暗褐红色，光亮，幼枝稠密细弱，常开展而下垂，红紫色或暗紫红色，有光泽；嫩枝繁密纤细，悬垂。叶鲜绿色，从去年生木质化生长枝上生出的绿色营养枝上的叶长圆状披针形或长卵形，长 1.5～1.8mm，稍开展，先端尖，基部背面有龙骨状隆起，常呈薄膜质；上部绿色营养枝上的叶钻形或卵状披针形，半贴生，先端渐尖而内弯，基部变窄，长 1～3mm，背面有龙骨状突起。每年开花两三次。春季开花：总状花序侧生在去年生木质化的小枝上，长 3～6cm，宽 5～7mm，花大而少，较稀疏而纤弱下垂，小枝亦下倾；有短总花梗，或近无梗，梗生有少数苞叶或无；苞片线状长圆形或长圆形，渐尖，与花梗等长或稍长；花梗纤细，较萼短；花 5 出；萼片 5，狭长卵形，具短尖头，略全缘，外面 2 片，背面具隆脊，长 0.75～1.25mm，较花瓣略短；花瓣 5，粉红色，通常卵状椭圆形或椭圆状倒卵形，稀倒卵形，长约 2mm，较花萼微长，果时宿存；花盘 5 裂，裂片先端圆或微凹，紫红色，肉质；雄蕊 5，长于或略长于花瓣，花丝着生在花盘裂片间，自其下方近边缘处生出；子房圆锥状瓶形，花柱 3，棍棒状，长约为子房之半。蒴果圆锥形。夏、秋季开花；总状花序长 3～5cm，较春生者细，生于当年生幼枝顶端，组成顶生大圆锥花序，疏松而通常下弯；花 5 出，较春季者略小，密生；苞片绿色，草质，较春季花的苞片狭细，较花梗长，线形至线状锥形或狭三角形，渐尖，向下变狭，基部背面有隆起，全缘；花萼三角状卵形；花瓣粉红色，直而略外斜，远比花萼长；花盘 5 裂，或每一裂片再 2 裂成 10 裂片状；雄蕊 5，长等于花瓣或为其 2 倍，花药钝，花丝着生在花盘主裂片间，自其边缘和略下方生出；花柱棍棒状，其长等于子房的 2/5～3/4。花期 4～9 月。

【分布】我国分布于辽宁、河北、河南、山东、江苏（北部）、安徽（北部）等省。日本、美国也有栽培。

【入药部位及采收加工】枝叶：夏季花未开时采收，阴干。

【中药名称】柽柳。

柽柳 Chengliu
《本草图经》

【别名】柽、河柳、殷柽、雨师、人柳、赤柽、三春柳、春柳、三眠柳、长寿仙人柳、观音柳、垂丝柳、雨丝、蜀柳、西河柳、赤树柳、山柽柳。

【来源】本品为柽柳科植物柽柳 *Tamarix*

chinensis Lour. 的干燥细嫩枝叶。

【性状】 本品茎枝呈细圆柱形，直径0.5～1.5mm。表面灰绿色，有多数互生的鳞片状小叶。质脆，易折断。稍粗的枝表面红褐色，叶片常脱落而残留突起的叶基，断面黄白色，中心有髓。气微，味淡。

【炮制方法】 除去老枝及杂质，洗净，稍润，切段，干燥。

【性味与归经】 甘、辛，平。归心、肺、胃经。

【功能与主治】 发表透疹，祛风除湿。用于麻疹不透，风湿痹痛。

【用法与用量】 3～6g。外用适量，煎汤擦洗。

【使用注意】 麻疹已透及体虚多汗者禁服。

【附方】 ① 治痧疹不出，喘嗽，烦闷，躁乱：西河柳煎汤，去渣，半温，用芫荽蘸汤擦之，但勿洗头面。乳母及儿，仍以西河柳煎服。(《本草纲目拾遗》)

② 治麻疹伏而过期不出：西河柳为末。以茅根煎汤下三四钱，白水下亦可。(《麻科活人全书》独圣散)

③ 治一切风，不同远近：柽叶半斤（细锉。如无，枝叶亦可），荆芥半斤（细锉）。以水五升，煮取二升，滤去滓，澄清。白蜜五合、竹沥五合，上相和，以新瓷瓶盛，用油单子盖紧系于釜中，以重汤煮，勿令入水，从初五更煮至日出后即佳。每服一小盏，日三服。(《普济方》柽叶煎)

【现代研究】1. 化学成分研究： 柽柳主要含黄酮类、萜类、有机酸、酯类、挥发油类等成分。

2. 药理作用研究： ① 对呼吸系统的作用：用本品煎剂给小鼠腹腔注射 5g/kg，有明显的止咳作用（氨水喷雾引咳法），但无祛痰作用（小鼠酚红法）。

② 抗菌作用：西河柳煎剂在体外对肺炎链球菌、甲型链球菌、表皮葡萄球菌和流感杆菌有抑制作用。其中柽柳酮和柽柳醇两种化学成分对金黄色葡萄球菌有较强的抑制作用。

③ 解热作用：人工发热家兔皮下注射本品浸膏溶液 12g/kg，有一定的解热作用。

④ 抗肝炎作用：本品的 70% 乙醇提取物可改善急性肝炎大鼠的 AST 和 ALT 值，并能减轻肝组织损害。

【参考文献】

[1] 韩琳娜，周凤琴 . 西河柳的化学成分及其药理作用研究进展 [J]. 齐鲁药事，2010，29（5）：293-295.

[2] 国家中医药管理局《中华本草》编委会 . 中华本草：第 5 卷 [M]. 上海：上海科学技术出版社，1999：484-486.

七、枣

Ziziphus jujuba Mill.

【别名】 枣树、枣子、大枣、红枣树、刺枣、枣子树、贯枣、老鼠屎。

【形态】 落叶小乔木，稀灌木，高达 10 余米；树皮褐色或灰褐色；有长枝，短枝和无芽小枝（即新枝）比长枝光滑，紫红色或灰褐色，呈之字形曲折，具 2 个托叶刺，长刺可达 3cm，粗直，短刺下弯，长 4～6mm；短枝短粗，矩状，自老枝发出；当年生小枝绿色，下垂，单生或 2～7 个簇生于短枝上。叶纸质，卵形，卵状椭圆形，或卵状矩圆形；长3～7cm，宽 1.5～4cm，顶端钝或圆形，稀锐尖，具小尖头，基部稍不对称，近圆形，边缘具圆齿状锯齿，上面深绿色，无毛，下面浅绿色，无毛或仅沿脉多少被疏微毛，基生三出脉；叶柄长 1～6mm，或在长枝上的可达1cm，无毛或有疏微毛；托叶刺纤细，后期常脱落。花黄绿色，两性，5基数，无毛，具短总花梗，单生或2～8个密集成腋生聚伞花序；花梗长2～3mm；萼片卵状三角形；花瓣倒卵圆形，基部有爪，与雄蕊等长；花盘厚，肉质，圆形，5裂；子房下部藏于花盘内，与花盘合生，2室，每室有1胚珠，花柱2半裂。核果矩圆形或长卵圆形，长2～3.5cm，直径1.5～2cm，成熟时红色，后变红紫色，中果皮肉质，厚，味甜，核顶端锐尖，基部锐尖或钝，2室，具1或2种子，果梗长2～5mm；种子扁椭圆形，长约1cm，宽8mm。花期5～7月，果期8～9月。

【分布】分布于吉林、辽宁、河北、山东、山西、陕西、河南、甘肃、新疆、安徽、江苏、浙江、江西、福建、广东、广西、湖南、湖北、四川、云南、贵州。

【入药部位及采收加工】果实：秋季果实成熟时采收，晒干。

【中药名称】大枣。

大枣 Dazao
《神农本草经》

【别名】木蜜、干枣、美枣、良枣、红枣、干赤枣、胶枣、南枣、白蒲枣、半官枣、刺枣。

【来源】本品为鼠李科植物枣 *Ziziphus jujuba* Mill. 的干燥成熟果实。

【性状】本品呈椭圆形或球形，长2～3.5cm，直径1.5～2.5cm。表面暗红色，略带光泽，有不规则皱纹。基部凹陷，有短果梗。外果皮薄，中果皮棕黄色或淡褐色，肉质，柔软，富糖而油润。果核纺锤形，两端锐尖，质坚硬。气微香，味甜。

【炮制方法】除去杂质，洗净，晒干。用时破开或去核。

【性味与归经】甘，温。归脾、胃、心经。

【功能与主治】补中益气，养血安神。用于脾虚食少，乏力便溏，妇人脏躁。

【用法与用量】6～15g。

【使用注意】凡湿盛、痰凝、食滞、虫积及齿病者，慎服或禁服。

【附方】① 治妇人脏躁，喜悲伤，欲哭，数欠伸：大枣十枚，甘草三两，小麦一升。上三味，以水六升，煮取三升，温分三服。(《金匮要略》甘麦大枣汤)

② 治悬饮：芫花（熬）、甘遂、大戟各等份。上三味捣筛，以水一升五合，先煮肥大枣十枚，取八合，去渣，纳药末，强人服一钱匕，羸人服半钱匕，平日温服之，不下者，明日更加半钱。得快下后，糜粥自养。(《金匮要略》十枣汤)

③ 治脾胃湿寒，饮食减少，常作泄泻，完谷不化：白术四两，干姜二两。鸡内金二两，熟枣肉半斤。上药四味，白术、鸡内金皆用生者，每味各自轧细、焙熟，再将干姜轧细，共和枣肉，同捣如泥，作小饼，木炭火上炙干，空心时，当点心，细嚼咽之。(《医学衷中参西录》益脾饼)

④ 补气：大南枣十枚，蒸软去核，配人参一钱，布包，置饭锅内蒸烂，捣匀为丸，如弹子大，收贮用之。(《醒园录》枣参丸)

【现代研究】1. 化学成分研究：大枣中含有丰富的营养物质，如蛋白质、氨基酸、多糖和维生素等，还含有钙、铁、钾、镁、锰、铝等多种元素，cAMP和cGMP在充分成熟的大枣中含量非常高。

2. 药理作用研究：① 增强免疫的作用：大枣中性多糖不仅对活化的和未活化的小鼠脾细胞有促进自发增殖的作用，且对具有培养反应的混合淋巴细胞有促进增殖的作用。大枣多糖可使气血双虚型大鼠的胸腺皮质和脾小结明显增厚、增大，胸腺皮质淋巴细胞数和脾淋巴细胞增多，从而使胸腺和脾脏萎缩情况得到好转。

② 抑制肿瘤的作用：研究发现大枣中性多糖（JDP-N）无直接杀肿瘤细胞作用，但可

通过免疫调节作用，平衡细胞因子和炎症介质的含量，发挥间接的抗癌作用。大枣提取物可以诱导肿瘤细胞凋亡，能明显抑制癌细胞的增殖。

③ 抗氧化作用：大枣多糖被认为是抗氧化的主要活性成分，枣皮红色素中含有抗氧化活性成分，且与其抗氧化活性呈正相关。

④ 保肝作用：对不同剂量的大枣多糖对肝脏保护作用进行研究，结果表明 200mg/kg 和 400mg/kg 的大枣多糖均能显著降低模型家兔的丙氨酸转氨酶活力。此外，大枣对对乙酰氨基酚（扑热息痛）、CCl_4 等引起的小鼠急性肝损伤的保护作用。

⑤ 抗过敏作用：其机制可能是大枣可使白细胞内 cAMP 含量增高，故口服含有大枣的方剂，其靶细胞内的 cAMP/cGMP 值均明显升高。大枣中 cAMP 具有良好的抗过敏活性，其透明质酸酶抑制率达 96.2%。

⑥ 其他作用：大枣具有明显的抗疲劳作用、抗缺氧作用。此外，大枣汁对高脂血症小鼠的血脂水平具有显著的改善作用。

3. 临床研究：临床用于治疗过敏性紫癜、非血小板减少性紫癜、内痔出血、慢性萎缩性胃炎、溃疡病、泻痢、小儿哮喘和皮肤癌等疾病。

【参考文献】

[1] 吴国泰，何小飞，牛亭惠，等 . 大枣的化学成分、药理及应用 [J]. 中国果菜，2016，36（10）：25-28.

[2] 刘世军，李媛媛，唐志书，等 .2015 年版《中国药典》中大枣的应用探讨 [J]. 西部中医药，2017，30（9）：64-66.

八、川楝

Melia toosendan Sieb.et Zucc.

【形态】乔木，高 10 余米；幼枝密被褐色星状鳞片，老时无，暗红色，具皮孔，叶痕明显。2～3 回羽状复叶长 20～40cm，每 1 羽片有小叶 4～5 对；具长柄；小叶对生，具短柄或近无柄，膜质，椭圆状披针形，长 3～7cm，宽 2～3cm，先端渐尖，基部楔形或近圆形，两面无毛，全缘或有不明显钝齿，侧脉 12～16 对。圆锥花序聚生于小枝顶部之叶腋内，长约为叶的 1/2，密被灰褐色星状鳞片；花具梗，较密集；萼片长椭圆形至披针形，长约 3mm，两面被柔毛，外面较密；花瓣淡紫色，匙形，长 9～13mm，外面疏被柔毛；雄蕊管圆柱状，紫色，无毛而有细脉，顶端有 3 裂的齿 10 枚，花药长椭圆形，无毛，略突出于管外；花盘近杯状；子房近球形，无毛，6～8 室，花柱近圆柱状，无毛，柱头不明显的 6 齿裂，包藏于雄蕊管内。核果大，椭圆状球形，长约 3cm，宽约 2.5cm，果皮薄，熟后淡黄色；核稍坚硬，6～8 室。花期 3～4 月，果期 9～11 月。

【分布】国内分布于甘肃、湖北、四川、贵州和云南等省，其他省区广泛栽培；日本、中南半岛亦有分布；生于土壤湿润、肥沃的杂木林和疏林内。

【入药部位及采收加工】果实：冬季果实成熟时采收，除去杂质，干燥。

【中药名称】川楝子。

川楝子 Chuanlianzi

《本草正》

【别名】楝实、练实、金铃子、仁枣、苦楝子、楝子、石茱萸、楝树果、川楝树子、川楝实。

【来源】本品为楝科植物川楝 *Melia toosendan* Sieb.et Zucc. 的干燥成熟果实。

【性状】本品呈类球形，直径2～3.2cm。表面金黄色至棕黄色，微有光泽，少数凹陷或皱缩，具深棕色小点。顶端有花柱残痕，基部凹陷，有果梗痕。外果皮革质，与果肉间常有空隙，果肉松软，淡黄色，遇水润湿显黏性。果核球形或卵圆形，质坚硬，两端平截，有6～8条纵棱，内分6～8室，每室含黑棕色长圆形的种子1粒。气特异，味酸、苦。

【炮制方法】**1. 川楝子**：除去杂质。用时捣碎。

2. 炒川楝子：取净川楝子，切厚片或碾碎，置锅内，用文火加热，炒至表面深黄色时，取出放凉。炒后降低毒性，缓和苦寒性。

3. 盐川楝子：取川楝子片或碎块，用盐水拌匀，闷透，置锅中用文火加热，炒至深黄色。取出，晾干。每100kg川楝子片或碎块，用食盐2kg。盐川楝子用于疝痛、腹痛。

4. 醋川楝子：取川楝子片或碎块，用米醋拌匀，闷透，置锅内，用文火加热，炒至深黄色，取出晾干。每100kg川楝子片或碎块，用米醋20kg。醋川楝子用于胸胁胀痛。

5. 酒川楝子：取川楝子片或碎块，用酒拌匀，置罐内蒸8h，至酒尽为度。每100kg川楝子片或块，用黄酒30L。

【性味与归经】苦，寒；有小毒。归肝、小肠、膀胱经。

【功能与主治】疏肝泄热，行气止痛，杀虫。用于肝郁化火，胸胁、脘腹胀痛，疝气疼痛，虫积腹痛。

【用法与用量】内服：5～10g。外用适量，研末调涂。

【附方】① 治热厥心痛，或发或止，久治不愈者：金铃子、延胡索各一两。上为细末。每服三钱，酒调下。（《保命集》金铃子散）

② 治妊娠心气痛：川楝子、茴香（炒）各三钱，艾叶末（盐炒）一钱半。上水二盅，煎至一盅。不拘时服。（《胤产全书》火龙散）

③ 治膀胱疝气，闭塞下元，大小便不通，疼痛不可忍者：金铃子肉四十九枚（锉碎如豆大，不令碎细。用巴豆四十九枚，去皮不令碎，与金铃子肉同炒，至金铃子深黄色，不用巴豆），茴香一两（炒）。上件除巴豆不用外，将二味为细末。每服二钱，温酒调下，食前。（《杨氏家藏方》金铃子散）

④ 治寒疝疼痛：川楝子四钱，木香三钱，茴香二钱，吴茱萸一钱（汤泡）。长流水煎。（《医方集解》导气汤）

⑤ 治小儿诸虫，定疼痛：楝实（大者）二两，白芜荑半两。上二味，粗捣筛。每服一钱匕，水一盏，煎取四分，去滓，放冷，临发时服。（《圣济总录》抵圣汤）

⑥ 治小儿诸疳：川楝子、川芎等份。上为细末，以浆水煮猪胆取汁，和丸麻子大。每服一二十丸，温水送下，日三四服。（《小儿卫生总微论方》五疳丸）

⑦ 治阳明胃经实火上攻，血从牙缝流出：用楝树果二个，连肉、核捣烂，丝绵包裹。先用温汤漱净瘀血，塞于牙缝内，其血自止。（《外科正宗》楝果裘）

【使用注意】脾胃虚寒者忌服。

【现代研究】**1. 化学成分研究**：川楝子中含有多种类型的化合物，包括三萜、木脂素、黄酮、甾体、有机酸及链状烷烃类、醇类、醚类等成分，亦可与糖结合成苷。三萜类主要成分为柠檬苦素型三萜。

2. 药理作用研究：川楝子中的川楝素具有广谱抗肿瘤效果，能够抑制多种人源肿瘤细胞增殖。川楝素还可以降低脂肪细胞脂质的积累。川楝子多糖具有较强的抗氧化活性。川楝子醇提物对结核分枝杆菌有抑制作用；川楝子的水提物对白色念珠菌、金黄色葡萄球菌有抑制作用。川楝素阻止肉毒杆菌神经毒素接近其酶底物SNARE蛋白起到抗肉毒作用。通过L

型钙通道实现 Ca^{2+} 内流。

3. 临床研究： ① 治疗蛔虫病：用川楝子和川楝皮制成苦楝片，每片含有效成分 0.1g。服法：2～4 岁，12～15kg，1 日量为 3 片；5～9 岁，16～20kg，1 日量为 4 片；10～12 岁，21～30kg，1 日量为 5 片；13～18 岁，31～40kg，1 日量为 6 片；19～24 岁，41～50kg，1 日量为 7 片；25 岁以上，1 日量为 8 片。将上述 1 日量分成两等份，分 2 次服，第 1 日睡前服 1 次，第 2 日早晨空腹服 1 次。治疗 312 例蛔虫病患者。第 1 次服药后大便虫卵转阴率为 59.61%，第 2 次服药后为 80.79%，第 3 次服药后为 90.37%。其中兼有钩虫感染的 30 例患儿服药 2 次后漂浮法检查，有 13 例大便虫卵转阴，占 43%。服苦楝片驱虫，不用加服泻药。少数患者有头痛、恶心等副作用，一般可自行消失。

② 治疗头癣：将川楝子烤黄，研细末，用适量猪板油调成 50% 油膏。先用 5% 明矾水将疮痂洗净，涂上油膏，用力揉擦使药透入。每日 1 次，一般 7 次可愈，继续用药 10 余次，便不复发。以上法治疗 1614 例，1603 例有效，有效率达 99.32%。

【参考文献】

[1] 李海波，马森菊，石丹枫，等 . 川楝子的化学成分、药理作用及其毒性研究进展 [J]. 中草药，2020，51（15）：4059-4074.

[2] 国家中医药管理局《中华本草》编委会 . 中华本草：第 5 卷 [M]. 上海：上海科学技术出版社，1999：38-42.

九、侧柏

Platycladus orientalis（L.）Franco

【别名】 黄柏、香柏、扁柏、扁桧、香树、香柯树。

【形态】 乔木，高达 20 余米，胸径 1m；树皮薄，浅灰褐色，纵裂成条片；枝条向上伸展或斜展，幼树树冠卵状尖塔形，老树树冠则为广圆形；生鳞叶的小枝细，向上直展或斜展，扁平，排成一平面。叶鳞形，长 1～3mm，先端微钝，小枝中央的叶的露出部分呈倒卵状菱形或斜方形，背面中间有条状腺槽，两侧的叶船形，先端微内曲，背部有钝脊，尖头的下方有腺点。雄球花黄色，卵圆形，长约 2mm；雌球花近球形，径约 2mm，蓝绿色，被白粉。球果近卵圆形，长 1.5～2（～2.5）cm，成熟前近肉质，蓝绿色，被白粉，成熟后木质，开裂，红褐色；中间两对种鳞倒卵形或椭圆形，鳞背顶端的下方有一向外弯曲的尖头，上部 1 对种鳞窄长，近柱状，顶端有向上的尖头，下部 1 对种鳞极小，长达 13mm，稀退化而不显著；种子卵圆形或近椭圆形，顶端微尖，灰褐色或紫褐色，长 6～8mm，稍有棱脊，无翅或有极窄之翅。花期 3～4 月，球果 10 月成熟。

【分布】 分布于内蒙古南部、吉林、辽宁、河北、山西、山东、江苏、浙江、福建、安徽、江西、河南、陕西、甘肃、四川、云南、贵州、湖北、湖南、广东北部及广西北部等省区。

【入药部位及采收加工】1. 枝叶： 多在夏、秋二季采收，阴干。

2. 果实： 秋、冬二季采收成熟种子，晒干，除去种皮，收集种仁。

【中药名称】 侧柏叶、柏子仁。

（一）侧柏叶 Cebaiye
《药性论》

【别名】 柏叶、扁柏叶、丛柏叶。

【来源】 本品为柏科植物侧柏 *Platycladus*

orientalis（L.）Franco 的干燥枝梢和叶。

【性状】本品多分枝，小枝扁平。叶细小鳞片状，交互对生，贴伏于枝上，深绿色或黄绿色。质脆，易折断。气清香，味苦涩、微辛。

【炮制方法】1. 侧柏叶：除去硬梗及杂质。

2. 侧柏叶炭：取净侧柏叶，用武火炒至表面焦褐色，内部焦黄色，喷淋清水少许，灭尽火星，取出，凉透。侧柏叶炭偏于收敛止血。

3. 醋侧柏叶：取生侧柏叶，去净枝干，用武火边炒边洒醋，炒至呈黑色或黑褐色，取出，放凉。每 100kg 侧柏叶，用醋 5kg。

4. 炒侧柏叶：取侧柏叶，置锅内，用文火加热，炒至黄色，取出放凉。

5. 焦侧柏叶：取侧柏叶，置锅内，用微火炒至焦黄色，喷淋清水少许，灭尽火星，取出放凉。

6. 盐侧柏叶：取侧柏叶，用文火炒至热透，颜色变黑，将盐水喷入，再炒至全黑，取出放凉。

7. 蒸侧柏叶：取侧柏叶，蒸约 3h，呈油光荧绿色，取出晒干。

侧柏叶制炭后，挥发油明显减少，钙含量明显增高，止血作用增强。烘烤品的止血作用优于蒸制品；烘烤温度控制在 200℃以内，有利于保存侧柏叶中的槲皮苷。

【性味与归经】苦、涩，寒。归肺、肝、脾经。

【功能与主治】凉血止血，化痰止咳，生发乌发。用于吐血，衄血，咯血，便血，崩漏下血，肺热咳嗽，血热脱发，须发早白。

【用法与用量】内服：6～12g。外用适量。

【使用注意】久服、多服，易致胃脘不适及食欲减退。

【附方】① 治血热妄行，吐咯不止：生柏叶、生荷叶、生地黄、生艾叶。上药等份，研烂，丸如鸡子大。每服一丸，水三盏，煎至一盏，去滓温服，无时候。（《妇人良方》四生丸）

② 治伤寒吐血不止：青柏叶一两，生干地黄一两，阿胶一分（捣碎炒令黄）。上件药，捣筛为末。以水一大盏半，煎至一盏。去滓，别绞马通汁一合相和，更煎一两沸。不计时候，分温三服。（《太平圣惠方》柏叶散）

③ 治吐血不止：柏叶、干姜各三两，艾三把。上三味，以水五升，取马通汁一升，合煮，取一升，分温再服。（《金匮要略》柏叶汤）

④ 治肠风，脏毒酒痢，下血不止：嫩柏叶（九蒸九晒）二两，陈槐花一两（炒半黑色）。上为末，炼蜜丸，梧桐子大。每服四五十丸，空心温酒下。（《普济方》侧柏散）

⑤ 治久血痢，小肠结痛不可忍：柏叶二两，地榆一两（锉）。上捣筛为散，每服三钱，以水一中盏，煎至六分，去滓，不计时候，温服。（《普济方》柏叶散）

【现代研究】1. 化学成分研究：侧柏叶中有槲皮苷、杨梅苷、芦丁、山柰酚、穗花杉双黄酮等黄酮类成分；侧柏叶中的挥发油的化合物种类较多，主要分为单萜、倍半萜及脂肪烃类。侧柏叶多糖成分包括葡萄糖、甘露糖、阿拉伯糖、半乳糖、鼠李糖等。

2. 药理作用研究：侧柏叶提取物在体外具有较好的抑菌活性，对金黄色葡萄球菌、大肠埃希菌、产气杆菌、四联球菌抑制作用最明显，但对枯草杆菌的抑制作用不明显。侧柏叶水煎液对耳郭炎症和腹腔炎症模型小鼠有抗急性炎症作用，其机制可能与降低 TNF-α、IL-1 及 ASIC1a 因子有关。黄酮类化合物能有效抑制过氧化氢引起的人红细胞溶解和脂质过氧化。侧柏叶中的雪松醇是抗肺癌细胞的功能性成分。总黄酮有止血作用。侧柏酊可用于治疗脱发，一般多外用。

【参考文献】

[1] 张瑞峰，曾阳，刘力宽，等 . 侧柏叶的化学成分

与药理学作用研究进展 [J]. 中国野生植物资源，2021，40（4）：53-56.
[2] 国家中医药管理局《中华本草》编委会 . 中华本草：第 2 卷 [M]. 上海：上海科学技术出版社，1999：321-325.

（二）柏子仁 Baiziren
《新修本草》

【别名】 柏实、柏仁、柏子、侧柏子。

【来源】 本品为柏科植物侧柏 *Platycladus orientalis*（L.）Franco 的干燥成熟种仁。

【性状】 本品呈长卵形或长椭圆形，长 4～7mm，直径 1.5～3mm。表面黄白色或淡黄棕色，外包膜质内种皮，顶端略尖，有深褐色的小点，基部钝圆。质软，富油性。气微香，味淡。

【炮制方法】1. 柏子仁： 取原药材，除去杂质及残留的种皮，筛去灰屑。

2. 炒柏子仁： 取净柏子仁，用文火加热，炒至油黄色，有香气逸出为度，取出，放凉。

3. 柏子仁霜： 取净柏子仁，碾成泥状，经微热后，压去部分油脂，制成松散粉末。或研细，用能吸油的纸包裹多层，上压重物，使油渗透纸上，换纸，再如法操作，至油脂大部分吸尽，药渣松散不黏结为度。或取净柏子仁，研成泥状，用布包好，蒸约 30min，用压榨机去油，反复蒸榨至油尽为度，研细。柏子仁霜滑肠作用减弱，适于惊悸失眠、健忘、盗汗而又脾虚便溏的患者。

【性味与归经】 甘，平。归心、肾、大肠经。

【功能与主治】 养心安神，润肠通便，止汗。用于阴血不足，虚烦失眠，心悸怔忡，肠燥便秘，阴虚盗汗。

【用法与用量】 3～10g。

【使用注意】 便溏及痰多者慎服。

【附方】 ① 治老人虚秘：柏子仁、大麻子仁、松子仁等份。同研，熔白蜡丸桐子大，以少许黄丹汤服二三十丸，食前。(《本草衍义》)

② 治肠风下血：柏子仁十四粒（捻破），纱囊贮，以好酒三盏，煎至八分服之。初服反觉加多，再服立止。非饮酒而致斯疾，以艾叶煎汤服之。(《世医得效方》)

③ 治小儿躯啼，惊痫腹满，不乳食，大便青白色：柏子仁末，温水调下二钱。(《太平圣惠方》)

④ 治视力减退：侧柏仁、猪肝，加适量猪油蒸后内服。(《苗族药物集》)

⑤ 治脱发：当归、柏子仁各 250g。共研细末，炼蜜为丸。每日 3 次，每次饭后服 6～9g。(《全国中草药新医疗法展览会技术资料选编》)

⑥ 治腮腺炎，疮肿：鲜柏子仁捣烂，蛋清调敷患处。(《青岛中草药手册》)

⑦ 治胸痛：柏实、桂（去粗皮，锉）等份。上二味，捣罗为细散。每服二钱匕，米饮调下，日三服。(《圣济总录》柏实散)

⑧ 治石淋：柏子仁、芥子、滑石各等份。上三味捣筛为散，以麦汁饮服方寸匕，日三服。(《外台秘要》)

【现代研究】1. 化学成分研究： 柏子仁中主要包含油脂（57.40%）、以谷氨酸为主的多种氨基酸、皂苷（生品中总皂苷 0.142%，霜品中总皂苷 0.319%）和以半日花烷型二萜为主的萜类等化学成分，此外还有多糖（4.19%～ 7.01%）和蛋白质类成分。

2. 药理作用研究： 柏子仁可以镇静安神，改善睡眠；抗抑郁及改善阿尔茨海默病。

【参考文献】

[1] 周静，许一凡 . 柏子仁化学成分与药理活性研究进展 [J]. 化学研究，2019，30（4）：429-433.
[2] 国家中医药管理局《中华本草》编委会 . 中华本草：第 5 卷 [M]. 上海：上海科学技术出版社，1999：3-6.

十、臭椿

Ailanthus altissima（Mill.）Swingle

【别名】樗。

【形态】落叶乔木，高可达20余米，树皮平滑而有直纹；嫩枝有髓，幼时被黄色或黄褐色柔毛，后脱落。叶为奇数羽状复叶，长40～60cm，叶柄长7～13cm，有小叶13～27；小叶对生或近对生，纸质，卵状披针形，长7～13cm，宽2.5～4cm，先端长渐尖，基部偏斜，截形或稍圆，两侧各具1或2个粗锯齿，齿背有腺体1个，叶面深绿色，背面灰绿色，揉碎后具臭味。圆锥花序长10～30cm；花淡绿色，花梗长1～2.5cm；萼片5，覆瓦状排列，裂片长0.5～1cm；花瓣5，长2～2.5cm，基部两侧被硬粗毛；雄蕊10，花丝基部密被硬粗毛，雄花中的花丝长于花瓣，雌花中的花丝短于花瓣；花药长圆形，长约1cm；心皮5，花柱粘合，柱头5裂。翅果长椭圆形，长3～4.5cm，宽1～1.2cm；种子位于翅的中间，扁圆形。花期4～5月，果期8～10月。

【分布】我国除黑龙江、吉林、新疆、青海、宁夏、甘肃和海南外，各地均有分布。

【入药部位及采收加工】**根皮或干皮**：全年均可剥取，晒干，或刮去粗皮晒干。

【中药名称】椿皮。

椿皮 Chunpi
《新修本草》

【别名】樗皮、樗白皮、臭椿皮、苦椿皮。

【来源】本品为苦木科植物臭椿 *Ailanthus altissima*（Mill.）Swingle 的干燥根皮或干皮。

【性状】**1. 根皮**：呈不整齐的片状或卷片状，大小不一，厚0.3～1cm。外表面灰黄色或黄褐色，粗糙，有多数纵向皮孔样突起和不规则纵、横裂纹，除去粗皮者显黄白色；内表面淡黄色，较平坦，密布梭形小孔或小点。质硬而脆，断面外层颗粒状，内层纤维状。气微，味苦。

2. 干皮：呈不规则板片状，大小不一，厚0.5～2cm。外表面灰黑色，极粗糙，有深裂。

【炮制方法】**1. 椿皮**：除去杂质，洗净，润透，切丝或段，干燥。

2. 炒椿皮：取椿皮丝或段置锅内，用文火炒至表面呈黄色，取出放凉。

3. 椿皮炭：取椿皮丝，置锅内，用武火炒至外表呈黑色，内部黑褐色，喷淋清水少许，灭尽火星，取出凉透。

4. 麸炒椿皮：取麸皮撒在热锅内，加热至冒烟时，加椿皮丝，迅速翻动，炒至微黄色，取出，筛去麸皮，放凉。每100kg椿皮丝，用麸皮10kg。

5. 醋椿皮：取椿皮丝或段，用米醋拌匀，闷透，置锅内，用文火炒至表面呈黄色时，取出放凉。每100kg椿皮丝或段，用米醋20kg。

6. 蜜椿皮：取炼蜜用适量开水稀释后，加入椿皮丝拌匀，稍闷，置锅内，用文火炒至黄色，不粘手为度，取出放凉。每100kg椿皮丝，用炼蜜18kg。或取净椿皮段，置锅中，用文火炒至温热，再取炼蜜加适量开水稀释，喷洒均匀，炒至外表黄色，光亮不粘手为度，取出放凉。每100kg椿皮段，用炼蜜10kg。

【性味与归经】苦、涩，寒。归大肠、胃、肝经。

【功能与主治】清热燥湿，收涩止带，止泻，止血。用于赤白带下，湿热泻痢，久泻久痢，便血，崩漏。

【用法与用量】6～9g。

【使用注意】脾胃虚寒者慎服。

【附方】① 治濡泻里急后重，数至圊：樗根皮（锉）一两，枳壳（去瓤，麸炒）半两，甘草（炙，锉）一分。上三味，捣罗为散。每服二钱匕，粥饮调下，食前一服止。（《圣济总录》樗根散）

② 治疳痢晓夜无度：取樗根浓汁一鸡子壳许。上一味，以和粟米泔一鸡子壳许，灌下部。再度即瘥，其验如神。小儿减半用之。（《必效方》）

③ 治久赤白痢不止：樗树皮一两（炙黄，锉），甘草一分（炙微赤，锉），川椒五粒（去目，及闭口者，微炒去汗）。以水二大盏，浸一宿，煎至中盏内七分，去滓，食前分温服。（《圣惠方》樗树皮散）

④ 治休息痢：樗白皮二两，诃子五钱（去核），母丁香三十粒。为末糊丸，梧子大。每服三钱，陈米汤入醋少许送下，日三次。（《医宗必读》诃黎勒丸）

⑤ 治肠风下血不止：樗根皮（锉，炒），臭橘（爆干，锉，炒）各三两。上为末，每服一钱，煎皂荚子汤调下，米饮亦得。（《普济方》樗根散）

⑥ 治大便秘结：用樗根汁、麻油、泔淀三味合灌。（《华佗神医秘传》）

⑦ 治赤白带有湿热者：白芍五钱，良姜（炒，灰）三钱，黄柏（炒成炭）二钱，椿皮一两半。上为末，粥丸，每服三五十丸，米饮下。（《赤水玄珠》樗皮丸）

【现代研究】**1. 化学成分研究**：椿皮含有苦木苦味素类化合物、生物碱、萜类及甾醇类化合物、脂肪酸和酯类、黄酮类，苦木苦味素类化合物多为四环二萜内酯及五环二萜内酯，是苦木科植物的特征性成分。生物碱也是臭椿中的一类重要生物活性成分，主要是吲哚类生物碱。

2. 药理作用研究：臭椿提取物对Ⅰ型单纯性疱疹病毒表现出较好的治疗作用。部分苦木苦味素有中等的抑制肿瘤细胞活性。从椿皮中得到的6α-tigloyloxychaparrinone对恶性疟疾的磷酸氯喹抗性和敏感性株系有抑制活性。臭椿醇提取物对金黄色葡萄球菌有较强的抑制作用，对铜绿假单胞菌、大肠埃希菌亦有不同程度的抑制作用。

【参考文献】

[1] 麦景标 . 椿皮的化学成分研究 [D]. 成都：成都中医药大学，2012.

[2] 国家中医药管理局《中华本草》编委会 . 中华本草：第 5 卷 [M]. 上海：上海科学技术出版社，1999：3-6.

十一、冬青

Ilex chinensis Sims

【别名】冻青、冻生、冬青木、万年枝、大叶冬青、紫柄冬青、油叶树、红冬青、水汤树、青皮树、观音茶。

【形态】常绿乔木，高达 13m；树皮灰黑色，当年生小枝浅灰色，圆柱形，具细棱；二至多年生枝具不明显的小皮孔，叶痕新月形，凸起。叶片薄革质至革质，椭圆形或披针形，稀卵形，长 6～12cm，宽 2～4cm，先端渐尖，基部楔形或钝，边缘具圆齿，或有时在幼叶为锯齿，叶面绿色，有光泽，干时深褐色，背面淡绿色，主脉在叶面平，背面隆起，侧脉 6～9 对，在叶面不明显，叶背明显，无毛，或有时在雄株幼枝顶芽、幼叶叶柄及主脉上有长柔毛；叶柄长 8～10mm，上面平或有时具窄沟。雄花：花序具 3～4 回分枝，总花梗长 7～14mm，二级轴长 2～5mm，花梗长 2mm，无毛，每分枝具花 7～24 朵；花淡紫色或紫红色，4～5 基数；花萼浅杯状，裂片阔卵状三角形，具缘毛；花冠辐状，直径约5mm，花瓣卵形，长2.5mm，宽约2mm，开放时反折，基部稍合生；雄蕊短于花瓣，长1.5mm，花药椭圆形；退化子房圆锥状，长不足1mm；雌花：花序具1～2回分枝，具花3～7朵，总花梗长3～10mm，扁，二级轴发育不良；花梗长6～10mm；花萼和花瓣同雄花，退化雄蕊长约为花瓣的1/2，败育花药心形；子房卵球形，柱头具不明显的4～5裂，厚盘形。果长球形，成熟时红色，长10～12mm，直径6～8mm；分核4～5，狭披针形，长9～11mm，宽约2.5mm，背面平滑，凹形，断面呈三棱形，内果皮厚革质。花期4～6月，果期7～12月。

【分布】分布于江苏、安徽、浙江、江西、福建、台湾、河南、湖北、湖南、广东、广西和云南等省区。

【入药部位及采收加工】叶：秋、冬二季采收，晒干。

【中药名称】冬青。

冬青 Dongqing
《本草拾遗》

【别名】四季青、冬青叶、一口血、四季青叶。

【来源】本品为冬青科植物冬青 *Ilex chinensis* Sims 的干燥叶。

【性状】本品呈椭圆形或狭长椭圆形，长6～12cm，宽2～4cm。先端急尖或渐尖，基部楔形，边缘具疏浅锯齿。上表面棕褐色或灰绿色，有光泽；下表面色较浅；叶柄长8～10mm。革质。气微清香，味苦、涩。

【炮制方法】取原药材，除去残枝、枯叶及杂质，略润，切成丝，干燥，筛去灰屑。

【性味与归经】苦、涩，凉。归肺、大肠、膀胱经。

【功能与主治】清热解毒，消肿祛瘀。用于肺热咳嗽，咽喉肿痛，痢疾，胁痛，热淋；外治烧烫伤，皮肤溃疡。

【用法与用量】15～60g。外用适量，水煎外涂。

【附方】① 治感冒，扁桃体炎，急慢性支气管炎：四季青、三脉叶、马兰各30g，制成煎液90mL，每日3次分服。［《新医药资料》1972（1）：37］

② 治乳腺炎：四季青60g，夏枯草、木芙蓉各45 g。捣烂如泥敷患处，干后加水调湿再敷。（《全国中草药汇编》）

③ 治烫伤：冬青叶水煎浓缩成1∶1药液。伤面清创后，用棉球蘸药液反复涂搽，如痂膜下有分泌物出现，可去痂后再行涂布，直至痊愈。（《浙江药用植物志》）

④ 治皮肤皲裂，瘢痕：冬青叶适量烧灰加凡士林、面粉各适量，调成软膏外涂，每日3～5次。（《青岛中草药手册》）

⑤ 治妇人阴肿：冬青叶、小麦、甘草各等份。煎水洗之。（《古今医统》冬青叶煎）

⑥ 治外伤出血：鲜冬青叶适量，嚼烂外敷。（《江西草药》）

【现代研究】1. 化学成分研究：冬青中主要含有三萜及皂苷类化合物、酚酸类、黄酮类、挥发油、鞣质等。

2. 药理作用研究：四季青具有广谱抗菌作用，对革兰阳性球菌及阴性杆菌，如金黄色葡萄球菌、链球菌、肺炎双球菌、志贺菌属、大肠埃希菌、铜绿假单胞菌、变形杆菌等均有明显的抑制作用；可促进大鼠烫伤皮肤的愈合。

3. 临床研究：治疗各种感染性疾病：四季青对各种细菌感染引起的疾病均有效，有报道综合分析了各地使用四季青的不同制剂防治感染性疾病的疗效情况，其有效率可达86.85%，其中对急慢性支气管炎、肺炎、急性肠炎和菌痢、急性胰腺炎、胆囊炎、急性肾盂肾炎和慢性肾盂肾炎急性发作，以及伤寒、副伤寒、骨髓炎、宫颈炎、尿道炎的疗效较好。

【参考文献】

[1] 甄汉深，李生茂，董佳梓．四季青化学成分及

药理作用研究进展 [J]. 中医药信息，2007（6）：18-20.

[2] 李若斐，夏文绮，崔保松，等. 四季青中三萜类化学成分的研究 [J]. 中草药，2018，49（7）：1513-1519.

[3] 国家中医药管理局《中华本草》编委会. 中华本草：第 5 卷 [M]. 上海：上海科学技术出版社，1999：159-162.

十二、大果榆

Ulmus macrocarpa Hance

【别名】芜荑、姑榆、山松榆、山榆、白芜荑、黄榆、迸榆、扁榆、柳榆、山扁榆、翅枝黄榆、倒卵果黄榆、广卵果黄榆、蒙古黄榆、矮型黄榆。

【形态】落叶乔木或灌木，高可达 20m，胸径可达 40cm；树皮暗灰色或灰黑色，纵裂，粗糙，小枝有时（尤以萌发枝及幼树的小枝）两侧具对生而扁平的木栓翅，间或上下亦有微凸起的木栓翅，稀在较老的小枝上有 4 条几等宽而扁平的木栓翅；幼枝有疏毛，一二年生枝淡褐黄色或淡黄褐色，稀淡红褐色，无毛或一年生枝有疏毛，具散生皮孔；冬芽卵圆形或近球形，芽鳞背面多少被短毛或无毛，边缘有毛。叶宽倒卵形、倒卵状圆形、倒卵状菱形或倒卵形，稀椭圆形，厚革质，大小变异很大，通常长 5～9cm，宽 3.5～5cm，最小之叶长 1～3cm，宽 1～2.5cm，最大之叶长达 14cm，宽至 9cm，先端短尾状，稀骤凸，基部渐窄至圆，偏斜或近对称，多少心脏形或一边楔形，两面粗糙，叶面密生硬毛或有凸起的毛迹，叶背常有疏毛，脉上较密，脉腋常有簇生毛，侧脉每边 6～16 条，边缘具大而浅钝的重锯齿，或兼有单锯齿，叶柄长 2～10mm，仅上面有毛或下面有疏毛。花自花芽或混合芽抽出，在去年生枝上排成簇状聚伞花序或散生于新枝的基部。翅果宽倒卵状圆形、近圆形或宽椭圆形，长 1.5～4.7（常 2.5～3.5）cm，宽 1～3.9（常 2～3）cm，基部多少偏斜或近对称，微狭或圆，有时子房柄较明显，顶端凹或圆，缺口内缘柱头面被毛，两面及边缘有毛，果核部分位于翅果中部，宿存花被钟形，外被短毛或几无毛，上部 5 浅裂，裂片边缘有毛，果梗长 2～4mm，被短毛。花果期 4～5 月。

【分布】分布于黑龙江、吉林、辽宁、内蒙古、河北、山东、江苏北部、安徽北部、河南、山西、陕西、甘肃及青海东部。生于海拔 700～1800m 地带之山坡、谷地、台地、黄土丘陵、固定沙丘及岩缝中。

【入药部位及采收加工】果实：5～6 月当果实成熟时采下，晒干，搓去膜翅，取出种子。将种子 55kg 浸入水中，待发酵后，加入家榆树皮面粉 5kg，红土 15kg，菊花末 2.5kg，加适量温开水混合均匀，如糊状，放板上摊平约 1～3cm 厚，切成径约 6～7cm 的方块，晒干，即为成品。亦可在 5～6 月采实取仁，用种子 60%、异叶败酱 20%、家榆树皮 10%、灶心土 10% 混合制成扁平方形，晒干。

【中药名称】芜荑。

芜荑 Wuyi

《神农本草经》

【别名】无荑、无姑、芜荑仁、山榆子、山榆仁、白芜荑、大果榆。

【来源】为榆科榆属植物大果榆 *Ulmus macrocarpa* Hance 果实的加工品。

【性状】加工品呈扁平方块状，表面黄褐色，有多数小孔和空隙，杂有纤维和种子。体质松脆而粗糙，断面黄黑色，易呈鳞片状剥离。气特异，味微酸、涩。

【炮制方法】取原药材，除去杂质。

【性味与归经】苦、辛，温；归脾、胃经。

【功能与主治】杀虫消积，除湿止痢。主治虫积腹痛，小儿疳积，久泻久痢，疮疡，疥癣。

【用法与用量】内服：3～10g；或入丸、散。外用：研末调敷。

【使用注意】脾胃虚寒者慎服。不宜多服。

【附方】① 治脾胃有虫，食即痛，面黄无色，疼痛无时：芜荑仁二两，和面炒令黄色，为末，非时，米饮调二钱匕。（《千金方》）

② 治久痢不瘥，有虫，兼下部脱肛：芜荑二两（微炒），黄连一两（去须，微炒），蚺蛇胆半两。上件药捣罗为末，炼蜜和丸，如梧桐子大。每服以杏仁汤下三十丸，日再服。（《圣惠方》芜荑丸）

③ 治久患脾胃气泄不止：芜荑五两，捣末，以饭丸。每日空心、午饭前，各用陈米饮下三十丸，增至四十丸。（《续传信方》）

④ 治诸积冷气：芜荑一两（炒），大茴香、木香各五钱。共为末，红曲打糊为丸，梧桐子大。每早服三钱，白汤下。（《本草汇言》引巢氏方）

⑤ 治膀胱气急，宜下气：芜荑，捣，和食盐末。二物等份，以绵裹如枣大，纳下部，或下水恶汁并下气佳。（《外台秘要》）

⑥ 治下血结阴：芜荑一两。捣碎，研令细，用纸裹压去油，再研为末，用雄猪胆丸梧桐子大。每服九丸，甘草汤下，日五六服。（《普济方》芜荑丸）

【现代研究】药理作用研究：芜荑总提取物、醇提取物对感染疟原虫 *P.vinckei* 的小鼠和醇提取物的两个层析组分 C_0 及 C_3 对人工培养的恶性疟原虫 *P.falciparum* 显示一定疗效，给药第五日，其虫血症仅为对照组的 1/5；醇提取物剂量提高到 10mg/25g，醇提取物的两个色谱组分 C_0 及 C_3 在培养基中浓度达到 10μg/mL 时，均能在第五日完全廓清培养基中红细胞内的疟原虫。芜荑醇提取物在体外对猪蛔虫、蚯蚓、蚂蟥有明显的抑制作用。芜荑浸液对 12 种皮肤真菌有不同程度的抑制作用。

【参考文献】

[1] 国家中医药管理局《中华本草》编委会. 中华本草：第 2 卷 [M]. 上海：上海科学技术出版社，1999：449-451.

十三、杜仲

Eucommia ulmoides Oliv.

【别名】胶树、胶木。

【形态】落叶乔木，高达 20m，胸径约 50cm；树皮灰褐色，粗糙，内含橡胶，折断拉开有多数细丝。嫩枝有黄褐色毛，不久变秃净，老枝有明显的皮孔。芽体卵圆形，外面发亮，红褐色，有鳞片 6～8 片，边缘有微毛。叶椭圆形、卵形或矩圆形，薄革质，长 6～15cm，宽 3.5～6.5cm；基部圆形或阔楔形，先端渐尖；上面暗绿色，初时有褐色柔毛，不久变秃净，老叶略有皱纹，下面淡绿，初时有褐毛，以后仅在脉上有毛；侧脉 6～9 对，与网脉在上面下陷，在下面稍突起；边缘有锯齿；叶柄长 1～2cm，上面有槽，被散生长毛。花生于当年枝基部，雄花无花被；花梗长约 3mm，无毛；苞片倒卵状匙形，长 6～8mm，顶端圆形，边缘有睫毛，早落；雄蕊长约 1cm，无毛，花丝长约 1mm，药隔突出，花粉囊细长，无退化雌蕊。雌花单生，苞片倒卵形，花梗长8mm，子房无毛，1室，扁而长，先端2裂，子房柄极短。翅果扁平，长椭圆形，长3～3.5cm，宽1～1.3cm，先端2裂，基部楔形，周围具薄翅；坚果位于中央，稍突起，子房柄长2～3mm，与果梗相接处有关节。种子扁平，线形，长1.4～1.5cm，宽3mm，两端圆形。早春开花，秋后果实成熟。

【分布】分布于陕西、甘肃、河南、湖北、四川、云南、贵州、湖南及浙江等省区，现各地广泛栽种。

【入药部位及采收加工】树皮：4～6月剥取，刮去粗皮，堆置“发汗”至内皮呈紫褐色，晒干。

【中药名称】杜仲。

杜仲 Duzhong
《神农本草经》

【别名】思仙、思仲、木绵、石思仙、扯丝皮、丝连皮。

【来源】本品为杜仲科植物杜仲*Eucommia ulmoides* Oliv.的干燥树皮。

【性状】本品呈板片状或两边稍向内卷，大小不一，厚3～7mm。外表面淡棕色或灰褐色，有明显的皱纹或纵裂槽纹，有的树皮较薄，未去粗皮，可见明显的皮孔。内表面暗紫色，光滑。质脆，易折断，断面有细密、银白色、富弹性的橡胶丝相连。气微，味稍苦。

【炮制方法】1.杜仲：刮去残留粗皮，洗净，切块或丝，干燥。

2.盐杜仲：①取杜仲丝或块，用盐水拌匀，闷透，置锅内，用文火加热，炒至断丝，表面焦黑色，取出放凉。每100kg杜仲丝或块，用食盐2kg。②或取杜仲丝或块，用盐水拌匀，润透，置锅内，用中火加热，炒或砂烫至丝易断，取出放凉。每100kg杜仲丝或块，用食盐2kg。③或取杜仲丝或块，用盐水润透，放置一夜，蒸1h，取出，干燥。每100kg杜仲丝或块，用食盐2kg。盐杜仲增强补肾强腰作用。

【性味与归经】甘，温。归肝、肾经。

【功能与主治】补肝肾，强筋骨，安胎。用于肝肾不足，腰膝酸痛，筋骨无力，头晕目眩，妊娠漏血，胎动不安。

【用法与用量】6～10g。

【使用注意】阴虚火旺者慎服。

【附方】①治肾虚腰痛如折，起坐艰难，俯仰不利，转侧不能：杜仲（姜汁炒）十六两，胡桃肉二十个，补骨脂（酒浸炒）八两，大蒜（熬膏）四两。为细末，蒜膏为丸。每服三十丸，空腹温酒送下，妇人淡醋汤送下。（《太平惠民和剂局方》青娥丸）

②治中风筋脉挛急，腰膝无力：杜仲（去粗皮，炙，锉）一两半，川芎一两，附子（炮裂，去皮、脐）半两。上三味，锉如麻豆，每服五钱匕，水二盏，入生姜一枣大，拍碎，煎至一盏，去滓。空心温服，如人行五里再服，汗出慎外风。（《圣济总录》杜仲饮）

③治妇人胞胎不安：杜仲不计多少（去粗皮，细锉，瓦上焙干）。捣罗为末，煮枣肉糊丸，如弹子大。每服一丸，嚼烂，糯米汤下。（《圣济总录》杜仲丸）

④治霍乱转筋：杜仲（去皮，锉，炒）一两一分，桂（去粗皮）一两，甘草（炙，锉）一分。上三味，粗捣筛。每服三钱匕，生姜三片，水一盏，煎至六分，去滓温服。（《圣济总录》杜仲汤）

【现代研究】1.化学成分研究：杜仲中所含化学成分多达138种，主要包括木脂素类、环烯醚萜类、苯丙素类、黄酮类、多糖类、杜仲胶、抗真菌蛋白等。

2.药理作用研究：杜仲具有降压作用，主要与以下物质有关：松脂醇二葡萄糖苷、脱氢二松柏醇二葡萄糖苷、咖啡酸、阿魏酸、京尼平、京尼平苷酸、槲皮素和芦丁。杜仲的水提液和乙醇提取液能激活单核巨噬细胞系统和腹腔巨噬细胞系统的活性，又能对迟发型超敏反应起抑制作用，从而对细胞免疫起到双向调节的作用。杜仲可部分抑制乙酰胆碱酯酶活性，保护神经。杜仲还能增强阴茎组织中神经元型一氧化氮合酶（nNOS）表达，来治疗性功能障碍。

3. 临床研究：有研究者用全杜仲胶囊联合钙剂治疗骨质疏松性下肢骨折，疗效优于单纯西药治疗。

【参考文献】

[1] 王娟娟，秦雪梅，高晓霞，等．杜仲化学成分、药理活性和质量控制现状研究进展 [J]. 中草药，2017，48（15）：3228-3237.

[2] 王鹏，孙齐明．全杜仲胶囊治疗骨质疏松性下肢骨折术后 60 例临床观察 [J]. 辽宁中医杂志，2022，49（4）：135-137.

[3] 国家中医药管理局《中华本草》编委会．中华本草：第 2 卷 [M]. 上海：上海科学技术出版社，1999：458-463.

十四、枫香树

Liquidambar formosana Hance

【别名】枫木、枫香、香枫、三角枫。

【形态】落叶乔木，高达 30m，胸径最大可达 1m，树皮灰褐色，方块状剥落；小枝干后灰色，被柔毛，略有皮孔；芽体卵形，长约 1cm，略被微毛，鳞状苞片覆有树脂，干后棕黑色，有光泽。叶薄革质，阔卵形，掌状 3 裂，中央裂片较长，先端尾状渐尖；两侧裂片平展；基部心形；上面绿色，干后灰绿色，不发亮；下面有短柔毛，或变秃净，仅在脉腋间有毛；掌状脉 3～5 条，在上下两面均显著，网脉明显可见；边缘有锯齿，齿尖有腺状突；叶柄长达 11cm，常有短柔毛；托叶线形，游离，或略与叶柄连生，长 1～1.4cm，红褐色，被毛，早落。雄性短穗状花序常多个排成总状，雄蕊多数，花丝不等长，花药比花丝略短。雌性头状花序有花 24～43 朵，花序柄长 3～6cm，偶有皮孔，无腺体；萼齿 4～7 个，针形，长 4～8mm，子房下半部藏在头状花序轴内，上半部游离，有柔毛，花柱长 6～10mm，先端常卷曲。头状果序圆球形，木质，直径 3～4cm；蒴果下半部藏于花序轴内，有宿存花柱及针刺状萼齿。种子多数，褐色，多角形或有窄翅。

【分布】分布于我国秦岭及淮河以南各省，北起河南、山东，东至台湾，西至四川、云南及西藏，南至广东。

【入药部位及采收加工】1. 树脂：7、8 月间割裂树干，使树脂流出，10 月至次年 4 月采收，阴干。

2. 果实：冬季果实成熟后采收，除去杂质，干燥。

【中药名称】枫香脂、路路通。

（一）枫香脂 Fengxiangzhi 《新修本草》

【别名】白胶香、枫脂、白胶、芸香、胶香。

【来源】本品为金缕梅科植物枫香树 *Liquidambar formosana* Hance 的干燥树脂。

【性状】本品呈不规则块状，淡黄色至黄棕色，半透明或不透明。质脆，断面具光泽。气香，味淡。

【性味与归经】辛、微苦，平。归肺、脾经。

【功能与主治】活血止痛，解毒生肌，凉血止血。用于跌扑损伤，痈疽肿痛，吐血，衄血，外伤出血。

【用法与用量】1～3g，宜入丸、散服。外用适量。

【使用注意】孕妇禁服。

【附方】① 治瘰疬，一切恶疮软疖：白胶香一两，瓷器内溶开，去滓，再于溶开后，以蓖麻子六十四个，作泥，入胶内搅匀，入小油半匙，头柱点水中，试硬软添减胶油，如得所，量疮大小，以绯帛摊膏药贴之，一膏药可治三五疖。(《儒门事亲》玉饼子)

② 治一切恶疮疼痛不可忍者：枫香一分（纸衬于地上，食顷令脆细研），腻粉一分。上两味同细研，令匀。每有患者，先用口内含浆水令暖，吐出洗疮，令净后以药末干傅之，疼痛立止，贴至瘥为度。(《寿亲养老新书》白香散)

③ 治下疳：透明白胶香为末，入轻粉、麝香少许，用油调敷。(《袖珍方》)

④ 治小儿疥癣杂疮：白胶香、黄柏、轻粉。上药研为细末，羊骨髓调涂癣上。(《儒门事亲》)

⑤ 治瘰疬未破：白胶香、海螵蛸、降真香取心各等份。上为末掺患处，外以湿纸掩之，一夕而退。(《疡科选粹》破坚散)

【现代研究】**1. 化学成分研究：**枫香脂含有树脂和挥发油两大类成分，其中树脂部分含五环三萜类酸及酯类化合物，如齐墩果酮酸、羽扇豆酮酸、齐墩果酮醇、肉桂酸肉桂酯、肉桂酸肉桂醇等；挥发油部分含石竹烯、蒎烯、莰烯、松油烯、乙酸龙脑酯等数十种化合物。

2. 药理作用研究：枫香脂精油对金黄色葡萄球菌、蜡样芽孢杆菌、大肠埃希菌、产气肠杆菌、白色念珠菌、黄曲霉、酿酒酵母等14个菌株均有较强的抑制作用。枫香脂挥发油舒张血管作用与一氧化氮合酶合成有关，其有抑制合酶合成作用。

【参考文献】

[1] 覃晓，李炎，王玲，等 . 枫香脂挥发油抑菌性试验 [J]. 中国药业，2020，29（1）：7-10.

[2] 李建明，王政，陈川，等 . 枫香脂挥发油对大鼠离体胸主动脉的舒张作用 [J]. 中成药，2015，37（8）：1659-1663.

[3] 国家中医药管理局《中华本草》编委会 . 中华本草：第 3 卷 [M]. 上海：上海科学技术出版社，1999：742-744.

（二）路路通 Lulutong
《本草纲目拾遗》

【别名】枫实、枫果、枫木上球、枫香果、枫菉子、狼眼、枫树球、枫球。

【来源】本品为金缕梅科植物枫香树 *Liquidambar formosana* Hance的干燥成熟果序。

【性状】本品为聚花果，由多数小蒴果集合而成，呈球形，直径 2～3cm。基部有总果梗。表面灰棕色或棕褐色，有多数尖刺和喙状小钝刺，长 0.5～1mm，常折断，小蒴果顶部开裂，呈蜂窝状小孔。体轻，质硬，不易破开。气微，味淡。

【性味与归经】苦，平。归肝、肾经。

【功能与主治】祛风活络，利水，通经。用于关节痹痛，麻木拘挛，水肿胀满，乳少，经闭。

【用法与用量】5～10g。

【附方】① 治癣：枫木上球 10 个（烧存性），白砒五厘。共研为末，香油搽。(《本草纲目拾遗》引《德胜堂方》)

② 治荨麻疹：枫球 500g，煎浓汁。每日 3 次，每次 18g，空腹服。(《湖南药物志》)

③ 治耳内流黄水：路路通 15g。煎服。(《浙江民间草药》)

④ 治脏毒：路路通 1 个。煅存性，研末。酒煎服。(《古今良方》)

【现代研究】**化学成分及药理作用研究：**路路通挥发油具有的较强抑菌活性与其化学成分中含有大量的石竹烯、*α*- 蒎烯、*β*- 蒎烯、柠檬烯、*γ*- 松油烯、榄香烯、*α*- 松油醇、芳樟醇等萜类化合物及其衍生物有关，这些成分都是较好的抗菌活性物质。

【参考文献】

[1] 刘玉民，刘亚敏，李昌晓，等．路路通挥发油化学成分与抑菌活性研究 [J]. 食品科学，2010，31（7）：90-93.

[2] 国家中医药管理局《中华本草》编委会．中华本草：第 3 卷 [M]. 上海：上海科学技术出版社，1999：745-747.

十五、榧

Torreya grandis Fort.

【别名】榧树、圆榧、芝麻榧、了木榧、米榧、栾泡榧、细圆榧、大圆榧、野杉、药榧、钝叶榧树、小果榧树、凹叶榧、小果榧。

【形态】乔木，高达 25m；树皮浅黄灰色、深灰色或灰褐色，不规则纵裂；一年生枝绿色，无毛，二三年生枝黄绿色、淡褐黄色或暗绿黄色，稀淡褐色。叶条形，列成两列，通常直，长 1.1～2.5cm，宽 2.5～3.5mm，先端凸尖，上面光绿色，无隆起的中脉，下面淡绿色，气孔带常与中脉带等宽，绿色边带与气孔带等宽或稍宽。雄球花圆柱状，长约 8mm，基部的苞片有明显的背脊，雄蕊多数，各有 4 个花药，药隔先端宽圆有缺齿。种子椭圆形、卵圆形、倒卵圆形或长椭圆形，长 2～4.5cm，径 1.5～2.5cm，熟时假种皮淡紫褐色，有白粉，顶端微凸，基部具宿存的苞片，胚乳微皱；初生叶三角状鳞形。花期 4 月，种子翌年 10 月成熟。

【分布】为我国特有树种，分布于江苏南部、浙江、福建北部、江西北部、安徽南部，西至湖南西南部及贵州松桃等地。

【入药部位及采收加工】**种子**：秋季种子成熟时采收，除去肉质假种皮，洗净，晒干。

【中药名称】榧子。

榧子 Feizi
《新修本草》

【别名】彼子、榧实、柀子、玉山果、赤果、玉榧、香榧、野杉子。

【来源】本品为红豆杉科植物榧 *Torreya grandis* Fort. 的干燥成熟种子。

【性状】本品呈卵圆形或长卵圆形，长 2～3.5cm，直径 1.3～2cm。表面灰黄色或淡黄棕色，有纵皱纹，一端钝圆，可见椭圆形的种脐，另一端稍尖。种皮质硬，厚约 1mm。种仁表面皱缩，外胚乳灰褐色，膜质；内胚乳黄白色，肥大，富油性。气微，味微甜而涩。

【炮制方法】**榧子**：去壳取仁。用时捣碎。

【性味与归经】甘，平。归肺、胃、大肠经。

【功能与主治】杀虫消积，润肺止咳，润燥通便。用于钩虫病，蛔虫病，绦虫病，虫积腹痛，小儿疳积，肺燥咳嗽，大便秘结。

【用法与用量】9～15g。

【使用注意】脾虚泄泻及肠滑大便不实者慎服。

【附方】① 治十二指肠钩虫、蛔虫、蛲虫等：榧子（切碎）30g，使君子仁（切细）30g，大蒜瓣（切细）30g。水煎去滓，每日 3 次，食前空腹时服。（《现代实用中药》）

② 治寸白虫：榧子日食七颗，满七日。（《食疗本草》）

③ 治好食茶叶面黄者：每日食榧子七枚，以愈为度。（《本草纲目》引《杨起简便方》）

【现代研究】**1. 化学成分研究**：经鉴定，榧属植物的种子油中，脂肪酸组成以亚油酸和油酸为主，不饱和脂肪酸占脂肪酸总量的76.1%～82.0%，饱和脂肪酸以山嵛酸和棕榈酸为主。种仁含有极其丰富的烟酸、叶酸、维生素 B_2 等B族维生素。

2. 药理作用研究：香榧子油有一定的降血脂和降胆固醇的作用。

【参考文献】

[1] 王鸿，郭涛，应国清．榧属植物活性成分与药理作用研究进展[J]. 中草药，2007（11）：1747-1750.

[2] 国家中医药管理局《中华本草》编委会．中华本草：第2卷[M]. 上海：上海科学技术出版社，1999：346-348.

十六、橄榄

Canarium album Raeusch.

【别名】黄榄、青果、山榄、白榄、红榄、青子、谏果、忠果。

【形态】乔木，高10～25（～35）m，胸径可达150cm。小枝粗5～6mm，幼枝被黄棕色绒毛，很快变无毛；髓部周围有柱状维管束，稀在中央亦有若干维管束。有托叶，仅芽时存在，着生于近叶柄基部的枝干上。小叶3～6对，纸质至革质，披针形或椭圆形（至卵形），长6～14cm，宽2～5.5cm，无毛或在背面叶脉上散生刚毛，背面有极细小疣状突起；先端渐尖至骤狭渐尖，尖头长约2cm，钝；基部楔形至圆形，偏斜，全缘；侧脉12～16对，中脉发达。花序腋生，微被绒毛至无毛；雄花序为聚伞圆锥花序，长15～30cm，多花；雌花序为总状，长3～6cm，具花12朵以下。花疏被绒毛至无毛，雄花长5.5～8mm，雌花长约7mm；花萼长2.5～3mm，在雄花上具3浅齿，在雌花上近截平；雄蕊6，无毛，花丝合生1/2以上（在雌花中几全长合生）；花盘在雄花中球形至圆柱形，高1～1.5mm，微6裂，中央有穴或无，上部有少许刚毛；在雌花中环状，略具3波状齿，高1mm，厚肉质，内面有疏柔毛。雌蕊密被短柔毛；在雄花中细小或缺。果序长1.5～15cm，具1～6果。果萼扁平，直径0.5cm，萼齿外弯。果卵圆形至纺锤形，横切面近圆形，长2.5～3.5cm，无毛，成熟时黄绿色；外果皮厚，干时有皱纹；果核渐尖，横切面圆形至六角形，在钝的肋角和核盖之间有浅沟槽，核盖有稍凸起的中肋，外面浅波状；核盖厚1.5～2（～3）mm。种子1～2，不育室稍退化。花期4～5月，果10～12月成熟。

【分布】分布于福建、台湾、广东、广西、云南。

【入药部位及采收加工】果实：秋季果实成熟时采收，干燥。

【中药名称】青果。

青果 Qingguo
《日华子本草》

【别名】橄榄子、余甘子、橄榄、忠果、青子、谏果、青橄榄、白榄、黄榄、甘榄。

【来源】本品为橄榄科植物橄榄 *Canarium album* Raeusch. 的干燥成熟果实。

【性状】本品呈纺锤形，两端钝尖，长2.5～4cm，直径1～1.5cm。表面棕黄色或黑褐色，有不规则皱纹。果肉灰棕色或棕褐色，质硬。果核梭形，暗红棕色，具纵棱；内分3室，各有种子1粒。气微，果肉味涩，久嚼微甜。

【炮制方法】除去杂质，洗净，干燥。用时打碎。

【性味与归经】甘、酸，平。归肺、胃经。

【功能与主治】清热解毒，利咽，生津。用于咽喉肿痛，咳嗽痰黏，烦热口渴，鱼蟹中毒。

【用法与用量】5～10g。

【使用注意】脾胃虚寒及大便秘结者慎服。

【附方】① 治时行风火喉痛，喉间红肿：橄榄、鲜莱菔。水煎服。（《王氏医案》青龙白虎汤）

② 治酒伤昏闷：用橄榄肉十个，煎汤饮。（《本草汇言》）

③ 治河豚、鱼、鳖诸毒，诸鱼骨鲠：橄榄捣汁，或煎浓汤饮。（《随息居饮食谱》）

④ 治野蕈毒：橄榄捣为泥，食之。（《顾体医话》）

⑤ 治癫或羊角风：橄榄十斤敲损，入砂锅煮数滚，去核，入石臼捣烂，仍入原汤煎腻出汁，易水再煎，煎至无味去渣，以汁共归一锅，煎浓成膏，用白明矾八钱，研粉入膏搅和。每日早晚各取膏三钱，开水送服。或初起轻者，取橄榄咬损一头，蘸矾末入口嚼咽，至愈乃止。（《外科全生集》）

⑥ 治唇紧燥裂生疮：橄榄不拘多少。烧灰，上为细末。以猪脂和，涂患处。（《济生方》橄榄散）

⑦ 治牙龈溃烂，诸药不效者：用盐榄二三个，连皮带核，火中煅过存性，加冰片半分，搽之。（《幼幼集成》）

⑧ 治下部疳疮：橄榄（烧存性），白螺蛳壳（古泥墙上者，浸去泥，醋煅）各一钱。研末，加冰片一分，研匀，麻油调搽。湿者掺之，须先用甘草花椒汤洗。（《潜斋简效方》）

【现代研究】**1. 化学成分研究：**青果中含有酚类、黄酮类、苯丙素类、香豆素类、多糖类、三萜类及挥发油类等成分，其中以酚类成分含量最高，为其主要药效成分。

2. 药理作用研究：青果具有广泛的抗病毒活性，尤其体现在酚类和黄酮类化合物中。其中活性成分没食子酸和鞣花酸是抗乙型肝炎病毒（HBV）的主要有效成分。青果总黄酮和醋酸乙酯提取部分（CO-Et OAc）是抗炎镇痛的活性成分，CO-Et OAc 与抗糖尿病药物二甲双胍具有相似的作用。

【参考文献】

[1] 陈姣，游宇，廖婉，等 . 药食同源中药青果的保健功效及现代应用探析 [J]. 中草药，2021，52（20）：6442-6454.

[2] 国家中医药管理局《中华本草》编委会 . 中华本草：第 5 卷 [M]. 上海：上海科学技术出版社，1999：21-23.

十七、构树

Broussonetia papyrifera（L.）Vent.

【别名】楮树、楮桃、楮、谷桑、谷树。

【形态】乔木，高 10～20m；树皮暗灰色；小枝密生柔毛。叶螺旋状排列，广卵形至长椭圆状卵形，长 6～18cm，宽 5～9cm，先端渐尖，基部心形，两侧常不相等，边缘具粗锯齿，不分裂或 3～5 裂，小树之叶常有明显分裂，表面粗糙，疏生糙毛，背面密被绒毛，基生叶脉三出，侧脉 6～7 对；叶柄长 2.5～8cm，密被糙毛；托叶大，卵形，狭渐尖，长 1.5～2cm，宽 0.8～1cm。花雌雄异株；雄花序为柔荑花序，粗壮，长 3～8cm，苞片披针形，被毛，花被 4 裂，裂片三角状卵形，被毛，雄蕊 4，花药近球形，退化雌蕊小；雌花序球形头状，苞片棍棒状，顶端被毛，花被管状，顶端与花柱紧贴，子房卵圆形，柱头线形，被毛。聚花果直径 1.5～3cm，成熟时橙红色，肉质；瘦果具与等长的柄，表面有小瘤，龙骨双层，外果皮壳质。花期4～5月，果期6～7月。

【分布】分布于我国南北各地。

【入药部位及采收加工】果实：秋季果实成熟时采收，洗净，晒干，除去灰白色膜状宿萼和杂质。

【中药名称】楮实子。

楮实子 Chushizi
《名医别录》

【别名】楮实、楮桃、野杨梅子、构泡。

【来源】本品为桑科植物构树 *Broussonetia papyrifera*（L.）Vent. 的干燥成熟果实。

【性状】本品略呈球形或卵圆形，稍扁，直径约1.5mm。表面红棕色，有网状皱纹或颗粒状突起，一侧有棱，一侧有凹沟，有的具果梗。质硬而脆，易压碎。胚乳类白色，富油性。气微，味淡。

【炮制方法】除去杂质和灰屑。

【性味与归经】甘，寒。归肝、肾经。

【功能与主治】补肾，清肝，明目，利尿。用于肝肾不足，腰膝酸软，虚劳骨蒸，头晕目昏，目生翳膜，水肿胀满。

【用法与用量】6～12g。

【使用注意】脾胃虚寒，大便溏泄者慎服。

【附方】① 治脾、肾、肝三脏阴虚，吐血咯血，骨蒸夜汗，口苦烦渴，梦中遗精；或大便虚燥，小便淋涩；或眼目昏花，风泪不止：楮实（赤者）一斗。取黑豆一斗，煮汁，去豆取汁，浸楮实子一日，晒干，再浸再晒，以豆汁渗尽为度，再晒燥。配枸杞子三升，俱炒微焦，研为细末。每早用白汤调服五钱。（《本草汇言》）

② 治目昏：楮实、荆芥穗、地骨皮各等份。上为细末，炼蜜为丸桐子大。每服二十丸，米汤下。（《儒门事亲》）

③ 治肝热生翳，气翳细点，亦治小儿翳眼：楮实子研细，蜜汤调下，食后服。（《仁斋直指方》楮实散）

④ 治水气臌胀，洁净腑：楮实子一斗（水二斗熬成膏子），另白丁香一两半，茯苓三两（去皮）。为细末，用楮实膏为丸，如桐子大。不计丸数，从少至多，服至小便清利及腹胀减为度。（《保命集》楮实子丸）

⑤ 治喉痹喉风：楮桃（阴干），每用一个为末，井华水服之，重者两个。（《濒湖集简方》）

⑥ 治骨鲠：楮实子（为末）一两，霜梅肉三两。上为丸，弹子大，噙化咽下。（《丹台玉案》化骨神丹）

⑦ 去皱皱，悦皮肤：楮桃儿、土瓜根、商陆各等份。上为细末，每日早晨用少许如常洗擦患处。（《御药院方》楮实散）

【现代研究】1. 化学成分研究：楮实子中含有大量的脂肪油，不饱和脂肪酸含量高达88.16%，其中主要成分亚油酸的含量达到81.53%。含有以天冬氨酸、谷氨酸、甘氨酸、精氨酸、缬氨酸、脯氨酸、亮氨酸等为主的约16种氨基酸，总氨基酸含量（100g干质量计）在0.07～2.18g，7种为人体必需氨基酸。还有色素和多糖。

2. 药理作用研究：楮实子有显著促进实验小鼠的学习和记忆作用；楮实子油可能是通过提高血虚模型小鼠的红细胞、白细胞、血红蛋白、血小板的数量，升高外周血细胞的数量，进而发挥其滋阴养血及提高免疫力的作用。楮实子能够显著降低血清中LPO、TC和TG水平，而SOD和HDL水平明显提高。

【参考文献】

[1] 姜倩倩，梁少瑜，李仲秋，等. 构树果实——楮实子的资源分布、古今用药、化学成分及药理作用[J]. 河南科技大学学报（医学版），2018，36（3）：236-240.

[2] 国家中医药管理局《中华本草》编委会. 中华本草：第2卷[M]. 上海：上海科学技术出版社，1999：470-472.

十八、黄皮树

Phellodendron chinense Schneid.

【别名】川黄檗、檗木、小黄连树、灰皮树、黄柏。

【形态】树高达15m。成年树有厚、纵裂的木栓层，内皮黄色，小枝粗壮，暗紫红色，无毛。叶轴及叶柄粗壮，通常密被褐锈色或棕色柔毛，有小叶7～15片，小叶纸质，长圆状披针形或卵状椭圆形，长8～15cm，宽3.5～6cm，顶部短尖至渐尖，基部阔楔形至圆形。两侧通常略不对称，边全缘或浅波浪状，叶背密被长柔毛或至少在叶脉上被毛，叶面中脉有短毛或嫩叶被疏短毛；小叶柄长1～3mm，被毛。花序顶生，花通常密集，花序轴粗壮，密被短柔毛。果多数密集成团，果的顶部为略狭窄的椭圆形或近圆球形，径约1cm或大的达1.5cm，蓝黑色，有分核5～8（10）个；种子5～8粒，很少10粒，长6～7mm，厚4～5mm，一端微尖，有细网纹。花期5～6月，果期9～11月。

【分布】分布于湖北、湖南西北部、四川东部。

【入药部位及采收加工】**树皮**：剥取树皮后，除去粗皮，晒干。

【中药名称】黄柏。

黄柏 Huangbo
《本草纲目》

【别名】檗木、檗皮、黄檗。

【来源】本品为芸香科植物黄皮树 *Phellodendron chinense* Schneid. 的干燥树皮。习称“川黄柏”。

【性状】本品呈板片状或浅槽状，长宽不一，厚1～6mm。外表面黄褐色或黄棕色，平坦或具纵沟纹，有的可见皮孔痕及残存的灰褐色粗皮；内表面暗黄色或淡棕色，具细密的纵棱纹。体轻，质硬，断面纤维性，呈裂片状分层，深黄色。气微，味极苦，嚼之有黏性。

【炮制方法】**1. 黄柏**：除去杂质，喷淋清水，润透，切丝，干燥。

2. 炒黄柏：取净黄柏丝，置锅内，用文火炒至微焦，取出放凉。

3. 盐炒黄柏：取净黄柏丝，用盐水拌匀，闷润至尽，置锅内，用文火炒干，取出放凉。

4. 酒炒黄柏：取净黄柏丝，用黄酒拌匀，闷润至尽，置锅内，用文火炒干，取出放凉。

5. 黄柏炭：取净黄柏丝，置热锅内，用武火炒至表面焦黑色，内部焦褐色，喷淋清水少许，灭尽火星，取出，晾干，凉透。

【性味与归经】苦，寒。归肾、膀胱经。

【功能与主治】清热燥湿，泻火除蒸，解毒疗疮。用于湿热泻痢，黄疸尿赤，带下阴痒，热淋涩痛，脚气痿躄，骨蒸劳热，盗汗，遗精，疮疡肿毒，湿疹湿疮。盐黄柏滋阴降火。用于阴虚火旺，盗汗骨蒸。

【用法与用量】3～12g。外用适量。

【使用注意】脾胃虚弱、无火者禁服。

【附方】① 治伤寒身黄，发热：肥栀子十五个（擘），甘草一两（炙），黄柏二两。上三味，以水四升，煮取一升半，去滓，分温再服。(《伤寒论》栀子柏皮汤)

② 治不渴而小便闭，热在下焦血分：黄柏（去皮，锉，酒洗，焙）、知母（锉，酒洗，焙干）各一两，肉桂五分。上为细末，熟水为丸，如梧桐子大。每服一百丸，空心白汤下。顿两足，令药易下行故也。如小便利，前阴中如刀刺痛，当有恶物下为验。(《兰室秘藏》通关丸)

③ 治筋骨疼痛，因湿热者：黄檗（炒）、苍术（米泔浸，炒）。上二味为末，沸汤，入姜汁调服。二物皆有雄壮之气，表实气实者，

加酒少许佐之。有气加气药，血虚者加补药，痛甚者加生姜汁热辣服之。(《丹溪心法》二妙散)

④ 降阴火，补肾水：黄檗（炒褐色）、知母（酒浸，炒）各四两，熟地黄（酒蒸）、龟板（酥炙）各六两。上为末，猪脊髓炼蜜丸。服七十丸，空心盐白汤下。(《丹溪心法》大补丸)

⑤ 治盗汗：炒黄柏、炒知母各一钱五分，炙甘草五分。上为粗末，作一服，水二盏，煎至一盏，食前温服。(《兰室秘藏》正气汤)

⑥ 治急劳寒热进退，渐将羸瘦：黄柏（去粗皮）三两，乌梅二十一枚（焙干）。上二味，粗捣筛。每服五钱匕，水一盏半，煎至一盏，去滓，露一宿，平旦空腹服。(《圣济总录》黄柏饮)

⑦ 治毒热上攻，口中生疮：黄柏（蜜炙），细辛（洗去土、叶）。上等份，为细末，每用少许，掺于舌上，有涎吐出，以愈为度。(《济生续方》赴筵散)

⑧ 治燕窝疮：黄柏末，红枣肉（焙干存性为末）等份，加枯矾减半。共研细末，香油调敷。(《外科证治全书》碧玉散)

【现代研究】1. 化学成分研究： 黄柏中主要含有生物碱类、柠檬苦素类、酚酸类、苯丙素类等有效成分，除此之外还含有挥发性成分、甾醇类成分以及微量元素。

2. 药理作用研究： 黄柏抗炎作用显著，以类柠檬碱或小檗碱为主的生物碱成分抗炎效果最佳。其中的小檗碱成分能够参与调控核苷酸结合寡聚化结构域样受体蛋白 3（NLRP3）/ 类 Toll 受体（TLRs）信号通路，下调炎症因子水平，进而缓解痛风性关节炎症状。黄柏对幽门螺杆菌、肠道沙门菌、金黄色葡萄球菌和铜绿假单胞菌有抑制活性，能明显抑制耐药性细菌的生长。小檗碱及其代谢产物能显著抑制肝葡萄糖产生，且呈剂量依赖性。小檗碱可调控钠 / 葡萄糖协同转运蛋白 1（SGLT1）的表达水平。黄柏能够通过调控 Bcl-2/Bax 的比值来增强细胞对凋亡的抵抗性，抑制线粒体细胞色素 c 向细胞质释放和半胱氨酸天冬氨酸蛋白酶 -3（caspase-3）的活化，从而发挥对神经系统的保护作用。黄柏能通过抑制 L 型 Ca^{2+} 通道，并抑制 TRPC3 和 STIM/Orai 通道，以减少乙酰胆碱诱导的两种气道平滑肌的收缩。

【参考文献】

[1] 付媛媛，蒋玉兰，单鸣秋，等 . 盐黄柏饮片与易黄汤的特征图谱与主要成分测定研究 [J]. 中草药，2020，51（10）：2790-2797.

[2] 王玲，杜潇，祝华莲，等 . 黄柏有效成分的药理作用研究进展 [J]. 江苏中医药，2022，54（4）：77-81.

[3] 国家中医药管理局《中华本草》编委会 . 中华本草：第 4 卷 [M]. 上海：上海科学技术出版社，1999：949-957.

十九、红松

Pinus koraiensis Sieb.et Zucc.

【别名】 海松、果松、韩松、红果松、朝鲜松。

【形态】 乔木，高达 50m，胸径可达 1m；幼树树皮灰褐色，近平滑，大树树皮灰褐色或灰色，纵裂成不规则的长方鳞状块片，裂片脱落后露出红褐色的内皮；树干上部常分叉，枝近平展，树冠圆锥形；一年生枝密被黄褐色或红褐色柔毛；冬芽淡红褐色，矩圆状卵圆形，先端尖，微被树脂，芽鳞排列较疏松。针叶 5 针一束，长 6～12cm，粗硬，直，深绿色，边缘具细锯齿，背面通常无气孔线，腹面每侧具6～8条淡蓝灰色的气孔线；横切面近三角形，皮下层细胞单层，但在背面两树脂道之间常出现断续的1～3个或多至15个细胞宽的第二层皮下层，树脂道3个，中生，位于三个角部；叶鞘早落。雄球花椭圆状圆柱形，红黄色，长7～10mm，多数密集于新枝下部呈穗状；雌球花绿褐色，圆柱状卵圆形，直立，单生或数个集生于新枝近顶端，具粗长的梗。球果圆锥状卵圆形、圆锥状长卵圆形或卵状矩圆形，长9～14cm，稀更长，径6～8cm，梗长1～1.5cm，成熟后种鳞不张开，或稍微张开而露出种子，但种子不脱落；种鳞菱形，上部渐窄而开展，先端钝，向外反曲，鳞盾黄褐色或微带灰绿色，三角形或斜方状三角形，下部底边截形或微成宽楔形，表面有皱纹，鳞脐不显著；种子大，着生于种鳞腹（上）面下部的凹槽中，无翅或顶端及上部两侧微具棱脊，暗紫褐色或褐色，倒卵状三角形，微扁，长1.2～1.6cm，径7～10mm；子叶13～16枚，针状，横切面三角形，长3.8～5cm，宽约1.5mm，先端尖，边缘有细锯齿；初生叶条形，长1.3～1.6cm，宽不及1mm，边缘有细锯齿。花期6月，球果第二年9～10月成熟。

【分布】分布于我国东北长白山、吉林山区及小兴安岭爱辉以南海拔150～1800 m、气候温暖至寒冷、湿润、棕色森林土地带。

【入药部位及采收加工】种子：9～10月果熟后采收，晒干后，取出种子，生用或炒用。

【中药名称】松子。

松子 Songzi
《开宝本草》

【别名】海松子、新罗松子、松子仁。

【来源】为松科植物红松 *Pinus koraiensis* Sieb.et Zucc. 的种子。果熟后采收，晒干，去硬壳，取出种子，置干燥处保存。

【性状】松子仁卵状三角形，无翅，红褐色，长12～18mm，宽9～16mm。破碎后可见种仁，有松脂样香气，味淡，有油腻感。

【炮制方法】取原药材，除去杂质。用时捣碎。

【性味与归经】甘，温。入肝、肺、大肠经。

【功能与主治】润肠通便，润肺止咳。主肺燥干咳，大便虚秘。并有润泽皮肤、敷荣毛发的功能。

【用法与用量】内服：煎汤，5～10g；或入丸、膏中。

【使用注意】便溏精滑者勿用；有湿痰者亦禁。

【附方】① 服松子法：七月取松实，去木皮，捣如膏收之。每服鸡子大，酒调下，日三服。百日身轻，三百日行五百里，绝谷，久服神仙。渴即饮水。亦可以炼过松脂同服之。（《太平圣惠方》）

② 治肺燥咳嗽：用松子仁一两，胡桃仁二两，研膏，和熟蜜半两收之。每服二钱，食后沸汤点服。（《外台秘要》苏游凤髓汤）

③ 治小儿寒嗽或作壅喘：用松子仁五个，百部、麻黄各三分、杏仁四十个，以少水略煮三五沸，化白砂糖丸芡子大。每食后含化十丸，大妙。（钱乙《小儿方》）

④ 大便虚秘：松子仁、柏子仁、麻子仁等份，研泥，熔白蜡和，丸梧桐子大。每服五十丸，黄汤下。（寇宗奭）

【现代研究】药理作用研究：① 松子蛋白可通过抗氧化机制改善痴呆小鼠的学习记忆障碍。

② 松子蛋白能促进激活Nrf-2抗氧化信号通路，增加HO-1蛋白的表达，并且促进抗凋亡蛋白Bcl-2的表达，抑制细胞的凋亡，从而对H_2O_2致SH-SY5Y细胞损伤起到保护作用，提高细胞存活率。

【参考文献】

[1] 修志儒，阚默，于澎，等.松子蛋白改善脑缺血再灌注损伤小鼠的认知学习能力作用研究[J].长春中医药大学学报，2020，36（6）：1160-1162.

[2] 修志儒，阚默，于澎，等.松子蛋白对过氧化氢致SH-SY5Y细胞氧化损伤的保护作用及其机制[J].中华中医药杂志，2019，34（4）：1776-1779.

二十、海州常山

Clerodendrum trichotomum Thunb.

【别名】臭梧桐、泡火桐、臭梧、追骨风、后庭花、香楸。

【形态】灌木或小乔木，高1.5～10m；幼枝、叶柄、花序轴等多少被黄褐色柔毛或近于无毛，老枝灰白色，具皮孔，髓白色，有淡黄色薄片状横隔。叶片纸质，卵形、卵状椭圆形或三角状卵形，长5～16cm，宽2～13cm，顶端渐尖，基部宽楔形至截形，偶有心形，表面深绿色，背面淡绿色，两面幼时被白色短柔毛，老时表面光滑无毛，背面仍被短柔毛或无毛，或沿脉毛较密，侧脉3～5对，全缘或有时边缘具波状齿；叶柄长2～8cm。伞房状聚伞花序顶生或腋生，通常二歧分枝，疏散，末次分枝着花3朵，花序长8～18cm，花序梗长3～6cm，多少被黄褐色柔毛或无毛；苞片叶状，椭圆形，早落；花萼蕾时绿白色，后紫红色，基部合生，中部略膨大，有5棱脊，顶端5深裂，裂片三角状披针形或卵形，顶端尖；花香，花冠白色或带粉红色，花冠管细，长约2cm，顶端5裂，裂片长椭圆形，长5～10mm，宽3～5mm；雄蕊4，花丝与花柱同伸出花冠外；花柱较雄蕊短，柱头2裂。核果近球形，径6～8mm，包藏于增大的宿萼内，成熟时外果皮蓝紫色。花果期6～11月。

【分布】分布于辽宁、甘肃、陕西以及华北、中南、西南各地。

【入药部位及采收加工】嫩枝及叶：8～10月开花后采，或在6～7月开花前采，割取花枝及叶，捆扎成束，晒干。

【中药名称】臭梧桐。

臭梧桐 Chouwutong
《本草图经》

【别名】海州常山、海桐、臭桐、臭芙蓉、地梧桐、八角梧桐、凤眼子、楸叶常山、矮桐子、岩桐子。

【来源】马鞭草科植物海州常山 *Clerodendrun trichotomum* Thunb.的嫩枝及叶。

【性状】干燥小枝类圆形，或略带方形，棕褐色，具黄色点状皮孔，密被短柔毛。叶对生，广卵形至椭圆形，上面灰绿色，背面黄绿色，具短柔毛，叶片多已皱缩、卷曲或破碎；叶柄密被短柔毛。花多已枯萎，黄棕色，有长梗，雄蕊突出花冠外；已结实者，花萼宿存，枯黄色，内有果实一枚，灰褐色，三棱状卵形，有皱缩纹理，枝叶质脆易折断，小枝断面黄白色，中央具白色的髓，髓中有淡黄色分隔。有特异臭气，味苦而涩。以花枝干燥，带有绿色的叶，无杂质者为佳。

【炮制方法】拣去杂草，用清水略浸，润透，切成1cm长的小段，晒干，生用。

【性味与归经】苦、辛、甘，凉。归肝经。

【功能与主治】祛风湿，通经络，平肝。用于风湿性关节炎，高血压病，痢疾，疟疾。叶外用治手癣，水田皮炎，湿疹，痔疮。

【用法与用量】内服：煎汤，5～15g，鲜品30～60g；或浸酒；或入丸、散。外用：适量，煎水洗；或捣敷；研末掺或调敷。

【使用注意】臭梧桐经高热煎煮后，降压作用减弱。

【附方】① 用于风湿痹痛：臭梧桐有祛除风湿、止痛之功，用治风湿痹痛之症，常与豨莶草同用，或单味煎服。（《济世养生经验集》）

② 用于高血压：本品有降低血压作用，可用于治疗高血压症，一般认为开花以前的臭梧桐疗效较好；不宜高温煮，否则降压功效可能减弱。（《中药学》）

③ 治半肢风：臭梧桐叶并梗，晒燥磨末，共二斤，用白蜜一斤为丸。早滚水下，晚酒下，每服三钱。（《本草纲目拾遗》）

④ 治半边头痛：川椒五钱，臭梧桐叶二两。先将桐叶炒黄，次入椒再炒，以火酒洒在锅内，拌和取起，卷在绸内，扎在痛处；吃热酒一碗，取被盖颈而睡，出汗。（《本草纲目拾遗》）

⑤ 治一切内外痔：臭梧桐叶七片，瓦松七枝，皮硝三钱。煎汤熏洗。（《本草纲目拾遗》）

⑥ 治湿疹或痱子发痒：臭梧桐适量，煎汤洗浴。（《上海常用中草药》）

【现代研究】1. 化学成分研究：目前报道的从该植物中分离得到的化学成分主要有苯乙醇苷类、甾体类、环已乙醇类、黄酮类、萜类和生物碱类等。臭梧桐的抗炎物质基础是分离得到的11种化合物，分别为β-谷甾醇、β-胡萝卜苷、洋芹素、芹菜素-7-O-β-D-葡萄糖醛酸苷丁酯、乙酸橙酰胺、类叶升麻苷、马替诺皂苷、5-羟甲基糠醛、corchorifatty acid E、单棕榈酸甘油、正癸醇。

2. 药理作用研究：① 降压作用：研究表明其降压机制与直接扩张外周血管、内脏血管和阻断自主神经节有密切关系。与常用降压中药药效进行对比研究，结果显示海州常山比藜芦、黄芩及萝芙木降压效力稍差，与二仙合剂相似，但比杜仲要好。

② 抗炎作用：其与鬼针草（1∶1）组成的水煎或乙醇浸泡合剂，抗炎作用与水杨酸钠作用相似，其与豨莶草（2∶1）组成的豨桐丸也有相似抗炎作用。

③ 抗氧化作用：臭梧桐糖苷、异洋丁香酚苷和焦地黄苯乙醇苷均具有DPPH自由基清除活性，可抑制脂质过氧化，同时对暴露于H_2O_2和γ-射线中的中国仓鼠肺成纤维细胞活力具有较好保护作用，减少H_2O_2导致的细胞凋亡，其中异洋丁香酚苷和焦地黄苯乙醇苷D还可以增强细胞的抗氧化酶、超氧化物歧化酶和过氧化氢酶的活性。

④ 镇痛作用：实验表明臭梧桐具有一定的镇痛作用，并证实开花前效果较开花后为好。

⑤ 镇静作用：小剂量的梧桐素即能显著延长戊烷巴比妥钠的麻醉作用。

⑥ 抗细胞增殖：研究发现海州常山所含多种物质具有抗细胞增殖活性。

⑦ 砷污染土壤修复：大量筛选研究表明，海州常山对被污染土壤和地下水中的砷有浓缩和转移功能。

【参考文献】

[1] 徐瑞兰，师彦平．中药臭梧桐的化学成分研究[J]. 南昌工程学院学报，2015，34（4）：15-19.

[2] 程友斌，杨成俊，胡玉涛．海州常山的化学成分与药理作用研究.[J] 中国实验方剂学杂志，2012，18（20）：325-328.

二十一、厚朴

Magnolia officinalis Rehd.et Wils.

【别名】厚皮、重皮、赤朴、烈朴、川朴、紫油厚朴、温朴。

【形态】落叶乔木，高达20m；树皮厚，褐色，不开裂；小枝粗壮，淡黄色或灰黄色，幼时有绢毛；顶芽大，狭卵状圆锥形，无毛。叶大，近革质，7～9片聚生于枝端，长圆状倒卵形，长22～45cm，宽10～24cm，先端具短急尖或圆钝，基部楔形，全缘而微波状，上面绿色，无毛，下面灰绿色，被灰色柔毛，有白粉；叶柄粗壮，长2.5～4cm，托叶痕长为叶柄的2/3。花白色，径10～15cm，芳香；花梗粗短，被长柔毛，离花被片下1cm处具苞片脱落痕，花被片9～12（17），厚肉质，外轮3片淡绿色，长圆状倒卵形，长8～10cm，宽4～5cm，盛开时常向外反卷，内两轮白色，倒卵状匙形，长8～8.5cm，宽3～4.5cm，基部具爪，最内轮7～8.5cm，花盛开时中内轮直立；雄蕊约72枚，长2～3cm，花药长1.2～1.5cm，内向开裂，花丝长4～12mm，红色；雌蕊群椭圆状卵圆形，长2.5～3cm。聚合果长圆状卵圆形，长9～15cm；蓇葖具长3～4mm的喙；种子三角状倒卵形，长约1cm。花期5～6月，果期8～10月。

【分布】主要分布于陕西南部、甘肃东南部、河南东南部（商城、新县）、湖北西部、湖南西南部、四川（中部、东部）、贵州东北部；广西北部、江西庐山及浙江有栽培，生于海拔300～1500m的山地林间。

【入药部位及采收加工】1. 干燥干皮、根皮及枝皮。干皮在4～6月剥取，根皮和枝皮可在10～11月或春季采收。干皮置沸水中微煮后，堆置阴湿处，“发汗”至内表面变紫褐色或棕褐色时，蒸软，取出，卷成筒状，干燥。根皮及枝皮直接阴干。

2. 干燥花蕾。春季花未开放时采摘，稍蒸后，晒干或低温干燥。

【中药名称】厚朴、厚朴花。

（一）厚朴 Houpo
《神农本草经》

【别名】厚皮、重皮、赤朴、烈朴、川朴、紫油厚朴。

【来源】本品为木兰科植物厚朴 *Magnolia officinalis* Rehd.et Wils. 或凹叶厚朴 *Magnolia officinalis* Rehd.et Wils.var.*biloba* Rehd.et Wils. 的干燥干皮、根皮及枝皮。

【性状】1. 干皮：呈卷筒状或双卷筒状，长30～35cm，厚0.2～0.7cm，习称“筒朴”；近根部的干皮一端展开如喇叭口，长13～25cm，厚0.3～0.8cm，习称“靴筒朴”。外表面灰棕色或灰褐色，粗糙，有时呈鳞片状，较易剥落，有明显椭圆形皮孔和纵皱纹，刮去粗皮者显黄棕色。内表面紫棕色或深紫褐色，较平滑，具细密纵纹，划之显油痕。质坚硬，不易折断，断面颗粒性，外层灰棕色，内层紫褐色或棕色，有油性，有的可见多数小亮星。气香，味辛、微苦。

2. 根皮：呈单筒状或不规则块片；有的弯曲似鸡肠，习称“鸡肠朴”。质硬，较易折断，断面纤维性。

3. 枝皮：呈单筒状，长10～20cm，厚0.1～0.2cm。质脆，易折断，断面纤维性。

【炮制方法】刮去粗皮，洗净，润透，切丝，晒干。

【性味与归经】苦、辛，温。归脾、胃、肺、大肠经。

【功能与主治】燥湿消痰，下气除满。用于湿滞伤中，脘痞吐泻，食积气滞，腹胀便秘，痰饮喘咳。

【用法与用量】内服：煎汤，3～10g；或入丸、散。燥湿、泄满宜生用，止呕宜姜汁炒用。

【使用注意】气伤、津枯血虚者及孕妇慎用。

【附方】① 治太阳病表未解，下之微喘：桂枝三两、芍药三两、生姜（切）三两、甘草（炙）二两、大枣（擘）十二枚、厚朴（炙，去皮）二两、杏仁（去皮尖）五十枚。（《伤寒论》桂枝加厚朴杏子汤）

② 治大便不通，频转矢气，脘腹痞满，腹痛拒按，按之则硬等阳明腑实证：大黄

（酒洗）四两、厚朴（炙，去皮）半斤、枳实（炙）五枚、芒硝三合。（《伤寒论》大承气汤）

【现代研究】1. 化学成分研究：厚朴中的化学成分主要有苯丙素和木脂素类、小分子酚醛酯类、苷类、生物碱类、黄酮类。

2. 药理作用研究：现代药理研究表明厚朴具有抗菌、抗炎、抗肿瘤、抗氧化等作用；其中促进胃肠动力、缓解胃肠动力障碍是厚朴主要的药效作用，临床上用于治疗慢性腹泻、便秘、肠梗阻、急慢性胃炎、胃轻瘫、胃十二指肠溃疡等疾病。

【参考文献】

[1] 荆文光，杜杰，王继永，等. 厚朴化学成分研究进展 [J]. 中国现代中药 2018，6（20）：764-774.

（二）厚朴花 Houpohua《神农本草经》

【别名】朴花、川朴花、调羹花。

【来源】厚朴花为木兰科植物厚朴 *Magnolia officinalis* Rehd.et Wils. 或凹叶厚朴 *Magnolia officinalis* Rehd.et Wils.var.*biloba* Rehd.et Wils. 的干燥花蕾。

【性状】花白色，径 10～15cm，芳香；花梗粗短，被长柔毛，离花被片下 1cm 处具苞片脱落痕，花被片 9～12，厚肉质，外轮 3 片淡绿色，长圆状倒卵形，长 8～10cm，宽 4～5cm，盛开时常向外反卷，内两轮白色，倒卵状匙形，长 8～8.5cm，宽 3～4.5cm，基部具爪，最内轮 7～8.5cm，花盛开时中内轮直立；雄蕊约 72 枚，长 2～3cm，花药长 1.2～1.5cm，内向开裂，花丝长 4～12mm，红色；雌蕊呈椭圆状卵圆形，长 2.5～3cm。干燥的花蕾形似毛笔头，长 4～7cm，径 2～3cm。

【炮制方法】每年春末夏初时，其花蕾尚未开花时或稍开时采摘，放在蒸笼中蒸至上气后约 10 分钟取出，晒干或文火烘干即可入药。

【性味与归经】苦，微温。归脾、胃经。

【功能与主治】芳香化湿，理气宽中。用于脾胃湿阻气滞，胸脘痞闷胀满，纳谷不香。

【用法与用量】3～9g。

【附方】① 治梅核气：香附子 12g、青皮 12g、陈皮 12g、木香 12g、郁金 9g、乌药 9g、紫苏梗 12g、厚朴花 9g、制半夏 9g、山豆根 9g、射干 9g、甘草 3g。（《高文武方》）

② 治咽部神经症：绿萼梅 6g、玫瑰花 6g、佛手花 6g、厚朴花 6g、姜半夏 5g、白茯苓 10g、远志肉 10g、白芍 10g、生甘草 3g。（《戴祖铭方》四花解郁汤）

【现代研究】1. 化学成分研究：开花期花中挥发油主要成分包括以 1- 甲氧基 -3，7- 二甲基 -2，6- 辛二烯、*α*- 石竹烯为代表的萜烯类化合物，其次是醇类化合物，如香叶醇、杜松醇；花蕾期花中挥发油主要含有醇类化合物，如香叶醇、芳樟醇、*α*- 松油醇以及杜松醇等，以及少量芳香烃类和烷烃类。花蕾期和开花期挥发油成分变化较大，花蕾期主要为醇类、芳香烃类和烷烃类，而开花后挥发油成分中具有香味的萜烯类会大量上升，醇类依然是主要成分，但是含量相比花蕾期已有明显的下降。就花蕾期而言，厚朴花花被片中萜烯类化合物含量高，其次为醚类化合物；在雌雄蕊中，芳香烃类化合物含量高，其次为萜烯类化合物。

2. 药理作用：目前对于厚朴花药理作用的研究多围绕镇痛、抗菌等方面展开。

① 抗炎、镇痛作用：厚朴花水提物高浓度（1.5g/mL）、低浓度（0.5g/mL）能减少醋酸刺激小鼠所致疼痛的扭体反应，高、低浓度抑制率分别为 37.28%、33.87%；还可显著抑制二甲苯所致小鼠耳郭肿胀的急性炎症反应。采用回流法提取厚朴花，所得提取物作为化妆品添加剂，发现厚朴花提取物对内毒素诱导的人外周血单核细胞产生的肿瘤坏死因子 α 具有抑制作用，进而可抑制皮肤及黏膜的炎症及过敏性反应；另外还具有抑制皮肤弹性纤维蛋白降解所需的胰蛋白酶 Trypsin 的活性。

② 抗菌作用：采用纸片琼脂扩散法对厚朴皮和厚朴花的石油醚萃取物进行抑菌试验，结果表明厚朴花萃取物（1g/mL）和厚朴皮萃取物（2.4g/mL）均能对金黄色葡萄球菌和枯草芽孢杆菌起到同样的抑制生长作用。

3. 临床研究：临床主要用于治疗胸脘痞闷胀满、纳谷不香。

【参考文献】

[1] 魏担，吴清华，裴瑾，等. 厚朴花的本草考证、真伪鉴别、化学成分、药理作用、临床应用及新兴研究 [J]. 中国药房，2019，30（1）：140-144.

二十二、丁香
Eugenia caryophyllata Thunb.

【别名】丁子香、支解香、雄丁香、公丁香。

【形态】常绿乔木。高达10m。叶对生，叶柄细长，向上渐短；叶片长方倒卵形或椭圆形，长5～10cm，宽2.5～5cm，先端渐尖，基部渐窄下延至柄，全缘。秋季开花，花有浓香，聚伞圆锥花序顶生，花径约6mm；花萼肥厚，绿色后转紫红色，管状，先端4浅裂，裂片三角形，肥厚；花冠白色稍带淡紫色，基部管状，较萼稍长，先端具4裂片；雄蕊多数；子房下位，顶端有粗厚花柱，柱头不明显。浆果红棕色，稍有光泽，长方椭圆形，长1～1.5cm，直径5～8mm，先端有肥厚宿存花萼裂片，有香气。种子数粒，长方形。

【分布】栽培和野生于热带地区。原产于非洲摩洛哥，现我国广东也有种植。

【入药部位及采收加工】花蕾：通常在9月至次年3月间，花蕾由青色转为鲜红色时采收。采下后除去花梗，晒干。

【中药名称】丁香。

丁香 Dingxiang
《雷公炮炙论》

【别名】丁子香、支解香、雄丁香、公丁香。

【来源】本品为桃金娘科植物丁香 *Eugenia caryophyllata* Thunb. 的干燥花蕾。

【性状】本品略呈研棒状，长1～2cm。花冠圆球形，直径0.3～0.5cm，花瓣4，覆瓦状抱合，棕褐色至褐黄色，花瓣内为雄蕊和花柱，搓碎后可见众多黄色细粒状的花药。萼筒圆柱状，略扁，有的稍弯曲，长0.7～1.4cm，直径0.3～0.6cm，红棕色或棕褐色，上部有4枚三角状的萼片，十字状分开。质坚实，富油性。气芳香浓烈，味辛辣，有麻舌感。

【炮制方法】除去杂质，筛去灰屑。用时捣碎。

【性味与归经】辛，温。归脾、胃、肺、肾经。

【功能与主治】温中降逆，补肾助阳。用于脾胃虚寒，呃逆呕吐，食少吐泻，心腹冷痛，肾虚阳痿。

【用法与用量】1～3g，内服或研末外敷。

【使用注意】不宜与郁金同用。

【附方】① 治伤寒咳逆不止，及哕逆不定：丁香一两，干柿蒂一两。焙干，捣罗为散。每服一钱，煎人参汤下，无时服。（《简要济众方》）

② 治小儿吐逆：丁香、半夏（生用）各一两。同研为细末，姜汁和丸，如绿豆大。姜汤下二三十丸。（《百一选方》）

③ 治朝食暮吐：丁香十五个研末，甘蔗汁、姜汁和丸莲子大，噙咽之。（《摘玄方》）

④ 治霍乱，止吐：丁香十四枚，以酒五合，煮取二合，顿服之。用水煮之亦佳。(《千金翼方》)

⑤ 治久心痛不止：丁香半两，桂心一两。捣细，罗为散，每于食前，以热酒调下一钱。(《太平圣惠方》)

⑥ 治脾脏伏冷，胃脘受寒，胸膈痞闷，心腹刺痛，痰逆恶心，寒嗽中满，脏腑虚滑，饮食减少，反胃吐逆，四肢逆冷：丁香（不见火）、红豆（去皮）、青皮（去白）、甘草（炙）、川乌（炮，去皮脐）、陈皮（去白）、干姜（炮）各四两、良姜（炮，去芦头）四两、益智（去皮）五两半、胡椒二两。上锉散。每服二钱，水一盏，生姜三片，盐一捻，煎至七分，空心食前稍热服。滓再煎，病退即止，极妙。(《世医得效方》)

【现代研究】1. 化学成分研究：丁香含挥发油 16%～18%，油中主含丁香酚 78%～95%，乙酰丁香酚，α、β- 丁香烯等。非挥发性成分包括黄酮类化合物、黄酮苷类化合物、色酮类化合物、色酮苷类化合物、鞣质类化合物、三萜类化合物、酚苷类化合物、神经酰胺类化合物等。

2. 药理作用研究：① 抗氧化作用：丁香中的黄酮类、多酚类化合物等非挥发性成分具有良好的抗氧化作用，主要通过清除羟自由基和超氧阴离子自由基等，抑制低密度脂蛋白（low density lipoprotein，LDL）氧化和脂质过氧化，增强过氧化氢酶、超氧化物歧化酶、胱甘肽过氧化物酶的活性和水平，降低丙二醛含量等途径实现其抗氧化作用。

② 抗菌、消炎、镇痛作用：丁香中的色酮苷、鞣质、黄酮类和三萜类化合物有较强的抗菌活性。对变形链球菌、黏性放线菌、齿龈假单胞菌、中间假单胞菌均有良好的抵抗活性，丁香水提物具有消炎、止痛作用。

③ 降血糖作用：丁香中的齐墩果酸、山楂酸等三萜类化合物可以通过减少食物摄入量、抑制碳水化合物水解、减少葡萄糖转运、增加糖原合成、调节生长激素释放肽表达等方式达到降低血糖的目的。

④ 其他作用：丁香还有减缓胃排空、抗肿瘤、增强免疫力、抗癫痫、调节肾和生殖功能、防治肥胖等活性作用。

3. 临床研究：治咽喉肿痛，喑哑，慢性咽炎：丁香、木香各 5g，石膏、甘草各 6g，玉簪花、诃子各 10g，制成散剂。每次 1.5～3g，每日 1～2 次，温开水送服。此为六味丁香散或清咽六味散。据文献报道清咽六味散适用于现代医学的急性咽炎、慢性咽炎、慢性干燥萎缩性咽炎、溃疡性咽峡炎、扁桃体炎、支气管炎、口舌生疮、口腔溃疡、口臭、牙龈脓肿等。有人用蒙药清咽六味散治疗慢性咽炎 28 例，其中痊愈 23 例（82.14%），好转 5 例（17.86%），治疗有效率达 100%。

【参考文献】

[1] 苏龙嘎，乌兰图雅，包勒朝鲁．蒙药材丁香研究现状分析 [J]. 现代中医药，2022，42（6）：18-22.

二十三、花椒

Zanthoxylum bungeanum Maxim.

【别名】 椒、大椒、秦椒、蜀椒。

【形态】 高 3～7m 的落叶小乔木；茎干上的刺常早落，枝有短刺，小枝上的刺基部宽而扁且呈劲直的长三角形，当年生枝被短柔毛。叶有小叶 5～13 片，叶轴常有甚狭窄的叶翼；小叶对生，无柄，卵形，椭圆形，稀披针形，位于叶轴顶部的较大，近基部的有时圆形，长 2～7cm，宽 1～3.5cm，叶缘有细裂齿，齿缝有油点。其余无或散生肉眼可见的油点，叶背基部中脉两侧有丛毛或小叶两面均被柔毛，中脉在叶面微凹陷，叶背干后常有红褐色斑纹。花序顶生或生于侧枝之顶，花序轴及花梗密被短柔毛或无毛；花被片6～8片，黄绿色，形状及大小大致相同；雄花的雄蕊5枚或多至8枚；退化雌蕊顶端叉状浅裂；雌花很少有发育雄蕊，有心皮3或2个，间有4个，花柱斜向背弯。果紫红色，单个分果瓣径4～5mm，散生微凸起的油点，顶端有甚短的芒尖或无；种子长3.5～4.5mm。花期4～5月，果期8～9月或10月。

【分布】分布于北起东北南部，南至五岭北坡，东南至江苏、浙江沿海地带，西南至西藏东南部；台湾、海南及广东不产。见于平原至海拔较高的山地，在青海，见于海拔2500m的坡地，也有栽种。

【入药部位及采收加工】果实：花椒。8～10月果实成熟后，剪取果枝，晒干，除净枝叶杂质，分出种子，取用果皮。

【中药名称】花椒、椒目。

（一）花椒 Huajiao
《神农本草经》

【别名】大椒、秦椒、蜀椒、南椒、巴椒、蓎藙、汗椒、汉椒、川椒、点椒。

【来源】本品为芸香科植物青椒 *Zanthoxylum schinifolium* Sieb. et Zucc. 或花椒 *Zanthoxylum bungeanum* Maxim. 的干燥成熟果皮。秋季采收成熟果实，晒干，除去种子和杂质。

【性状】花椒略呈球形，裂开为两瓣状。外表灰绿色至暗绿色，散有多数油点及细密网状隆起的皱纹，内表面类白色。气香，味甜而辛（青椒）。或外表紫红色至棕红色，散有多数疣状突起的油点，内表面淡黄色，气香，味麻辣（花椒）。炒花椒颜色加深，具油亮光泽，香气更浓。

【炮制方法】1. 花椒：除去杂质。

2. 炒花椒：取净花椒，照清炒法炒至有香气。

【性味与归经】辛，温。归脾、胃、肾经。

【功能与主治】温中止痛，杀虫止痒。用于脘腹冷痛，呕吐泄泻，虫积腹痛；外治湿疹，阴痒。

【用法与用量】3～6g。外用适量，煎汤熏洗。

【使用注意】阴虚火旺者忌服，孕妇慎服。

【附方】① 治冷虫心痛：川椒四两。炒出汗，酒一碗淋之，服酒。（《寿域神方》）

② 治呃噫不止：川椒四两。炒研，面糊丸梧子大，每服十九，醋汤下。（《秘传经验方》）

③ 治夏伤湿冷，泄泻不止：川椒一两（去目并闭口者，慢火炒香熟为度），肉豆蔻（面裹，煨）半两。上为细末，粳米饭和丸黍米大。每服十粒，米饮下，无时。（《小儿卫生总微论方》川椒丸）

【现代研究】1. 化学成分研究：① 挥发油：花椒挥发油中主要含有柠檬烯、桉树脑、水芹烯、β-月桂烯、α-蒎烯、桧萜、松油烯、桧烯、罗勒烯、侧柏烯、丁香烯、4-萜品醇、芳樟醇乙酸酯、芳樟醇、松油醇、沉香醇、胡椒酮和薄荷酮等，另外，还有醛类、环氧化合物、酯类和芳烃类化合物。

② 黄酮及其苷类：芦丁、金丝桃苷、槲皮素、橙皮苷。

③ 苯丙素类：绿原酸、芝麻素、7-甲氧基香豆素（赫尼亚林）、桉脂素。

2. 药理作用研究：① 对实验性胃溃疡的影响：花椒水提物有显著的抗小鼠水浸应激性溃疡形成作用，而醚提物仅有抑制倾向。花椒水提物10g/kg显著抑制吲哚美辛加乙醇引起的小鼠溃疡形成，花椒醚提物3g/kg显著抑制大鼠盐酸性溃疡形成（$P<0.01$）。花椒水

提物 5g/kg 可明显抑制大鼠结扎幽门性溃疡的形成。

② 抗菌杀虫作用：花椒对炭疽杆菌、溶血性链球菌、白喉杆菌、肺炎双球菌、金黄色葡萄球菌、柠檬色及白色葡萄球菌、枯草杆菌等 10 种革兰氏阳性菌，以及大肠埃希菌、宋氏痢疾杆菌、霍乱弧菌等肠内致病菌均有明显的抑制作用。

③ 对心血管系统的作用：花椒挥发油具有抗动脉粥样硬化形成的作用；这种作用与它降低血清过氧化脂质水平、抗脂质过氧化损伤有关。

④ 对神经系统的作用：花椒有较强的麻醉作用，其水溶性生物碱有横纹肌松弛作用。

⑤ 平喘作用：花椒挥发油对乙酰胆碱（Ach）、组胺（His）所致的气管平滑肌收缩反应有明显抑制作用，提示花椒挥发油有平喘作用，而且对 His 所致的气管收缩作用强于 Ach，表明其可能对过敏性哮喘有较好的抑制作用。

⑥ 抗癌作用：高浓度的花椒挥发油具有杀灭 Caski 肿瘤细胞的作用，低浓度的花椒挥发油具有诱导肿瘤细胞凋亡的作用。

⑦ 抗衰老作用：从花椒中提取出的总多酚类化合物有较强的还原能力，能够抑制脂质体过氧化，花椒中的 2 种挥发油抗自由基活性强于抗氧化活性。

⑧ 毒性：花椒有一定的毒性，花椒中所含的牻牛儿醇有一定的呼吸麻痹作用，牻牛儿醇对大鼠口服的 LD_{50} 为 4.8g/kg，兔静注牻牛儿醇 50mg/kg 可导致死亡。

3. 临床研究：花椒中的 *α*- 山椒素具有表面麻醉作用，是一种安全有效，使用方便的植物灭疥药物。

【参考文献】

[1] 席少阳，郭延秀，马晓辉，等 . 花椒化学成分及药理作用的研究进展 [J]. 华西药学杂志，2021，36（6）：717-722.

[2] 张明发，沈雅琴，朱自平，等 . 花椒“温中止痛”药理研究 [J]. 中国中药杂志，1991，16（8）：494-497.

[3] 朱雪，王亮 . 花椒药理作用研究进展 [J]. 社区医学杂志，2010，8（7）：43-45.

[4] 程波，朱润衡，罗俊 . 花椒治疗疥疮的实验及临床研究 [J]. 贵阳医学院学报，1992，17（4）：255-258.

（二）椒目 Jiaomu
《神农本草经》

【别名】川椒目。

【来源】芸香科植物青椒 *Zanthoxylum schinifolium* Sieb. et Zucc. 或花椒 *Zanthoxylum bungeanum* Maxim. 的种子。秋季果实成熟时采收，待果实干燥后，将种子分离出来，即为椒目。

【性状】呈卵圆形或类球形，直径约 3～5mm，表面黑色，有光泽。种皮坚硬，种仁黄白色，油性。气微香，味微麻。

【炮制方法】除去杂质，洗净，干燥。

【性味与归经】苦，寒。归脾、膀胱经。

【功能与主治】利水消肿，祛痰平喘。用于水肿胀满，痰饮喘逆。

【用法与用量】一般煎服，常用量为 3～10g，也可入丸、散。

【使用注意】阴虚火旺者忌服。

【附方】① 治水气肿满：椒目（炒）一两，苍术（炒）二两。上为末，醋糊丸，如梧桐子大。每服二十丸，食前桑白皮汤送下。（《普济方》椒目丸）

② 治喘：椒目研末，米汤调服一钱。（《濒湖集简方》）

【现代研究】1. 化学成分：主要有脂肪酸、甾醇等。

2. 药理作用：具有利尿、平喘等作用。

3. 临床常用于治疗水肿、哮喘等病症。

二十四、槐

Sophora japonica L.

【别名】槐树、守宫槐、槐花木、槐花树、豆槐、金药树。

【形态】乔木，高可达25m；树皮灰褐色，具纵裂纹。当年生枝绿色，无毛。羽状复叶长达25cm；叶轴初被疏柔毛，旋即脱净；叶柄基部膨大，包裹着芽；托叶形状多变，有时呈卵形，叶状，有时线形或钻状，早落；小叶4～7对，对生或近互生，纸质，卵状披针形或卵状长圆形，长2.5～6cm，宽1.5～3cm，先端渐尖，具小尖头，基部宽楔形或近圆形，稍偏斜，下面灰白色，初被疏短柔毛，旋变无毛；小托叶2枚，钻状。圆锥花序顶生，常呈金字塔形，长达30cm；花梗比花萼短；小苞片2枚，形似小托叶；花萼浅钟状，长约4mm，萼齿5，近等大，圆形或钝三角形，被灰白色短柔毛，萼管近无毛；花冠白色或淡黄色，旗瓣近圆形，长和宽约11mm，具短柄，有紫色脉纹，先端微缺，基部浅心形，翼瓣卵状长圆形，长10mm，宽4mm，先端浑圆，基部斜戟形，无皱褶，龙骨瓣阔卵状长圆形，与翼瓣等长，宽达6mm；雄蕊近分离，宿存；子房近无毛。荚果串珠状，长2.5～5cm或稍长，径约10mm，种子间缢缩不明显，种子排列较紧密，具肉质果皮，成熟后不开裂，具种子1～6粒；种子卵球形，淡黄绿色，干后黑褐色。花期7～8月，果期8～10月。

【分布】现南北各省区广泛栽培，华北和黄土高原地区尤为多见。

【入药部位及采收加工】根、嫩枝、叶、花、果实、树脂均可入药。夏季花开放或花蕾形成时采收，及时干燥，除去枝、梗及杂质。干燥成熟果实，冬季采收，除去杂质。

【中药名称】槐花、槐角。

（一）槐花 Huaihua

《本草图经》

【别名】槐蕊、槐米。

【来源】豆科植物槐 *Sophora japonica* L. 的干燥花及花蕾。

【性状】槐花：皱缩而卷曲，花瓣多散落。完整者花萼钟状，黄绿色，先端5浅裂；花瓣5，黄色或黄白色，1片较大，近圆形，先端微凹，其余4片长圆形。雄蕊10，其中9个基部连合，花丝细长。雌蕊圆柱形，弯曲。体轻。气微，味微苦。

槐米：呈卵形或椭圆形，长2～6mm，直径约2mm。花萼下部有数条纵纹。萼的上方为黄白色未开放的花瓣。花梗细小。体轻，手捻即碎。气微，味微苦涩。

【炮制方法】取槐米、槐花，拣净杂质及细梗，筛去尘土。若取其止血力强，则炒炭。

【性味与归经】苦，微寒。归肝、大肠经。

【功能与主治】凉血止血，清肝泻火。用于便血，痔血，血痢，崩漏，吐血，衄血，肝热目赤，头痛眩晕。

【用法与用量】5～10g。

【使用注意】脾胃虚寒者慎服。

【附方】① 治血淋：槐花烧过，去火毒，杵为末。每服一钱，水酒送下。（《滇南本草》）

② 治吐血不止：槐花不拘多少。火烧存性，研细，入麝香少许。每服三钱匕，温糯米饮调下。（《圣济总录》）

③ 治赤白痢疾：槐花（微炒）三钱，白芍药（炒）二钱，枳壳（麸炒）一钱，甘草五分。水煎服。（《本草汇言》）

【现代研究】**1. 化学成分研究**：甾醇、皂苷、黄酮等，槐花与槐米化学成分基本相同，除含有黄酮化合物外，还有槲皮素、芦丁、槐花米甲素、异鼠李素、山柰酚、染料木素、山柰酚-3-芸香糖苷、异鼠李素-3-芸香糖苷、槐花皂苷Ⅰ、大豆皂苷Ⅰ、赤豆皂苷Ⅰ、槐花皂苷Ⅱ、大豆皂苷Ⅱ、赤豆皂苷Ⅱ、槐花皂苷Ⅲ、赤豆皂苷Ⅴ等。除三萜皂苷外，还含有醇类物质，如槐花米丙素、白桦脂醇、槐花米乙素及槐花二醇等。

2. 药理作用研究：芦丁是中药槐米中的重要化学成分，其主要发挥抗氧化作用，在入药后可起到抗炎、抗病毒、抗氧化等积极功效，还可有效抑制醛糖还原酶的作用。除芦丁外，经研究，中药槐米中还含有槲皮素，其可与机体内脂质进行反应，抑制自由基氧化，达到防止乳腺癌、大肠癌、前列腺癌、肝癌、白血病、脑胶质瘤等瘤体持续增长的目的，凸显槐米成分中槲皮素抗癌、防癌的药理作用。

3. 临床研究：① 治疗痔疮及其并发症：自拟柴葛槐花汤内服、坐浴治疗痔疮方法简便，且免除了患者手术之苦。在治疗痔疮出血方面，槐花超微饮片联合止血汤及槐花茶饮联合复方角菜酸酯栓治疗此症疗效明显。

② 治疗银屑病及银屑病关节炎：清热凉血汤联合光量子血氧疗法治疗寻常型银屑病具有显著疗效。通过对银屑病关节炎患者的观察发现，中药地榆槐花汤联合甲氨蝶呤治疗银屑病关节炎疗效显著，不良反应较少，值得进一步研究。

③ 舒张血管：通过实验检测芦丁对去氧肾上腺素预收缩的胸主动脉环张力的影响，发现芦丁可能通过NO-鸟苷酸环化酶途径产生内皮依赖性的血管舒张作用。

④ 治疗过敏性紫癜及脓血便：自拟中药槐花祛紫汤治疗小儿过敏性紫癜，可缩短病程，减少复发，疗效明显。地榆、槐花中药热敷可减轻肠癌患者脓血便症状，有效提高患者的生存质量，具有临床应用价值。

【参考文献】

[1] 管怡晴，陈凯，田元新，等.基于网络药理学分析黄芩-槐花药对治疗高血压的作用机制[J].医药导报，2021，6（40）：715-722.

[2] 王昆，杨文婧，张丽华.研究分析中药槐米的化学成分、炮制研究以及药理作用[J].现代养生，2018（6）：164-165.

[3] 贾佼佼，苗明三.槐花的化学、药理及临床应用[J].中医学报，2014，29（5）：716-717.

（二）槐角 Huaijiao
《神农本草经》

【别名】 槐实、槐子、槐豆、槐连灯、九连灯、天豆、槐连豆。

【来源】 本品为豆科植物槐 *Sophora japonica* L. 的干燥成熟果实。

【性状】 呈连珠状，长1～6cm，直径0.6～1cm。表面黄绿色或黄褐色，皱缩而粗糙，背缝线一侧呈黄色。质柔润，干燥皱缩，易在收缩处折断，断面黄绿色，有黏性。种子1～6粒，肾形，长约8mm，表面光滑，棕黑色，一侧有灰白色圆形种脐；质坚硬，子叶2，黄绿色。果肉气微，味苦，种子嚼之有豆腥气。

【炮制方法】1. 槐角：除去杂质。

2. 蜜槐角：取净槐角，照蜜炙法炒至外皮光亮、不粘手。每100kg槐角，用炼蜜5kg。

【性味与归经】 苦，寒。归肝、大肠经。

【功能与主治】 清热泻火，凉血止血。用于肠热便血，痔肿出血，肝热头痛，眩晕目赤。

【用法与用量】 6～9g。

【使用注意】 脾胃虚寒及孕妇忌服。

【附方】 ① 治赤痢毒血：槐角子四两，白芍药二两，木香五钱。共为末。每早服二钱，白汤调下。（《本草汇言》）

② 治吐血、咯血、呕血、唾血，或鼻衄、齿衄、舌衄、耳衄：槐角子八两，麦门冬五两。用净水五十大碗，煎汁十五碗，慢火熬膏。每早午晚各服三大匙，白汤下。（《本草汇言》）

【现代研究】1. 化学成分研究：槐角含有多种化学成分，主要包括黄酮类、三萜类、磷脂类等化合物。

2. 药理作用研究：槐角具有抗癌、抗肿瘤、放射保护、抗骨质疏松、抗生育、抗哮喘、抗氧化、抗衰老、止血抗炎、降血脂、降血压等作用。

3. 临床研究：槐角在临床上主要用于治疗痔疮出血、鼻出血、牙龈出血等出血性疾病。

【参考文献】

[1] 徐兴楠，笔雪艳，宁夏，等. 中药槐角有效成分、药理作用及炮制历史研究进展[J]. 亚太传统医药，2021，17（11）：206-212.

二十五、胡桃
Juglans regia L.

【别名】核桃。

【形态】乔木，高20～25m；树干较别的种类矮，树冠广阔；树皮幼时灰绿色，老时则灰白色而纵向浅裂；小枝无毛，具光泽，被盾状着生的腺体，灰绿色，后来带褐色。奇数羽状复叶长25～30cm，叶柄及叶轴幼时被有极短腺毛及腺体；小叶通常5～9枚，稀3枚，椭圆状卵形至长椭圆形，长6～15cm，宽3～6cm，顶端钝圆或急尖、短渐尖，基部歪斜、近于圆形，边缘全缘或在幼树上者具稀疏细锯齿，上面深绿色，无毛，下面淡绿色，侧脉11～15对，腋内具簇生短柔毛，侧生小叶具极短的小叶柄或近无柄，生于下端者较小，顶生小叶常具长3～6cm的小叶柄。雄性柔荑花序下垂，长5～10cm，稀达15cm。雄花的苞片、小苞片及花被片均被腺毛；雄蕊6～30枚，花药黄色，无毛。雌性穗状花序通常具1～3（～4）雌花。雌花的总苞被极短腺毛，柱头浅绿色。果序短，俯垂，具1～3果实；果实近球状，直径4～6cm，无毛；果核稍具皱曲，有2条纵棱，顶端具短尖头；隔膜较薄，内里无空隙；内果皮壁内具不规则的空隙或无空隙而仅具皱曲。

【分布】分布于华北、西北、西南、华中、华南和华东。生于海拔400～1800m之山坡及丘陵地带，我国平原及丘陵地区常见栽培，喜肥沃湿润的沙质壤土，常见于山区河谷两旁土层深厚的地方。

【入药部位及采收加工】1. 种仁：秋季果实成熟时采收，除去肉质果皮，晒干，再除去核壳及木质隔膜。

2. 分心木：秋、冬季采收成熟核果，击开核壳，采取核仁时，收集果核内的木质隔膜，晒干。

【中药名称】核桃仁、胡桃分心木。

核桃仁 Hetaoren
《本草纲目》

【别名】胡桃仁、胡桃肉。

【来源】本品为胡桃科植物胡桃 *Juglans regia* L. 的干燥成熟种子。

【性状】完整种子类球形，由两片呈脑状的子叶构成，直径2～3cm，凹凸不平，种皮淡黄色或黄褐色，膜状，维管束脉纹深棕色。子叶类白色。质脆，富油性。气微，味甘；种皮味涩、微苦。

【炮制方法】1. 胡桃仁：除去杂质。

2. 胡桃霜：取净胡桃仁，照制霜法制霜。

【性味与归经】甘，温。归肾、肺、大肠经。

【功能与主治】补肾，温肺，润肠。用于肾阳不足，腰膝酸软，阳痿遗精，虚寒喘嗽，肠燥便秘。

【用法与用量】6～9g。

【使用注意】痰火积热，阴虚火旺，以及大便溏泄者忌服。

【附方】① 治湿伤于内外，阳气衰绝，虚寒喘嗽，腰脚疼痛：胡桃肉二十两（捣烂），补骨脂十两（酒蒸）。研末，蜜调如饴服。（《续传信方》）

② 治久嗽不止：核桃仁五十个（煮熟，去皮），人参五两，杏仁三百五十个（麸炒，汤浸去皮）。研匀，入炼蜜，丸梧子大。每空心细嚼一丸，人参汤下，临卧再服。（《本草纲目》）

③ 治产后气喘：胡桃仁（不必去皮）、人参各等份。上细切，每服五钱，水二盏，煎七分，频频呷服。（《普济方》）

【现代研究】**1. 化学成分研究：**胡桃仁含脂肪油，主成分为亚油酸、油酸、亚麻酸的甘油酯；另含蛋白质、碳水化合物、维生素E等。

2. 药理作用研究：降血糖作用。在日常饮食中增添一定量的胡桃仁，能够降低血浆总胆固醇以及低密度脂蛋白含量，增加空腹血糖浓度，但对体重、血脂和胰岛素敏感性不会产生显著影响。

【参考文献】

[1] 王双，黄胜阳. 胡桃化学成分及降血糖作用研究进展 [J]. 智慧健康，2017，3（6）：27-29.

二十六、棕榈

Trachycarpus fortunei（Hook.f.）H. Wendl.

【别名】棕树、栟榈。

【形态】常绿乔木，高可达15m。杆圆柱形，不分枝。叶簇生于杆顶，圆扇形，革质，长约70cm，有皱褶，开展时掌状，深裂至叶片的中部以上，裂片具主脉，先端2尖裂，两面均光滑无毛；叶柄长可达1m以上，质坚硬，上面平坦，下面凸起呈菱形，或有时两面凸起，两侧边缘具刺，柄基部有抱茎的叶鞘，分裂为棕褐色纤维状毛（即棕衣），叶鞘脱落后，在杆上留下呈环状痕迹的节。肉穗状花序短，自叶丛中抽出，下部有多数大型鞘状苞；花小，多数，淡黄色，单性，雌雄异株；花被6片，卵形，排列成2轮，外轮小于内轮，镊合状；雄蕊6，花药背着生，花丝极短；子房上位，雌蕊3，基部合生，1室，胚珠1。核果球形或近肾形，直径7～9mm，具短柄，常有宿存的花被片。种子1，扁球形或肾形，暗灰色或淡黑色。花期4～5月。果期11～12月。

【分布】分布于河南、安徽、江苏、浙江、福建、台湾、广东、广西、江西、湖南、湖北、贵州、云南、甘肃等地。栽培于村边、溪边、田边、丘陵地或山地。

【入药部位及采收加工】**叶鞘纤维：**一般多于9～10月间采收其剥下的纤维状鞘片，除去残皮，晒干。棕榈炭：取净棕榈皮，置锅内，覆盖一口径稍小的锅，锅上粘贴白纸一张，于两锅接合处用黄泥严封，微火煅至白纸呈焦黄色停火，候冷取出。

【中药名称】棕榈皮、棕榈炭。

（一）棕榈皮 Zonglüpi
《日华子本草》

【别名】栟榈木皮、棕毛、棕树皮毛、棕皮。

【来源】为棕榈科植物棕榈 Trachycarpus fortunei（Hook. f.）H. Wendl. 的叶鞘纤维。

【性状】为粗长的纤维，呈束状或片状，长20～40cm，大小不等。色棕褐，质韧，不易撕断。气无，味淡。以无粗皮、杂质及陈久者为佳。

【炮制方法】一般多于9～10月间采收期剥下的纤维状鞘片，除去残皮，晒干。

【性味与归经】味苦，涩，性平。归肝、脾、大肠经。

【功能与主治】收涩止血。治吐血，衄血，便血，血淋，尿血，下痢，血崩，带下，金疮，疥癣。

【用法与用量】内服：煎汤，10～15g。外用：适量，研末，外敷。

【使用注意】出血诸证瘀滞未尽者不宜独用。

【附方】治高血压：鲜棕榈皮18g，鲜向日葵花盘60g。水煎服，每日1剂。（《江西草药》）

【现代研究】**1. 化学成分研究**：含有鞣质、酚类、黄酮类、有机酸类及蒽醌类等化合物。

2. 药理作用研究：棕榈叶鞘纤维止血作用好，陈久者为良，煅炭后入药为宜。本品含大量纤维素及鞣质。其醇提取物能收缩子宫，并有一定的凝血作用。

【参考文献】

[1] 叶定江，沈海葆，丁安伟，等. 棕榈不同药用部位及煅炭后止血作用的比较 [J]. 中药通报，1983，8（2）：25-28.

（二）棕榈炭 Zonglütan《本草拾遗》

【别名】陈棕炭。

【来源】本品为棕榈科植物棕榈 Trachycarpus fortunei（Hook. f.）H. Wendl. 的基部纤维状茎干炭化而成。

【性状】本品呈不规则块状，大小不一。表面黑褐色至黑色，有光泽，有纵直条纹；触之有黑色炭粉。内部焦黄色，纤维性。略具焦香气，味苦涩。

【炮制方法】取净棕榈皮，置锅内，覆盖一口径稍小的锅，锅上粘贴白纸一张，两锅接合处用黄泥严封，微火煅至白纸呈焦黄色停火，候冷取出。

【性味与归经】苦，涩，平。入肺、肝、大肠经。

【功能与主治】收敛止血。用于吐血，衄血，尿血，便血，崩漏。

【用法与用量】煎服，3～10g；研末服1～1.5g。

【附方】① 棕灰散治妊娠胎动，下血不止，脐腹疼痛：棕榈皮（烧灰）、原蚕沙各30g，阿胶1g。为散，每服6g，温酒调下，不拘时候。（《圣济总录》）

② 棕榈散治妇人崩中，下血数升，气欲绝：棕榈（烧灰）90g，紫参30g，麝香（细研）3g，伏龙肝（细研）60g。上药捣细罗为散，入麝香研令匀，不计时候，以热酒调下6g。（《太平圣惠方》）

③ 棕毛散治赤白带下，崩漏，胎气久冷，脐腹疼痛：棕毛（烧存性）、蒲黄（炒）各等份。每服9g，好酒下，空心食前服，日进2服。（《普济本事方》）

④ 治妇人崩中，下血数升，气欲绝：棕榈三两（烧灰），紫参一两，麝香一钱（细研），伏龙肝二两（细研）。上药捣细罗为散，入麝香研令匀，不计时候，以热酒调二钱。（《太平圣惠方》棕榈散）

⑤ 治血崩：棕榈皮（烧存性，细研如粉）一钱，牡蛎（火煅，研如粉）五分。入麝香少许，拌令匀，空心米饮调下。（《百一选方》）

【现代研究】**1. 化学成分研究**：主要含黄酮及苷类成分，如木犀草素-7-*O*-葡萄糖苷、木犀草素-7-*O*-芸香糖苷、金圣草黄素-7-*O*-芸香糖苷、芹黄素-7-*O*-芸香糖苷、特罗莫那醇-9-葡萄糖苷等，还含有原儿茶醛、原儿茶酸等。

2. 药理作用研究：对棕榈及其炮制品的血小板聚集、血液黏度、凝血时间和复钙等药理实验进行比较，结果表明药理作用变化与制炭方法及其成品存性程度有密切关系，依次为烫棕炭＞炒棕炭＞生棕榈＞焖煅棕炭。其中烫制品和炒制品均比生品作用强，焖煅品不如生品好，砂烫棕炭的炮制方法最佳。经十地区市售棕榈炭饮片凝血实验比较，棕炭饮片性状不同，凝血作用有明显差异，炒棕炭比煅棕炭凝血时间短，成品存性程度越大，凝血效果越好。

【参考文献】

[1] 任遵华，王琦，韩长强，等 . 棕榈及其制炭品的药理作用比较 [J]. 时珍国药研究，1992，3（1）：7.

[2] 韩长强，王琦，任遵华，等 . 十地区棕榈炭质量比较 [J]. 中成药，1991，13（11）：19.

二十七、诃子

Terminalia chebula Retz.

【别名】诃黎勒、诃黎、随风子。

【形态】乔木，高可达 30m，径达 1m，树皮灰黑色至灰色，粗裂而厚，枝无毛，皮孔细长，明显，白色或淡黄色；幼枝黄褐色，被绒毛。叶互生或近对生，叶片卵形或椭圆形至长椭圆形，长 7～14cm，宽 4.5～8.5cm，先端短尖，基部钝圆或楔形，偏斜，边全缘或微波状，两面无毛，密被细瘤点，侧脉 6～10 对；叶柄粗壮，长 1.8～2.3cm，稀达 3cm，距顶端 1～5mm 处有 2（～4）腺体。穗状花序腋生或顶生，有时又组成圆锥花序，长 5.5～10cm；花多数，两性，长约 8mm；花萼杯状，淡绿而带黄色，干时变淡黄色，长约 3.5mm，5 齿裂，长约 1mm，三角形，先端短尖，外面无毛，内面被黄棕色的柔毛；雄蕊 10 枚，高出花萼；花药小，椭圆形；子房圆柱形，长约 1mm，被毛，干时变黑褐色；花柱长而粗，锥尖；胚珠 2 颗，长椭圆形。核果，坚硬，卵形或椭圆形，长 2.4～4.5cm，径 1.9～2.3cm，粗糙，青色，无毛，成熟时变黑褐色，通常有 5 条钝棱。花期 5 月，果期 7～9 月。

【分布】分布于云南西部和西南部。广东、广西（南宁）有栽培。

【入药部位及采收加工】果实：干燥成熟果实。秋、冬二季果实成熟时采收，除去杂质，晒干。用时打碎。

【中药名称】诃子。

诃子 Hezi
《本草纲目》

【别名】诃黎勒、诃子肉。

【来源】本品为使君子科植物诃子 *Terminalia chebula* Retz. 或绒毛诃子 *Terminalia chebula* Retz.var.*tomentella* Kurt. 的干燥成熟果实。

【性状】本品为长圆形或卵圆形，长 2～4cm，直径 2～2.5cm。表面黄棕色或暗棕色，略具光泽，有 5～6 条纵棱线和不规则的皱纹，基部有圆形果梗痕。质坚实。果肉厚 0.2～0.4cm，黄棕色或黄褐色。果核长 1.5～2.5cm，直径 1～1.5cm，浅黄色，粗糙，坚硬。种子狭长纺锤形，长约 1cm，直径 0.2～0.4cm，种皮黄棕色，子叶 2，白色，相互重叠卷旋。气微，味酸涩后甜。

【炮制方法】1. 诃子：除去杂质，洗净，干燥。

2. 炒诃子：取净诃子，照清炒法炒至表面深黄色。

【性味与归经】苦、酸、涩，平。归肺、大肠经。

【功能与主治】涩肠止泻，敛肺止咳，降火利咽。用于久泻久痢，便血脱肛，肺虚喘咳，久嗽不止，咽痛音哑。

【用法与用量】3～10g。

【使用注意】凡外有表邪、内有湿热积滞者忌服。

【附方】① 治久咳语声不出：诃子（去核）一两，杏仁（泡，去皮、尖）一两，通草二钱五分。上细切，每服四钱，水一盏，煨生姜切五片，煎至八分，去滓，食后温服。（《济生方》诃子饮）

② 治失音，不能言语者：诃子四个（半炮半生），桔梗一两（半炙半生），甘草二两（半炙半生）。上为细末，每服二钱，用童子小便一盏，同水一盏，煎至五七沸，温服。（《宣明论方》诃子汤）

③ 治老人久泻不止：诃黎勒三分（煨，用皮），白矾一两（烧灰）。上药捣细罗为散，每服不计时候，以粥饮调下二钱。（《太平圣惠方》诃黎勒散）

【现代研究】1. 化学成分研究：诃子中含有脂肪族化合物、酚酸类、鞣质类、三萜类、黄酮类和挥发油等，目前已分离得到几十种酚酸类及鞣质类化合物。酚酸类成分包括奎宁酸、诃子次酸、没食子酸甲酯、莽草酸等。鞣质成分包括诃子酸、诃黎勒酸、原诃子酸、诃子素、诃子鞣质、1,3,6-三没食子酰葡萄糖等。诃子中的三萜类成分主要是五环三萜，包括阿江榄仁素、马斯里酸、诃子醇、2*α*-羟基乌苏酸等。黄酮类包括芦丁、槲皮素、槲皮素-3-*O*-鼠李糖苷等。其他成分有番泻苷、胡萝卜苷、阿拉伯糖、葡萄糖、谷氨酸、赖氨酸、油酸、亚油酸、多酚氧化酶、过氧化物酶和鞣酸酶等。

2. 药理作用研究：现代药理学研究表明，诃子提取物具有抗菌、抗氧化、抗炎、杀灭或抑制恶性肿瘤细胞、促进血管新生以及保护脑和肝脏等作用。诃子还可以用于制乌头以减毒。

3. 临床研究：在医学实践中，诃子作为中草药在肝病的治疗中发挥着重要作用。研究显示，诃子的主要作用是体外抗氧化、清除自由基、抗炎、降血糖和作为强心治疗药物等，也因其具有多重作用，在民间广泛应用，治疗多种疾病。

【参考文献】

[1] 杨俊荣，孙芳云，李志宏，等. 诃子的化学成分研究 [J]. 天然产物研究与开发，2008，20：450-451.

[2] 李贤，苏秀兰. 诃子对肝脏保护作用的研究进展 [J]. 中国当代中药，2019，26（24）：22-25.

[3] 史瑞仙，董振宇，张东. 蒙药诃子药理作用研究 [J]. 中国民族医药杂志，2020，5（26）：33-35.

二十八、荔枝

Litchi chinensis Sonn.

【别名】丽枝、离枝、丹荔、荔支、荔果。

【形态】常绿乔木，高通常不超过 10m，有时可达 15m 或更高，树皮灰黑色；小枝圆柱状，褐红色，密生白色皮孔。叶连柄长 10～25cm 或过之；小叶 2 或 3 对，较少 4 对，薄革质或革质，披针形或卵状披针形，有时长椭圆状披针形，长 6～15cm，宽 2～4cm，顶端骤尖或尾状短渐尖，全缘，腹面深绿色，有光泽，背面粉绿色，两面无毛；侧脉常纤细，在腹面不很明显，在背面明显或稍凸起；小叶柄长 7～8mm。花序顶生，阔大，多分枝；花梗纤细，长 2～4mm，有时粗而短；萼被金黄色短绒毛；雄蕊 6～7，花丝长约 4mm；子房密被小瘤体和硬毛。果卵圆形至近球形，长

2～3.5cm，成熟时通常暗红色至鲜红色；种子全部被肉质假种皮包裹。花期春季，果期夏季。

【分布】分布于我国西南部、南部和东南部，广东和福建南部栽培最盛。

【入药部位及采收加工】种子：夏季采摘成熟果实，除去果皮和肉质假种皮，洗净，晒干。

【中药名称】荔枝肉、荔枝核。

（一）荔枝肉 Lizhirou
《本草纲目》

【别名】离枝肉、丹荔肉、丽枝肉。

【来源】本品为无患子科植物荔枝 *Litchi chinensis* Sonn. 的果肉。

【性状】果肉呈半透明凝脂状，柔软多汁，味甜，具香气。

【炮制方法】鲜用或干燥备用。

【性味与归经】甘、酸，温。归心、脾、肝经。

【功能与主治】养血健脾，行气消肿。用于病后体虚，津伤口渴，脾虚泄泻，呃逆，食少，瘰疬，疔肿，外伤出血。

【用法与用量】适量，鲜食或煎汤内服；外用捣敷。

【使用注意】阴虚火旺者慎服。

【附方】① 治呃逆不止：荔枝七个，连皮核烧存性，为末，白汤调下。（《医方摘要》）

② 治脾虚久泻：荔枝干果 7 个，大枣 5 个，水煎服。（《食物中药与便方》）

【现代研究】1. 化学成分研究：荔枝肉富含葡萄糖、蔗糖、蛋白质、脂肪、维生素 A、维生素 B、维生素 C、叶酸、精氨酸、色氨酸等各种营养素。

2. 药理作用研究：① 补充能量，增加营养。

② 促进微血管的血液循环，防止雀斑的发生，令皮肤更加光滑。

3. 临床研究：① 辅助治疗低血糖，适量食用荔枝肉。

② 辅助治疗贫血，荔枝肉与其他补血食材搭配食用。

（二）荔枝核 Lizhihe
《本草纲目》

【别名】荔仁、枝核、大荔核。

【来源】本品为无患子科植物荔枝 *Litchi chinensis* Sonn. 的干燥成熟种子。

【性状】本品呈长圆形或卵圆形，略扁，长 1.5～2.2cm，直径 1～1.5cm。表面棕红色或紫棕色，平滑，有光泽，略有凹陷及细波纹，一端有类圆形黄棕色的种脐，直径约 7mm。质硬。子叶 2，棕黄色。气微，味微甘、苦、涩。

【炮制方法】1. 荔枝核：夏季采摘成熟果实，除去果皮和肉质假种皮，洗净，干燥，用时捣碎。

2. 盐荔枝核：取净荔枝核，照盐水炙法捣碎后用盐水拌匀，闷润，待盐水被吸尽后，置炒制容器内，用文火加热，炒干，取出晾凉。炒干。

【性味与归经】甘、微苦，温。归肝、肾经。

【功能与主治】行气散结，祛寒止痛。用于寒疝腹痛，睾丸肿痛，胃脘痛，痛经，产后腹痛。

【用法与用量】5～10g。

【附方】① 治心腹胃脘久痛，屡触屡发者：荔枝核一钱，木香八分。为末。每服一钱，清汤调服。（《景岳全书》荔香散）

② 治疝气疼痛：荔枝核、大茴香各等份。炒为末，每服一钱，温酒送下。（《孙天仁集效方》）

【现代研究】1. 化学成分研究：① 皂苷：荔枝核中含有大量的皂苷类活性成分。

② 黄酮：荔枝核含有大量的黄酮类化学

成分，其中主要以色素类、黄烷酮类、黄酮醇类以及二氢黄酮醇类为主。

③ 有机酸：硬脂酸和 3- 羧基甘遂烷 -7，24- 二烯 -21- 酸。

④ 挥发性成分：荔枝核中主要含有酮类、醇类和烯类等成分。

⑤ 氨基酸：用氨基酸自动分析仪从荔枝核的两种提取液中共检测到 20 种游离氨基酸，包括 4 种未知氨基酸以及 6 种必需氨基酸。

⑥ 糖类：荔枝核中含有还原糖、淀粉及多糖成分。

⑦ 荔枝核中还存在一些多元醇、生物碱、甾体、香豆素以及脂肪酸类化合物。

2. 药理作用研究：① 降血糖：与剂量呈正相关，降糖作用显著。

② 抗肿瘤：可抑制小鼠 S180 及 EAC 体内、外细胞的生长，促进肿瘤细胞凋亡，发挥抗肿瘤作用。具有抗肝癌效果。

③ 抗病毒：对单纯疱疹病毒 -1 型有直接杀伤和抗病毒生物合成的作用。

④ 抑制乳腺增生：有效对抗雌激素性乳腺增生病。

⑤ 抗肝损伤：研究表明荔枝核提取物改善 NASH 大鼠肝脏脂肪变性、炎症、坏死和肝损害，调节糖脂代谢，肝脏组织巨噬细胞移动抑制因子表达降低。

3. 临床研究：荔枝核不改善胰岛功能，而是提高机体外周组织对葡萄糖的利用率，从而产生降糖效果。

【参考文献】

[1] 宫凤秋，焦爽，胡力，等 . 荔枝不同部位的化学成分研究 [J]. 现代盐化工，2020，1：30-31.

[2] 陈剑梅，郭洁文，徐峰 . 荔枝核活性成分提取及药理作用的研究进展 [J]. 今日药学，2011，21（11）：710-712，720.

[3] 郑琳颖，韩超，潘竞锵 . 荔枝核的化学、药理和临床研究概况 [J]. 中医药学报，1998（5）：51-53.

二十九、橘

Citrus reticulata Blanco

【别名】橘、黄橘、橘子。

【形态】小乔木。分枝多，枝扩展或略下垂，刺较少。单身复叶，翼叶通常狭窄，或仅有痕迹，叶片披针形、椭圆形或阔卵形，大小变异较大，顶端常有凹口，中脉由基部至凹口附近呈叉状分枝，叶缘至少上半段通常有钝或圆裂齿，很少全缘。花单生或 2～3 朵簇生；花萼不规则 3～5 浅裂；花瓣通常长 1.5cm 以内；雄蕊 20～25 枚，花柱细长，柱头头状。果形种，通常扁圆形至近圆球形，果皮甚薄而光滑，或厚而粗糙，淡黄色、朱红色或深红色，甚易或稍易剥离，橘络甚多或较少，呈网状，易分离，通常柔嫩，中心柱大而常空，稀充实，瓢囊 7～14 瓣，稀较多，囊壁薄或略厚，柔嫩或颇韧，汁胞通常纺锤形，短而膨大，稀细长，果肉酸或甜，或有苦味，或另有特异气味；种子或多或少数，稀无籽，通常卵形，顶部狭尖，基部浑圆，子叶深绿、淡绿或间有近于乳白色，合点紫色，多胚，少有单胚。花期 4～5 月，果期 10～12 月。

【分布】分布于秦岭南坡以南、伏牛山南坡诸水系及大别山区南部，向东南至台湾，南至海南岛，西南至西藏东南部海拔较低地区。广泛栽培，很少半野生。偏北部地区栽种的都属橘类，以红橘和朱橘为主。

【入药部位及采收加工】1. 果皮：秋末冬初果实成熟时采收果皮，晒干或低温干燥。

2. 橘核：收集成熟果实的种子，洗净，干燥。用时捣碎。盐橘核：取净橘核，以盐水炙法炒干，用时捣碎。

3. 橘络： 收集剥下的果皮内的筋络，晒干。

【中药名称】 陈皮、青皮、橘核、橘叶、橘络。

（一）陈皮 Chenpi
《神农本草经》

【别名】 橘皮。

【来源】 芸香科植物橘 *Citrus reticulata* Blanco 及其栽培变种的干燥成熟果皮。

【性状】 常剥成数瓣，基部相连，有的呈不规则的片状，厚 1～4mm。外表面橙红色或红棕色，有细皱纹和凹下的点状油室；内表面浅黄白色，粗糙，附黄白色或黄棕色筋络状维管束。质稍硬而脆。气香，味辛、苦。

【炮制方法】1. 陈皮： 除去杂质，喷淋水，润透，切丝，干燥。

2. 炒陈皮： 取净陈皮丝，置炒制容器内，用文火加热，炒至颜色加深，有香气逸出时，取出晾凉。

【性味与归经】 苦、辛，温，归肺、脾经。

【功能与主治】 理气健脾，燥湿化痰。用于脘腹胀满，食少吐泻，咳嗽痰多。

【用法与用量】 3～10g。

【使用注意】 阴虚者，有口干舌燥、干咳、无痰等症状，慎用。气虚、有胃火者慎用。

【附方】 ① 治脾胃不调，冷气暴折，客乘于中，寒则气收聚，聚则壅遏不通，是以胀满，其脉弦迟：黄橘皮四两，白术二两。上为细末，酒糊和丸如桐子大，煎木香汤下三十丸，食前服。(《鸡峰普济方》宽中丸)

② 治胸痹，胸中气塞短气：橘皮一斤，枳实三两，生姜半斤。上三味，以水五升，煮取二升，分温再服。(《金匮要略》橘皮枳实生姜汤)

③ 治干呕哕，手足厥者：橘皮四两，生姜半斤。上二味，以水七升，煮取三升，温服一升。(《金匮要略》橘皮汤)

④ 治诸呃噫：陈皮二两，以水一升，煎五合，通口服。顷刻，再加枳壳一两，同煎服。(《济阳纲目》陈皮汤)

⑤ 治痰喘：橘红半斤、明矾二两半、甘草二两、大半夏五两，上为细末，每服二钱，用米汤调下，不拘时候。(《奇效良方》陈皮汤)

⑥ 治瘴疟：陈皮、半夏各等份为粗散，每服四钱，姜七片水煎，不拘时服。壮实人日三四服，虚弱人日二服。(《瘴疟指南》陈皮半夏汤)

【现代研究】1. 化学成分研究： 陈皮中富含人体所必需的营养成分，如肌醇、氨基酸、维生素B、维生素C、胡萝卜素、果胶、多糖、有机酸类等。青皮和陈皮中含有的有机酸类主要有羟基苯甲酸、没食子酸、丁香酸、水杨酸、香草醛酸、反式对羟基肉桂酸、阿魏酸、间香豆酸、咖啡酸、肉桂酸等。此外，青皮和陈皮中还含有钾、钠、钙、镁、铜、锌、铁、锶、锰、钼、硒等元素。

2. 药理作用研究： 陈皮具有广泛的生物活性。精油是重要的药效成分之一，有抗菌、抗炎、抗氧化、化痰、促消化和软化血管等作用。黄酮类物质是生物活性的主要成分，有促消化、抗氧化、清除自由基、抗菌、抗炎、抗肿瘤、降脂、降压、抗病毒等作用。辛弗林和 *N*- 甲基酪胺具有收缩血管、升高血压、扩张支气管、提高新陈代谢水平、促进胃肠动力等作用。

3. 临床研究： 治疗功能性消化不良。陈皮能提高多潘立酮与铝碳酸镁联合治疗功能性消化不良患者的胃痛隐隐、胃部饱胀不适等单个症状的疗效。

【参考文献】

[1] 刘龙婵，王星宇，李林楠，等.青皮与陈皮化

学成分及分析方法研究进展 [J]. 中国中药杂志，2022，47（11）：2866-2879.

[2] 李茎，郑鹏，黎攀，等 . 广陈皮药理作用与临床应用研究进展 [J]. 吉林中医药，2022，42（9）：1092-1095.

[3] 梅全喜，林慧，宋叶，等 . 广陈皮的药理作用与临床研究进展 [J]. 中国医院用药评价与分析，2019，19（8）：899-902.

（二）青皮 Qingpi
《神农本草经》

【别名】青橘皮，青柑皮。

【来源】芸香科植物橘 *Citrus reticulata* Blanco 及其栽培变种的干燥幼果或未成熟果实的果皮。5～6 月收集自落的幼果，晒干，习称“个青皮”；7～8 月采收未成熟的果实，在果皮上纵剖成四瓣至基部，除尽瓤瓣，晒干，习称“四花青皮”。

【性状】本品呈类圆形厚片或不规则丝状。表面灰绿色或黑绿色，密生多数油室，切面黄白色或淡黄棕色。质稍硬，易折断，断面边缘有油室 1～2 列。气香，味苦、辛。

【炮制方法】青皮除去杂质，洗净，闷润，切厚片或丝，晒干。

【性味与归经】味苦、辛，性温。归肝、胆、胃经。

【功能与主治】疏肝破气，消积化滞。主治胸胁胀痛，疝气疼痛，乳癖，乳痈，食积气滞，脘腹胀痛。

【用法与用量】3～10g。

【使用注意】气虚者慎服。

【附方】① 治疝气、小腹疼痛：青皮 5g、小茴香 2g、当归 2g、川芎 2g、胡芦巴 2g、花茶 3g。用 300mL 开水冲泡后饮用，冲饮至味淡。（《方脉正宗》青皮茴香茶）

② 治乳痈初起：青皮、穿山甲、白芷、甘草、贝母各 2.4g，上药为细末，温酒调服。（《疡科选粹》青皮散）

③ 治脘腹痞满胀痛，内有癥积：青皮 3g，莪术、三棱各 2.1g，陈皮、神曲各 1.5g，延胡索 1g，上药加生姜，水煎，温服。（《医学入门》青皮汤）

【现代研究】1. 化学成分研究：青皮含升压有效成分：左旋辛弗林乙酸盐、天冬氨酸、谷氨酸、脯氨酸、甘氨酸、丙氨酸、胱氨酸、缬氨酸、亮氨酸、异亮氨酸、苯丙氨酸、组氨酸、精氨酸、酪氨酸、柠檬烯、*β*- 月桂烯、*α*- 蒎烯、*β*- 蒎烯、*α*- 松油烯、*α*- 侧柏烯、香桧烯、辛醛、*α*- 水芹烯、对 - 聚伞花素、*α*- 罗勒烯、*γ*- 松油烯、异松油烯、芳樟醇、3,7- 二甲基 -7- 辛烯醛、4- 松油醇、*α*- 松油醇、癸醛、香茅醇、4- 叔丁基苯甲醇、紫苏醛、香荆芥酚、*α*- 金合欢烯，以及苯甲醇、橙花醇、橙花醛、辛酸、百里香酚、香茅醛、水化香桧烯、5,7,4′- 三甲氧基黄酮、5,7,8,3′,4′- 五甲氧基黄酮、5,7,8,4′- 四甲氧基黄酮、5- 羟基 -7,8,4′- 三甲氧基黄酮、5,4′- 二羟基 -7,8- 二甲氧基黄酮、甜橙素、5- 羟基 -6,7,3′,4′- 四甲氧基黄酮、5,6,7,8,3′,4′- 六甲氧基黄酮、川陈皮素、5- 羟基 -6,7,8,3′,4′- 五甲素基黄酮、5,7,4′- 三羟基 -6,8,3′- 三甲氧基黄酮、苏达齐黄酮、福橘素、5- 羟基 -6,7,8,4- 四甲氧基黄酮、黄姜味草酸、橙皮苷、新橙皮苷、米橘素、5-*O*- 去甲米橘素、*β*- 谷甾醇、柠檬苦素、阿魏酸。

2. 药理作用研究：① 对消化系统的作用：青皮能促进消化液分泌，有助于消化。它还能调节胃肠运动，对胃肠平滑肌有一定的兴奋和抑制双向调节作用。

② 利胆作用：青皮能显著增加胆汁流量，促进胆汁排泄，对胆囊收缩有促进作用，有助于预防和治疗胆结石等疾病。

③ 祛痰平喘作用：青皮中的有效成分具有祛痰和平喘的功效，可缓解呼吸道疾病引起的咳嗽、咳痰和喘息等症状。

④ 升压作用：青皮能兴奋心脏，升高血压，对低血压状态有一定的改善作用。

⑤ 抗休克作用：青皮能改善休克时的血

流动力学指标，增强机体对休克的耐受力。

⑥ 抗氧化作用：青皮中的某些成分具有抗氧化活性，能够清除自由基，减轻氧化应激对机体的损伤。

⑦ 抗炎作用：青皮对炎症反应有一定的抑制作用，可减轻炎症引起的组织损伤和疼痛。

⑧ 抗肿瘤作用：部分研究表明，青皮可能具有一定的抗肿瘤活性，但其具体机制尚需进一步深入研究。

3. 临床研究：① 治疗肝郁气滞证：青皮常用于肝郁气滞所致的胸胁胀痛、疝气疼痛等病症。临床常与柴胡、郁金等药物配伍使用，能有效缓解患者的症状。

② 消化功能障碍：对于消化不良、胃脘胀痛等情况，青皮可与山楂、神曲等配伍，增强胃肠蠕动，促进消化。

③ 乳腺增生：青皮在治疗乳腺增生方面有一定效果，常与其他疏肝理气、活血化瘀的中药配合使用，能减轻乳房胀痛，缩小肿块。

④ 胆囊炎、胆结石：青皮可与利胆排石的药物合用，有助于缓解胆囊炎引起的疼痛，促进胆结石的排出。

【参考文献】

[1] 刘龙婵，王星宇，李林楠，等. 青皮与陈皮化学成分及分析方法研究进展 [J]. 中国中药杂志，2022，47（11）：2866-2879.

（三）橘核 Juhe
《日华子本草》

【别名】橘子仁、橘子核、橘仁、橘米。

【来源】为芸香科植物橘 *Citrus reticulata* Blanco 及其栽培变种的干燥成熟种子。

【性状】略呈卵形，长 0.8～1.2cm，直径 0.4～0.6cm。表面淡黄白色或淡灰白色，光滑，一侧有种脊棱线，一端钝圆，另端渐尖成小柄状。外种皮薄而韧，内种皮菲薄，淡棕色，子叶 2，黄绿色，有油性。气微，味苦。

【炮制方法】1. 橘核：除去杂质，洗净，干燥。

2. 盐橘核：取净橘核，用盐水拌匀，闷润至盐水被吸尽后，置炒制容器内，用文火加热，炒至微黄色并有香气逸出时，取出晾凉。

【性味与归经】味苦，性平；归肝、肾经。

【功能与主治】理气，散结，止痛。用于疝气疼痛，睾丸肿痛，乳痈乳癖。

【用法与用量】3～9g。

【使用注意】体虚患者慎用。

【附方】① 治四种㿗病，卵核肿胀，偏有大小；或坚硬如石；或引脐腹绞痛，甚则阴囊肿胀；或成疮毒，轻则时出黄水，甚则成痈溃烂：橘核（炒）、海藻（洗）、昆布（洗）、海带（洗）、川楝子（取肉，炒）、桃仁（麸炒）各一两，厚朴（去皮，姜汁炒）、木通、枳实（麸炒）、延胡索（炒、去皮）、桂心（不见火）、木香（不见火）各五钱。为细末，酒糊为丸如梧桐子大，每服六十丸，空心盐汤，任酒下。虚寒者，加川乌一两；肾肿久不消，加硇砂二钱，醋煮旋入。（《普济方》橘核丸）

② 治疝气：橘核、川楝子、海藻、海带、昆布、桃仁各二两，延胡索、厚朴、枳实、木通、桂心、木香各五钱酒糊丸盐汤或酒下。（《医方论》橘核丸）

③ 治疝气：橘核、吴茱萸、木香、茴香、良姜、青皮、川楝子、干姜、官桂各等份，水煎服。（《医学启蒙》橘核汤）

④ 治小肠气痛坚硬：橘核为末，每服二钱，空心温酒或盐汤任下。（《仁术便览》橘核散）

【现代研究】1. 化学成分研究：橘核的化学成分主要有柠檬苦素类、脂肪酸类、蛋白质和矿物元素等。柠檬苦素类：柠檬苦素、柠檬酸、黄柏酮、诺米林。脂肪酸类：棕榈油酸、棕榈酸、十七烷酸、亚油酸、油酸、硬脂酸、花生四烯酸、花生酸。

2. 药理作用研究：① 抗肿瘤作用：橘核中柠檬苦素类化合物抗肿瘤活性显著。柠檬苦素、诺米林可激活肝脏及小肠黏膜上谷胱甘肽转移酶，作为解毒酶的诱导剂从而有效抑制苯并芘诱导的肿瘤。柠檬苦素在体内能显著抑制人乳腺癌细胞 MCF-7 的生长，且存在剂量效应关系；还可有效抑制人肝癌细胞株 SMMC-7721 细胞生长，且呈明显时效和量效关系；亦有研究表明其可能通过诱导半胱氨酸天冬氨酸蛋白酶 -7 活性的增加而预防雌激素敏感的乳腺癌。柠檬苦素、诺米林和柚皮苷具有促宫颈癌细胞 HeLa 凋亡的作用，且能明显抑制 HeLa 细胞增殖和迁移。

② 镇痛抗炎作用：通过小鼠耳郭肿胀模型和角叉菜胶致大鼠足肿胀模型动物实验，证实柠檬苦素类物质具有显著抗炎作用，而小鼠福尔马林实验和扭体实验则说明其具有镇痛作用。

③ 抗菌作用：柠檬苦素化合物对枯草芽孢杆菌和地衣芽孢杆菌的生长有一定抑制作用；橘核中柠檬苦素化合物可有效抑制落花生柄锈菌。

3. 临床研究：常用于治疗疝气、乳腺增生等病症。

【参考文献】

[1] 陈昕，王绿虹，孟江，等. 橘核的研究进展 [J]. 中国实验方剂学杂志，2021，27（6）：226-233.

（四）橘络 Juluo
《本草求原》

【别名】橘丝、橘筋、橘瓤上筋膜、橘瓤上丝。

【来源】本品为芸香科植物橘 *Citrus reticulata* Blanco 及其栽培变种的中果皮及内果皮之间的纤维束群。

【性状】呈疏松的纤维束状，多弯曲，长短不一，淡黄白色或灰白色，质轻而软，干燥后质脆易断。气微香，味微苦。

【炮制方法】拣去杂质，摘除橘蒂，用水喷润后切丝，干燥。

【性味与归经】甘、苦，平。入肝、肺经。

【功能与主治】通络，理气，化痰，治经络气滞，久咳胸痛，痰中带血，伤酒口渴。

【用法与用量】内服：煎汤，2.5～4.5g。

【附方】① 治肺燥引起的咳嗽：大梨 3 个、藕 1 支、荷梗 1 米、橘络 3g、甘草 2.4g、生姜 3 片、莲子心 10 根、玄参 6g。梨、藕及姜分别去皮捣汁，荷梗切碎，玄参切片，与橘络、甘草、莲子心一起，加水共煎 30min，待温，滤过药汁，与梨、藕、姜汁混合。（《保健药膳》生津和胃饮）

② 治咳嗽痰多：橘络、法半夏、茯苓各 6g，橘红 3g。水煎服。

【现代研究】化学成分研究：含有北美草素 -7- 甲醚、2,5- 二羟基 -1- 甲氧基吡酮、5- 羟基 -6,7,3′,4′- 四甲氧基黄酮、金合欢素、牡荆内酯、前牡荆内酯、白桦酸、熊果酸、对羟基苯甲醛、对羟基肉桂酸、香草醛、泡桐素、芝麻素、β- 谷甾醇。

【参考文献】

[1] 李飞，蒋磊，张黎娟，等. 橘络的化学成分研究 [C]// 中国药学会. 2013 年中国药学大会暨第十三届中国药师周论文集. 2013：1393-1401.

（五）橘叶 Juye
《本草纲目》

【别名】橘子叶。

【来源】芸香科植物橘 *Citrus reticulata* Blanco 及其栽培变种的叶子。

【性状】干燥叶多卷缩，平展后呈菱状长椭圆形或椭圆形，长 5～8cm，宽 2～4cm，表面灰绿色或黄绿色，光滑，对光可照见众多的透明小腺点。质厚，硬而脆，易碎裂。气香，味苦。

【炮制方法】随时可采，晒干或鲜用。

【性味与归经】甘、苦，平。归肝、肺经。

【功能与主治】疏肝行气，化痰散结。用于咳嗽痰多，胸胁作痛。

【用法与用量】内服：煎汤，6～15g，鲜品可用60～120g；或捣汁服。外用：适量，捣烂外敷。

【附方】① 治水肿：鲜橘叶一大握。煎甜酒服。（《贵阳市秘方验方》）

② 治气痛、气胀：橘叶捣烂，炒热外包，或煎服。（《重庆草药》）

③ 治疝气：橘子叶十个，荔枝核五个。水煎服。（《滇南本草》）

④ 杀蛔虫，蛲虫：鲜橘叶四两熬水服。（《重庆草药》）

【现代研究】1. 化学成分研究：川陈皮素、5-去甲基川陈皮素、橘红素、β-香树脂醇、羽扇豆醇、植醇、豆甾-5,22-二烯-3β-醇、β-谷甾醇、对羟基苯甲醛、香草醛。

2. 临床研究：多用于治疗慢性气管炎、冠心病等。

【参考文献】

[1] 董发武，段玲慧，饶高雄，等．橘叶化学成分的分离鉴定[J]. 中国实验方剂学杂志，2018，24（21）：46-50.

三十、降香黄檀

Dalbergia odorifera T. C. Chen

【别名】降香檀、花梨母。

【形态】乔木，高10～15m；除幼嫩部分、花序及子房略被短柔毛外，全株无毛；树皮褐色或淡褐色，粗糙，有纵裂槽纹。小枝有小而密集皮孔。羽状复叶，复叶长12～25cm；叶柄长1.5～3cm；托叶早落；小叶（3～）4～5（～6）对，近革质，卵形或椭圆形，长（2.5）4～7（～9）cm，宽2～3.5cm，复叶顶端的1枚小叶最大，往下渐小，基部1对长仅为顶小叶的1/3，先端渐尖或急尖，钝头，基部圆或阔楔形；小叶柄长3～5mm。圆锥花序腋生，长8～10cm，径6～7cm，分枝呈伞房花序状；总花梗长3～5cm；基生小苞片近三角形，长0.5mm，副萼状小苞片阔卵形，长约1mm；花长约5mm，初时密集于花序分枝顶端，后渐疏离；花梗长约1mm；花萼长约2mm，下方1枚萼齿较长，披针形，其余的阔卵形，急尖；花冠乳白色或淡黄色，各瓣近等长，均具长约1mm瓣柄，旗瓣倒心形，连柄长约5mm，上部宽约3mm，先端截平，微凹缺，翼瓣长圆形，龙骨瓣半月形，背弯拱；雄蕊9，单体；子房狭椭圆形，具长柄，柄长约2.5mm，有胚珠1～2粒。荚果舌状长圆形，长4.5～8cm，宽1.5～1.8cm，基部略被毛，顶端钝或急尖，基部骤然收窄与纤细的果颈相接，果颈长5～10mm，果瓣革质，对种子的部分明显凸起，状如棋子，厚可达5mm，有种子1（～2）粒，花期4～6月。

【分布】分布于海南。

【入药部位及采收加工】树干和根的干燥心材。全年均可采收，除去边材，阴干。

【中药名称】降香。

降香 Jiangxiang

《证类本草》

【别名】降真香、紫藤香、降真、花梨母。

【来源】本品为豆科植物降香黄檀

Dalbergia odorifera T. Chen 树干和根的干燥心材。

【性状】本品呈类圆柱形或不规则块状。表面紫红色或红褐色，切面有致密的纹理。质硬，有油性。气微香，味微苦。

【炮制方法】除去杂质，劈成小块，碾成细粉或镑片。

【性味与归经】辛，温。归肝、脾经。

【功能与主治】行气活血，止痛，止血。用于脘腹疼痛，肝郁胁痛，胸痹刺痛，跌扑损伤，外伤出血。

【用法与用量】9～15g，入煎剂宜后下。外用适量，研细末敷患处。

【使用注意】血热妄行、脉实便秘者禁用。痈疽溃后，诸疮脓多，及阴虚火盛，俱不宜用。

【附方】① 治金刃或打扑伤损，血流不止：以本品与五倍子末等份，捣敷。(《百一选方》)

② 治内伤或怒气伤肝吐血：用本品研末，以童便调下。(《医林纂要》)

③ 治痧毒中肾：降香一钱、牛膝二两、桃花七钱、红花七钱、大红凤仙花七钱、白蒺藜一两。上为末。(《痧胀玉衡》降香桃花散)

④ 治跌打损伤破血：用真降香（四两）、川五倍子（一两）为末，敷患处。(《急救广生集》跌打损伤破血方)

【现代研究】1. 化学成分研究：降香所含的化合物有紫檀醇、4,7- 二甲氧基 -2′- 羟基异黄酮、7,4′- 二甲氧基异黄酮、3-(4- 羟基 -2- 甲氧基苯基)-7- 甲氧基 -4H- 色烯 -4- 酮、(3*R*)- 驴食草酚、(3*R*)-3,2′- 二羟基 -7,4′- 二甲氧基二氢异黄酮、美迪紫檀素、(6a*S*,11a*S*)- 高紫檀素、3,9- 二甲基 6H- 苯并呋喃[3,2-c]色烯 -6- 酮。

2. 药理作用研究：① 抗氧化作用：降香心材中的紫铆花素能够清除多种自由基及螯合金属离子，具有显著的抗氧化作用，是抗脂质和低密度脂蛋白过氧化作用的强抗氧化剂。降香中的新黄酮阔叶黄檀酚可明显提高 H9C2 细胞活力，通过激活核转录因子 E2 相关因子 2/ 血红素加氧酶 -1 通路对抗缺氧复氧导致的 H9C2 细胞损伤。从降香中分离得到的 2′-*O*- 甲基异甘草素、5′- 甲氧基驴食草酚、芒柄花素、降香黄烃可抑制紫外线照射引起的大鼠晶状体谷胱甘肽水平降低，从而具有抗氧化活性。

② 保护心血管作用：降香中分离出的紫铆花素能抑制心肌和血管平滑肌细胞内环磷酸腺苷特异性磷酸二酯酶的活性，增加细胞内 cAMP 水平，依赖内皮衍生舒张因子介导发挥扩张外周血管作用。降香具有一定的促血管新生作用。

③ 抗血栓、血小板聚集作用：降香挥发油及其芳香水均可明显抑制大鼠实验性血栓形成，明显提高兔血浆纤溶酶活性，提示降香有抗血栓形成作用。

④ 抗炎作用：利用中性粒细胞脱粒和超氧化物形成实验证明了降香中的 4- 甲氧基黄檀醌、2,5- 二羟基 -4- 甲氧基二苯甲酮、紫铆花素、2′,3′,7- 三羟基 -4′- 甲氧基异黄酮、鲍迪木醌、3′-*O*- 甲基紫罗兰酮和豌豆查耳酮 B 有显著的抗炎作用。

⑤ 抗过敏作用：降香中的 4- 甲氧基黄檀醌和 2,5- 二羟基 -4- 甲氧基二苯甲酮可显著抑制大鼠乳突细胞中的 β- 葡萄糖醛酸苷酶和组胺的释放发挥抗过敏作用。

⑥ 中枢神经抑制作用：从降香中分离得到的 2,4- 二羟基 -5- 甲氧基二苯甲酮、2′,3′,7- 三羟基 4′- 甲氧基异黄烷酮、4′,5′,7- 三羟基 -3- 甲氧基黄酮具有干预神经变性疾病的作用。

⑦ 抗肿瘤作用：诱导细胞凋亡，降香中的紫铆花素可抑制多发性骨髓瘤细胞中 IL-6 诱导的转录激活因子 3 活化，下调 STAT3 调节的基因产物水平，从而抑制细胞增殖和诱导细胞凋亡，实现抗肿瘤作用。降香中的非瑟酮具有较好的抗肿瘤活性，4- 甲氧基黄檀醌具有体内外抗骨肉瘤细胞增殖、诱导凋亡的作用。

⑧ 抑菌作用：降香中分离出的 rel-(3*R*，6*R*，7*S*)-3，7，11- 三甲基 -3，7- 环氧 -1，10- 十二碳 -6- 醇和 6*α*-hydrocyclonerolidol 对白念珠菌有抑制作用；6*α*-hydrocyclonerolidol 还对金黄色葡萄球菌有抑制作用；rel-(3*S*，6*R*，7*S*)-3，7-二甲基 -3，6；7，10- 二环氧 -1- 癸烯 -10- 酮、6- 甲氧基 -5，2′，4′- 三羟基 -3- 苯甲酰苯并呋喃、2-[2-(2，4- 二甲氧基苯基)-2- 氧代乙氧基]-4-羟基苯甲酸和 2′，6- 二羟基 -4′ 甲氧基 -2- 芳基苯并呋喃对烟草青枯菌有较好的抑制作用。

⑨ 降糖作用：乙酸乙酯部位中的（2*S*)-甘草素、异甘草素和（2*S*)-6，4′- 二羟基 -7- 甲氧基二氢黄酮具有优于阿卡波糖的体外抑制 *α*-葡萄糖苷酶活性，是天然存在的低毒 *α*- 葡萄糖苷酶抑制剂。

⑩ 预防光老化：降香乙醇提取物能恢复中波紫外线辐射的人类皮肤成纤维细胞中 I 型胶原蛋白、弹性纤维及转化生长因子 -β1 的表达至接近未暴露于 UVB 辐射前的水平，通过调节细胞外基质降解发挥预防皮肤光老化的作用。

⑪ 抑制破骨细胞形成：降香中的 6，7，4′- 三羟基黄酮可通过 MAPK 信号通路抑制 NF-κB 受体活化因子配体诱导的破骨细胞分化，并通过破坏成熟破骨细胞的肌动蛋白环抑制骨吸收。

⑫ 抗骨质疏松：从降香中分离得到的 2，4，5- 三甲氧基黄檀醇可通过激活骨形态发生蛋白、Wnt/β- 链蛋白和 Runt 相关转录因子 2 信号促进成骨细胞分化，对骨质疏松等骨病有诱导成骨和促进骨矿化的作用。

⑬ 抗衰老作用：降香中的 isoparvifuran 已被证实具有抗氧化作用，可以有效抑制谷氨酸诱导的 HT22 细胞的氧化损伤，而最新的研究表明其可能还有抗衰老活性。

⑭ 黑色素生成作用：降香乙醇提取物通过激活 cAMP 蛋白激酶 A-cAMP 反应元件结合蛋白信号传导途径，促进黑色素生成基因的表达，从而诱导鼠黑色素瘤细胞 B16F10 和人表皮黑色素细胞中黑色素的产生。

3. 临床研究： ① 治疗冠心病、心绞痛：用降香、檀香、丹参等制成复方煎剂口服。

② 治疗跌打损伤：以降香粉外敷。

【参考文献】

[1] 焦莹莹，梅文莉，戴好富，等 . 降香化学成分研究 [J]. 天然产物研究与开发，2022，34：1493-1498.

[2] 何欣，杨云，赵祥升，等 . 降香化学成分及药理作用研究进展 [J]. 中国现代中药，2022，24（6）：1149-1166.

三十一、金钱松

Pseudolarix amabilis（Nelson）Rehd.

【别名】金松、水树。

【形态】乔木，高达 40m，胸径达 1.5m；树干通直，树皮粗糙，灰褐色，裂成不规则的鳞片状块片；枝平展，树冠宽塔形；一年生长枝淡红褐色或淡红黄色，无毛，有光泽，二年或三年生枝淡黄灰色或淡褐灰色，稀淡紫褐色，老枝及短枝呈灰色、暗灰色或淡褐灰色；矩状短枝生长极慢，有密集成环节状的叶枕。叶条形，柔软，镰状或直，上部稍宽，长 2～5.5cm，宽 1.5～4mm（幼树及萌生枝之叶长达 7cm，宽 5mm），先端锐尖或尖，上面绿色，中脉微明显，下面蓝绿色，中脉明显，每边有 5～14 条气孔线，气孔带较中脉带宽或近于等宽；长枝之叶辐射伸展，短枝之叶簇状密生，平展成圆盘形，秋后叶呈金黄色。雄球花黄色，圆柱状，下垂，长 5～8mm，梗长 4～7mm；雌球花紫红色，直立，椭圆形，长约 1.3cm，有短梗。球果卵圆形或倒卵圆形，长 6～7.5cm，径 4～5cm，成熟前绿色或淡黄绿色，熟时淡红褐色，有短梗；中部的种鳞卵状披针形，长 2.8～3.5cm，基部宽约 1.7cm，两侧耳状，先端钝有凹缺，腹面种翅痕之间有纵脊凸起，脊上密生短柔毛，鳞背光滑无毛；苞鳞长约种鳞的 1/4～1/3，卵状披针形，边缘有细齿；种子卵圆形，白色，长约 6mm，种翅三角状披针形，淡黄色或淡褐黄色，上面有光泽，连同种子几乎与种鳞等长。花期 4 月，球果 10 月成熟。

【分布】 为我国特有树种，分布于江苏南部、浙江、安徽南部、福建北部、江西、湖南、湖北利川至重庆万州交界地区。庐山、南京等地有栽培。

【入药部位及采收加工】 以根皮和近根树皮入药。夏季剥取，晒干。

【中药名称】 土荆皮。

土荆皮 Tujingpi
《本草纲目拾遗》

【别名】 土槿皮、荆树皮、金钱松皮。

【来源】 本品为松科植物金钱松 *Pseudolarix amabilis*（Nelson）Rehd. 的干燥根皮或近根树皮。

【性状】 本品呈条片状或卷筒状。外表面灰黄色，有时可见灰白色横向皮孔样突起。内表面黄棕色至红棕色，具细纵纹。切面淡红棕色至红棕色，有时可见细小白色结晶，可层层剥离。气微，味苦而涩。

【炮制方法】 洗净，略润，切丝，干燥。

【性味与归经】 辛、温、有毒。归肺、脾经。

【功能与主治】 杀虫，疗癣，止痒。用于疥癣瘙痒。

【用法与用量】 外用适量，醋或酒浸涂擦，或研末调涂患处。

【使用注意】 本品有毒，只供外用，不可内服。严防触及眼、鼻、口腔等黏膜处。

【附方】 ① 治疗局限性神经性皮炎：土荆皮一两，蛇床子一两，百部根一两，五倍子八钱，密陀僧六钱，轻粉二钱。共研细末备用。先以皂角煎水洗患处，再以醋调药粉呈糊状，涂敷患部，上盖一层油纸，以保持药物湿润，每日换一次，直至痊愈。对病程短、病情不太严重或散漫的患者，可用纱布包药糊，日擦数次，取得同样效果。[《中华皮肤科杂志》11（6）：374，1965]

② 治鹅掌风、灰指甲、湿癣、脚癣：土荆皮 250g，蛇床子 125g，大风子仁 125g，百部 125g，防风 50g，当归 100g，凤仙透骨草 125g，侧柏叶 100g，吴茱萸 50g，花椒 125g，蝉蜕 75g，斑蝥 3g。上十二味，斑蝥粉碎成细粉，其余土荆皮等十一味粉碎成粗粉，与斑蝥粉末混匀，照流浸膏剂与浸膏剂项下的渗漉法，用乙醇 3 份与冰醋酸 1 份的混合液作溶剂，浸渍 48 小时后，缓缓渗漉，收集渗漉液 6700mL，静置，取上清液，加入香精适量，搅匀，即得。外用，擦于洗净的患处，一日 3～4 次；治疗灰指甲应先除去空松部分，使药易渗入。切忌入口，严防触及眼、鼻、口腔等黏膜处。（《中国药典》癣湿药水）

【现代研究】 **1. 化学成分研究：** 根皮含土荆皮酸 C_2、土荆皮酸 A-β-D- 葡萄糖苷、土荆皮酸 B-β-D- 葡萄糖苷、金钱松呋喃酸、白桦脂酸、β- 谷甾醇、β- 谷甾醇 -β-D- 葡萄糖苷，种子含土荆皮内酯 E、土荆皮内酯 H，以及土荆皮内酯 A、土荆皮内酯 B、土荆皮内酯 C、土荆皮内酯 D、土荆皮内酯 I。

2. 药理作用研究： ① 抑制细胞增殖与阻滞细胞周期：土荆皮乙酸通过干扰 α- 微管蛋白聚合及促使细胞周期停滞，从而抑制甲状腺鳞癌 SW579 细胞生长。土荆皮乙酸有抑制结直肠癌细胞增殖和阻滞细胞有丝分裂的作用，其作用机制包括干扰微管蛋白聚合，破坏细胞有丝分裂纺锤体并激活纺锤体检测点，阻断结直肠癌细胞的有丝分裂进程，抑制细胞增殖。土荆皮乙酸主要通过影响人胶质母细胞瘤A172细胞中微管蛋白的聚合来抑制癌细胞的生长。土荆皮乙酸可以通过抑制 α- 微管蛋白聚合和表达，将HepG2细胞周期阻滞于G2/M期，继而抑制肝癌HepG2细胞的增殖。

② 诱导肿瘤细胞凋亡：土荆皮乙酸能促进多种肿瘤细胞的凋亡，包括肝癌、肺癌、乳腺癌、黑色素瘤和直肠癌细胞。

③ 抑制肿瘤细胞侵袭和转移：土荆皮乙酸通过下调肝癌HepG2细胞内细胞骨架 α- 微管蛋白及MMP-9的表达，上调E-cadherin的表达，可以抑制癌细胞的侵袭和转移；通过上调E-cadherin、埃兹蛋白和亲吻素的表达，以及下调MMP-9和血管内皮生长因子的表达来抑制子宫内膜癌Ishikawa细胞的黏附、侵袭和迁移能力。土荆皮乙酸在体外及体内均可抑制胃癌细胞的转移。土荆皮乙酸可下调E-cadherin的转录抑制因子表达，抑制胰腺癌细胞的侵袭能力。

④ 诱导肿瘤细胞发生自噬：土荆皮乙酸可以诱导部分肿瘤细胞发生自噬，而自噬抑制剂和土荆皮乙酸联用则可促进肿瘤细胞凋亡，因此抑制自噬可能是增强土荆皮乙酸抗肿瘤作用的一种方法。

⑤ 增强肿瘤细胞对化疗药物的敏感性：土荆皮乙酸可增强前列腺癌PC-3和DU145细胞对ABT-737的药物敏感性。

⑥ 抗真菌作用：土荆皮有很强的抗真菌作用，细胞损伤程度在药物浓度与流量相同情况下与药物作用时间长短有关，若真菌充分暴露，药物浓度足够时，有100%杀灭细胞作用。土荆皮中抗真菌的主要成分为土荆甲酸、土荆乙酸、土荆丙酸。

⑦ 抗生育作用：土荆皮乙酸的抗早孕作用可能首先损伤母体的蜕膜部分，且蜕膜坏死不是孕酮下降所致。

3. 临床研究：中药土荆皮溶液能显著缓解手足癣常见的脱屑、皲裂、瘙痒、疼痛症状，显示该方有利于患者生活质量的改善。该方能降低真菌镜检的阳性率，提示该药不但缓解症状，还可以部分消除手足癣的根本病因。

【参考文献】

[1] 闫志慧，朱仝飞，李萍，等. 土荆皮化学成分研究 [J]. 现代医药卫生，2010，26（4）：507-508.

[2] 黄颖，何晓光. 土槿皮乙酸抗肿瘤作用及其机制的研究进展 [J]. 中国医学文摘耳鼻咽喉科学，2020，35（2）：122-126.

[3] 殷蓉，周华，盛佩芬，等. 中药土槿皮溶液浸泡治疗手足癣临床研究 [J]. 内蒙古中医药，2011，30（15）：81-82.

三十二、苦枥白蜡树

Fraxinus rhynchophylla Hance

【别名】梣木、苦枥木、石檀、苦树、盆桂、樊鸡木、秦木、秤星树、大叶梣、大叶白蜡树、花曲柳。

【形态】落叶乔木，高10m左右。树皮灰褐色，较平滑，老时浅裂；小枝亦平滑，皮孔稀疏，阔椭圆形；芽短阔，密被褐色绒毛。单数羽状复叶，对生；叶轴光滑无毛；小叶通常5片，罕有3或7片，小叶柄长5～15mm，光滑无毛；叶片卵形，罕有长卵形或阔卵形，顶端1片最大，长8～11cm，宽4.5～6.5cm，基部一对最小，长4～6cm，宽3～4.5cm，先端渐尖，基部阔楔形或略呈圆形，边缘有浅粗锯齿，上面光滑，下面沿中脉下部之两侧有棕色柔毛。花与叶同时开放，或稍迟于叶，圆锥花序生于当年小枝顶端及叶腋；花小，花萼杯状，4裂；无花冠；雄蕊2，外露；雌蕊2，心皮合生，柱头2裂。翅果倒长披针形，窄或稍宽，长约3cm，先端窄圆或窄尖。花期5～6

月。果期 8～9 月。

【分布】分布于辽宁、吉林、河北、河南等地。

【入药部位及采收加工】枝皮或干皮：春、秋二季剥取，晒干。

【中药名称】秦皮。

秦皮 Qinpi
《神农本草经》

【别名】梣皮、蜡树皮、秦白皮。

【来源】本品为木犀科植物苦枥白蜡树 *Fraxinus rhynchophylla* Hance、白蜡树 *Fraxinus chinensis* Roxb、尖叶白蜡树 *Fraxinus szaboana* Lingelsh. 或宿柱白蜡树 *Fraxinus stylosa* Lingelsh. 的干燥枝皮或干皮。

【性状】枝皮呈卷筒状或槽状，长 10～60cm，厚 1.5～3mm。外表面灰白色、灰棕色至黑棕色或相间呈斑状，平坦或稍粗糙，并有灰白色圆点状皮孔及细斜皱纹，有的具分枝痕。内表面黄白色或棕色，平滑。质硬而脆，切面纤维性。气微，味苦。干皮为长条状块片，厚 3～6mm。

【炮制方法】除去杂质，洗净，润透，切丝，干燥。

【性味与归经】苦、涩，寒。归肝、胆、大肠经。

【功能与主治】清热燥湿，收涩止痢，止带，明目。用于湿热泻痢，赤白带下，目赤肿痛，目生翳膜。

【用法与用量】6～12g。外用适量，煎洗患处。

【使用注意】脾胃虚寒者忌服。

【附方】① 治热痢下重者：白头翁二两，黄柏三两，黄连三两，秦皮三两。上四味，以水七升，煮取二升，去滓，温服一升。不愈，更服一升。(《伤寒论》白头翁汤)

② 治慢性细菌性痢疾：秦皮四钱，生地榆、椿皮各三钱。水煎服。(《河北中药手册》)

③ 治目赤肿痛：秦皮、黄连各等份。用清水洗净，煎汤洗眼。(《斗门方》)

④ 治眼目暴赤、积年睑烂不愈、两目涩痛、睛上有白膜：秦皮、蕤仁、黄连、山栀子仁各 15g，黄柏 30g、大枣 5 枚。上六味，粗捣筛，以水 800mL，煎取 400mL，滤去滓，待微热，分数次洗之，冷则重暖，余滓可重煎洗。(《圣济总录》洗眼秦皮汤)

⑤ 治赤眼生翳：秦皮一两，水一升半，煮七合，澄清。日日温洗。一方加滑石、黄连等份。(《外台秘要》)

⑥ 眼暴肿痛：秦皮、黄连各一两，苦竹叶半升，水二升半，煮取八合，食后温服。(《外台秘要》)

⑦ 赤眼睛疮：秦皮一两。清水一升，白碗中浸，春夏一食顷以上，看碧色出，即以箸头缠棉，仰卧点令满眼，微痛勿畏，良久沥去热汁。日点十度以上，不过两日瘥也。(《外台秘要》)

⑧ 眼弦挑针：乃肝脾积热。锉秦皮，加砂糖，水煎，调大黄末一钱，微利佳。(《仁斋直指方》)

【现代研究】1. 化学成分研究：秦皮中所含有的秦皮甲素、秦皮乙素、秦皮苷等香豆素类成分。从秦皮的乙醇提取物中分离得到秦皮甲素、秦皮乙素、秦皮苷、秦皮素、宿柱白蜡苷、8- 羟基 -6,7- 二甲氧基香豆素、6- 羟基 -7,8- 二甲氧基香豆素、对羟基苯乙醇三十烷酸酯、osmanthuside H、三十烷酸。

2. 药理作用研究：① 抗菌作用：对秦皮素和秦皮苷的抗菌作用进行了研究，实验证明对多种痢疾杆菌均有抑制作用。

② 抗肿瘤作用：秦皮的高浓度乙醇提取物有显著的抑制人乳腺癌细胞增殖的效应。

③ 对高尿酸血症的影响：秦皮总香豆素能显著降低高尿酸血症小鼠的血尿酸水平，具有治疗高尿酸血症的作用。

④ 抗氧化作用：秦皮醇提物能够提高超氧化物歧化酶的活性，降低丙二醛的含量从而

达到抗衰老的目的，还能提高小鼠组织中过氧化氢酶和谷胱甘肽过氧化物酶的活性，从而减少脏器组织所受的损伤。

⑤ 抗炎作用：秦皮乙素和秦皮甲素都能减轻炎症反应，其机制可能与其调控微血管功能和抑制炎症因子的表达有关。

⑥ 保肝作用：秦皮的乙醇提取物能够降低血清甘油三酯和载脂蛋白B的含量，又能抑制肝细胞微粒中甘油三酯和载脂蛋白B的过多生成，秦皮素对去氧肾上腺素刺激诱导的大鼠心肌细胞肥大、蛋白质合成的增多以及肥大相关标志物表达的上调具有显著的抑制作用。

3. 临床研究： 临床汤剂用量范围为3.75～41.4g，常用剂量为6～30g，丸剂用量为9.25g。根据疾病、证型、症状，归纳秦皮的最佳用量与配伍。如清热燥湿常配伍灯心草、苦参、泽泻等，治疗皮肤性病（湿疹、黄水疮、尖锐湿疣、外阴瘙痒等）、泌尿生殖系统疾病（尿路感染、睾丸炎、肾盂肾炎等）、代谢类疾病（痛风、高尿酸血症等）、小儿惊痫发热、口臭、功能性消化不良等，多用3.75～30g；收涩止痢常配伍白头翁、黄连、乌梅等，治疗胃肠道疾病（溃疡性结肠炎、放射性直肠炎、痢疾等）、生殖系统疾病（不育症、不孕症、遗精）、腹痛下痢等，多用6～41.4g；除湿止带常配伍黄柏、苦参等，治疗带下病（盆腔炎、阴道炎等）、妇人赤白带下等，汤剂多用10～20g，丸剂用9.25g；清肝明目常配伍白头翁、决明子等，治疗眩晕耳鸣、眼疾（单纯疱疹病毒性角膜炎、玻璃体混浊等）等，多用6～41.4g。

【参考文献】

[1] 刘国宇，周军辉，崔新爱．秦皮的化学成分研究进展[J]. 西北药学杂志，2016，31（2）：220-222.

[2] 杨炳友，闫明宇，潘娟，等．秦皮化学成分及药理作用研究进展.[J] 中医药信息，2016，33（6）：116-119.

[3] 朱瑞雪，卫若楠，张海宇，等．秦皮的临床应用及其用量探究[J]. 吉林中医药，2021，41（8）：1090-1093.

三十三、楝

Melia azedarach L.

【别名】 苦楝（通称）、楝树、紫花树（江苏）、森树（广东）。

【形态】 落叶乔木，高达10余米；树皮灰褐色，纵裂。分枝广展，小枝有叶痕。叶为2～3回奇数羽状复叶，长20～40cm；小叶对生，卵形、椭圆形至披针形，顶生一片通常略大，长3～7cm，宽2～3cm，先端短渐尖，基部楔形或宽楔形，多少偏斜，边缘有钝锯齿，幼时被星状毛，后两面均无毛，侧脉每边12～16条，广展，向上斜举。圆锥花序约与叶等长，无毛或幼时被鳞片状短柔毛；花芳香；花萼5深裂，裂片卵形或长圆状卵形，先端急尖，外面被微柔毛；花瓣淡紫色，倒卵状匙形，长约1cm，两面均被微柔毛，通常外面较密；雄蕊管紫色，无毛或近无毛，长7～8mm，有纵细脉，管口有钻形、2～3齿裂的狭裂片10枚，花药10枚，着生于裂片内侧，且与裂片互生，长椭圆形，顶端微凸尖；子房近球形，5～6室，无毛，每室有胚珠2颗，花柱细长，柱头头状，顶端具5齿，不伸出雄蕊管。核果球形至椭圆形，长1～2cm，宽8～15mm，内果皮木质，4～5室，每室有种子1颗；种子椭圆形。花期4～5月，果期10～12月。

【分布】 分布于我国黄河以南各省区。

【入药部位及采收加工】树皮： 春、秋二季剥取，晒干，或除去粗皮，晒干。

【中药名称】苦楝皮、楝实。

苦楝皮 Kulianpi
《名医别录》

【别名】楝皮、楝根木皮、双白皮、川楝皮。

【来源】本品为楝科植物楝 *Melia azedarach* L. 的干燥树皮和根皮。

【性状】本品呈不规则的板片状、槽状或半卷筒状。外表面灰棕色或灰褐色，除去粗皮者呈淡黄色。内表面类白色或淡黄色。切面纤维性，略呈层片状，易剥离。气微，味苦。

【炮制方法】除去杂质、粗皮，洗净，润透，切丝，干燥。

【性味与归经】苦，寒；有毒。归肝、脾、胃经。

【功能与主治】杀虫，疗癣。用于蛔虫病，蛲虫病，虫积腹痛；外治疥癣瘙痒。

【用法与用量】3～6g。外用适量，研末，用猪脂调敷患处。

【使用注意】孕妇及肝肾功能不全者慎用。

【附方】① 治蛔虫病：苦楝皮 6g，槟榔 3g。水煎服。（《福建药物志》）

② 治钩虫病：苦楝皮十斤，加水五十斤，熬成十斤；另用石榴皮八两，加水五斤，熬成二斤，两种药水混合搅匀，成人每次服一两。（《湖南药物志》）

③ 治疥癣：苦楝皮研末，醋调涂患处。（《湖北中草药志》）

④ 治小儿虫痛不可忍者：苦楝根白皮二两，白芜荑半两。为末，每服一钱，水一小盏，煎取半盏，放冷，待发时服，量大小加减，无时。（《小儿卫生总微论方》抵圣散）

⑤ 杀蛲虫：楝根皮二钱，苦参二钱，蛇床子一钱，皂角五分。共为末，以蜜炼为丸，如枣大，纳入肛门或阴道内。（《药物图考》楝皮杀虫丸）

⑥ 治瘾疹：楝皮浓煎浴。（《斗门方》）

⑦ 治疥疮风虫：楝根皮、皂角（去皮子）等份。为末，猪脂调涂。（《奇效良方》）

⑧ 治瘘疮：楝树白皮、鼠肉、当归各二两，薤白三两，生地黄五两，腊月猪脂三升。煎膏成，敷之孔上，令生肉。（《刘涓子鬼遗方》生肉膏）

⑨ 治小儿秃疮及诸恶疮：楝树枝皮烧灰，和猪膏敷之。（《千金方》）

【现代研究】1. 化学成分研究：苦楝皮含有川楝素、苦楝萜醇内酯、苦楝酸、苦楝皮萜酮等成分。

2. 药理作用研究：具有驱虫、抗菌、抗病毒等作用。可作为瓜蝇和东方果蝇的安全廉价新型杀虫剂。苦楝皮提取物是一种天然的抑菌剂，苦楝皮乙醇提取物的抑菌活性最强。苦楝皮水煎剂可抑制 50％以上的 5 种腺癌细胞的生长。

3. 临床研究：① 驱虫：苦楝皮中含有许多杀虫活性物质，可治疗多种肠道寄生虫病。其水煎剂或制成的片剂、糖浆剂，或与槟榔、鹤虱等制成的化虫丸可治疗胆道蛔虫病。其与百部、乌梅共煎取浓缩液可治蛲虫；与石榴皮同煎可治绦虫。

② 治疗疥癣、瘙痒与疥疮。此外，苦楝皮单用水煎服，具有止痛作用；与当归、丹参、益母草等配伍可治疗痛经；与延胡索合用可治疗气滞血瘀、脘腹疼痛；还可调节糖尿病患者的代谢。苦楝皮与槟榔、雷丸、仙鹤草配伍，煎汤取液保留灌肠可治滴虫性肠炎。农业方面，苦楝皮粉与泥炭混合为菌渣、油茶饼粕等混合可作油茶的育苗基质，提高油茶苗木成活率，并促进幼苗生长，减少苗期病害发生。

【参考文献】

[1] 李岳洋，杨二万，杨鑫，等. 苦楝皮化学成分的研究 [J]. 中南药学，2018，16（3）：310-313.

[2] 张方，郜红利 . 苦楝皮化学成分及药理作用研究进展 [J]. 内蒙古中医药，2015，34（7）：142-143.

[3] 赵豹，程明，薛雁斌，等 . 苦楝皮化学成分、药理活性及临床应用的研究进展 [J]. 华西药学杂志，2023，38（2）：227-235.

三十四、龙脑香
Dryobalanops aromatica Gaertn.f.

【别名】固不婆律、羯布罗香。

【形态】大乔木，树高可达 50m，树皮光滑，枝条无毛。叶为单叶，螺旋状排列，革质互生，卵形渐尖，具离基三出脉。圆锥花序顶生，短于叶，花白色，芳香。能育雄蕊 35～45 枚，退化雄蕊 3 枚，子房 1 室。核果卵球形，果实为带翅坚果，由 5 个翅组成，果托边缘齿裂。

【分布】主要分布于东南亚地区，在我国台湾地区有引种。生长于低地热带雨林中。

【入药部位及采收加工】树脂加工品，或龙脑香树的树干经蒸馏冷却而得的结晶，称“龙脑冰片”，亦称“梅片”。

【中药名称】冰片。

冰片 Bingpian
《新修本草》

【别名】龙脑香、梅花冰片、羯布罗香、梅冰、片脑、龙脑。

【来源】为龙脑香科植物龙脑香 *Dryobalanops aromatica* Gaertn.f. 树脂加工品，或龙脑香的树干经蒸馏冷却而得的结晶。

【性状】本品为无色透明或白色半透明的片状松脆结晶；气清香，味辛、凉；具挥发性，点燃时产生浓烟，并有带光的火焰。本品在乙醇、氯仿或乙醚中易溶，在水中几乎不溶。

【炮制方法】用时研成细粉。

【性味与归经】辛、苦，微寒。归心、脾、肺经。

【功能与主治】开窍醒神，清热止痛。用于热病神昏、惊厥，中风痰厥，气郁暴厥，中恶昏迷，胸痹心痛，目赤，口疮，咽喉肿痛，耳道流脓。

【用法与用量】入丸散：每次 0.15～0.3g。外用研粉点敷患处，不宜入煎剂。

【使用注意】气血虚者忌服，孕妇慎服。

【附方】① 治急中风目瞑口噤，不能下药：天南星（生捣为细末）、龙脑（别研）。上二味，各等份，重研细，以中指点散子，揩齿三二十次在大牙左右，其口自开，始得下药。（《圣济总录》开关散）

② 治头脑疼痛：龙脑一钱，纸卷作拈，烧烟熏鼻，吐出痰涎即愈。（《寿域神方》）

③ 治风热喉痹：灯心一钱，黄柏五分（并烧存性），白矾七分（煅过），冰片三分。为末。每以一二分吹患处。（《濒湖集简方》）

【现代研究】1. 化学成分研究：天然冰片的主要成分为右旋龙脑，同时含有包括葎草烯、石竹烯等在内的多种倍半萜。除倍半萜外，天然冰片中还含有齐墩果酸、麦珠子酸等三萜类化合物。

2. 药理作用研究：① 抗细菌、真菌作用：天然冰片及合成冰片都具有抗菌的作用。

② 抗炎镇痛作用：冰片有消肿止痛、抗炎、促进创面愈合等作用，临床上常用于治疗烧烫伤。研究芦荟冰片烧伤膏对造模小鼠耳郭肿胀抑制率及其镇痛效果，结果表明，芦荟冰片烧伤膏在给药 5 天后疗效逐渐显著，给药 13 天后烫伤小鼠创面愈合情况明显优于磺胺嘧啶给药组，并且烫伤部位不留瘢痕。芦荟冰片烧伤膏高剂量组效果最为明显。镇痛实验

结果表明，芦荟冰片烧伤膏镇痛效果明显，在治疗烧伤烫伤上有良好的消炎镇痛、敛疮生肌效果。

③ 对中枢神经系统（CNS）的保护作用：冰片诱导下的血脑屏障开放为生理性开放，在不影响脑内生理稳定的同时能改善病理性血脑屏障开放带来的脑损伤，临床表现为冰片能缓解病理性脑水肿。现代药理学研究表明，冰片能延长苯巴比妥钠作用下小鼠的睡眠时间，同时也能缩短戊巴比妥钠作用下小鼠的睡眠时间，证明冰片能够调节中枢神经的兴奋与抑制，有助于维持中枢神经系统的正常。

④ 对循环系统的保护作用：研究冰片及麝香 - 冰片药对在局灶性大鼠缺血再灌注损伤模型的作用，以神经功能积分、脑梗死体积、脑含水量以及透过脑血管的伊文思蓝（EB）含量为检测指标。研究结果表明，与对照组相比，用药组大鼠的脑梗死体积缩小，大鼠神经功能积分下降、脑含水量以及 EB 含量降低。麝香 - 冰片药对组较其他给药组效果明显，说明冰片对局灶性脑缺血再灌注损伤大鼠的脑组织具有保护作用。

⑤ 提高其他药物生物利用度：将合成冰片与安息香配伍，通过研究该药对小鼠缺血缺氧的修复作用以及对血脑屏障通透性的影响，探究冰片对提高其他药物生物利用度的作用。该研究设置不同比例的冰片 - 安息香配伍组，进行了小鼠常压耐缺氧实验、小鼠急性脑缺血实验、正常小鼠血脑屏障通透性实验。研究结果表明，与对照组相比，冰片 - 安息香配伍比例为 4∶1 时，能明显延长缺氧小鼠的存活时间；配伍组与对照组相比能延长急性脑缺血小鼠的存活时间；单味冰片组以及配伍组 EB 含量明显增多。各项研究结果表明，冰片对急性脑缺血小鼠有保护作用。冰片能诱导正常小鼠生理状态下血脑屏障开放。单味药安息香作用较弱，但与冰片配伍后能明显改善小鼠急性脑缺血的情况，从药理学角度说明冰片能提高安息香的生物利用度，从中药配伍角度说明这两味药在一定程度上具有“相须相使”的关系。

3. 临床研究：① 玄明粉联合冰片贴敷可有效缓解输注阿奇霉素患儿的疼痛感，有助于降低输液不良反应发生率，提高护理满意度。

② 研究结果发现，采用冰片和芒硝混合外敷手术脂肪液化切口，两种药物相互促进，加强疗效。与以往挤压伤口及换药相比，切口愈合时间、二次清创缝合、脂肪液化渗液消失时间、每日换药次数均减少，同时也减少了患者住院天数，减轻了患者经济负担，减少了医患纠纷。本研究表明，应用冰片和芒硝治疗剖宫产腹部手术切口脂肪液化疗效显著。

【参考文献】

[1] 尚坤，李敬文，常美月，等 . 中药冰片药理作用研究进展 [J]. 吉林中医药，2018，38（4）：439-441.

[2] 钱飞阳，赵梦，张敏 . 玄明粉联合冰片贴敷防治小儿输注阿奇霉素后疼痛临床研究 [J]. 新中医，2020，52（24）：161-163.

[3] 胡红梅，王碧侠 . 冰片和芒硝联合治疗剖宫产腹部切口脂肪液化临床研究 [J]. 中国实用医药，2012，7（8）：62-63.

三十五、龙眼

Dimocarpus longan Lour.

【别名】 桂圆、圆眼。

【形态】 龙眼是无患子科龙眼属植物。常绿乔木，高通常 10 余米；小枝粗壮，被微柔毛，散生苍白色皮孔。叶连柄长 15～30cm 或更长；小叶 4～5 对，薄革质，长圆状椭圆形至长圆状披针形，两侧常不对称；小叶柄长通常不超过 5mm。花序大型，多分枝；花梗短；萼片近革质，三角状卵形；花瓣乳白色，披针形，与萼片近等长，仅外面被微柔毛；花丝被短硬毛。果近球形，通常黄褐色或有时灰黄色，外面稍粗糙，或少有微凸的小瘤体；种子茶褐色，光亮，全部被肉质的假种皮包裹。花期春夏间，果期夏季。

【分布】分布于福建、台湾、海南、广东、广西、云南、贵州、四川等省区。

【入药部位及采收加工】假种皮：夏、秋二季采收成熟果实，干燥，除去壳、核，晒至干爽不黏。

【中药名称】龙眼肉。

龙眼肉 Longyanrou
《滇南本草图说》

【来源】本品为无患子科植物龙眼 *Dimocarpus longan* Lour. 的假种皮。

【性状】本品为纵向破裂的不规则薄片，或呈囊状，长约 1.5cm，宽 2～4cm，厚约 0.1cm。棕黄色至棕褐色，半透明。外表面皱缩不平，内表面光亮而有细纵皱纹。薄片者质柔润，囊状者质稍硬。气微香，味甜。

【炮制方法】夏、秋二季采收成熟果实，干燥，除去壳、核，晒至干爽不黏。

【性味与归经】甘，温。归心、脾经。

【功能与主治】补益心脾，养血安神。用于气血不足，心悸怔忡，健忘失眠，血虚萎黄。

【用法与用量】9～15g。

【附方】① 大补气血：取剥好龙眼，盛竹筒式瓷碗内，每肉一两，入白洋糖一钱，素体多火者，再加入西洋参片，如糖之数。碗口幂以丝绵一层，日日于饭锅上蒸之，蒸到百次。凡衰羸老弱，别无痰火便滑之病者，每以开水瀹服一匙，大补气血，力胜参、芪，产妇临盆，服之尤妙。（《随息居饮食谱》玉灵膏）

② 治思虑过度，劳伤心脾，健忘，怔忡：白术、茯苓（去木）、黄芪（去芦）、龙眼肉、酸枣仁（炒，去壳）各一两，人参、木香（不见火）各半两，甘草（炙）二钱半。上㕮咀，每服四钱，水一盏半，生姜五片，枣二枚，煎七分，去滓温服，不拘时候。（《济生方》归脾汤）

【现代研究】1. 化学成分研究：龙眼肉营养丰富，近年来国内外的研究发现龙眼肉的主要成分包括糖类、脂类、核苷、皂苷、多肽、多酚、氨基酸和微量元素。是一种良好的药食同源物质。

2. 药理作用研究：龙眼肉药理活性广泛，随着现代研究的深入，龙眼肉许多新的药理作用不断被发现，如抗应激、抗衰老、抗焦虑、免疫调节、抗癌等。

【参考文献】

[1] 中国预防医学科学院营养与食品与卫生研究所 . 食品成分表 [M]. 北京：人民卫生出版社，2000.

[2] 郭倩倩，张晓卫，周暄宣，等 . 龙眼的化学成分与药理活性研究 [J]. 现代生物医学进展，2011，23：4552-4555.

[3] 国家中医药管理局《中华本草》编委会 . 中华本草 [M]. 上海：上海科学技术出版社，1999：2871-2872.

三十六、木蝴蝶
Oroxylum indicum（L.）Vent.

【别名】千张纸、千层纸、王蝴蝶。

【形态】直立小乔木，高 6～10m，树皮灰褐色。小叶三角状卵形，顶端短渐尖，基部近圆形或心形，偏斜，两面无毛，全缘；总状聚伞花序顶生，粗壮，花大，紫红色。花萼钟状，紫色，膜质，果期近木质。花冠在傍晚开放，有恶臭气味。蒴果木质，常悬垂于树梢，2瓣开裂，果瓣具有中肋，边缘肋状凸起。种子多数，圆形，周翅薄如纸，故有千张纸之称。花期7月至10月，果期10月至翌年2月。

【分布】分布于福建、台湾、广东、广西、四川、贵州及云南。

【入药部位及采收加工】**果实**：秋、冬二季采收成熟果实，暴晒至果实开裂，取出种子，晒干。

【中药名称】木蝴蝶。

木蝴蝶 Muhudie
《本草纲目拾遗》

【来源】本品为紫葳科植物木蝴蝶 *Oroxylum indicum*（L.）Vent. 的干燥成熟种子。

【性状】本品为蝶形薄片，除基部外三面延长成宽大菲薄的翅。长5～8cm，宽3.5～4.5cm。表面浅黄白色，翅半透明，有绢丝样光泽，上有放射状纹理，边缘多破裂。体轻，剥去种皮，可见一层薄膜状的胚乳紧裹于子叶之外。子叶2，蝶形，黄绿色或黄色，长径1～1.5mm。无臭，味微苦。

【炮制方法】秋、冬二季采收成熟果实，暴晒至果实开裂，取出种子，晒干。

【性味与归经】苦、甘，凉。归肺、肝、胃经。

【功能与主治】清肺利咽，疏肝和胃。用于肺热咳嗽，喉痹，音哑，肝胃气痛。

【用法与用量】1～3g。

【附方】① 治急性气管炎、百日咳等：木蝴蝶一钱，安南子（胖大海）三钱，桔梗一钱五分，甘草一钱，桑白皮三钱，款冬花三钱。水煎，加冰糖三两，溶化于药液，制成糖浆，一日数回，频频服之。（《现代实用中药》止咳糖浆）

② 治肝气痛：木蝴蝶二三十张，铜铫上焙燥研细，好酒调服。（《本草纲目拾遗》）

【现代研究】**1. 化学成分研究**：木蝴蝶化学成分复杂，其次生代谢产物主要有黄酮及其苷、对羟基苯乙醇、环已醇、紫檀碱及挥发油等，其中以黄酮及其苷类化合物为主。

2. 药理作用研究：木蝴蝶作为传统中草药，化学成分复杂，生物活性广泛。药理和毒理学实验表明，木蝴蝶具有抗炎、抗菌、细胞毒性、抗癌等作用。

【参考文献】

[1] 王锐，袁晓春，何嵋，等. 木蝴蝶的化学成分和药理作用[J]. 广东农业科学，2011，22：121-123.

[2] 殷文光，李曼玲，康琛. 木蝴蝶的研究进展[J]. 中国中药杂志，2007，32（19）：1965-1968.

[3] 陈亮亮，宋晓凯，侯文彬，等. 木蝴蝶化学成分的研究[J]. 中草药，2007，38（2）：186-187.

[4] 国家中医药管理局《中华本草》编委会. 中华本草[M]. 上海：上海科学技术出版社，1999：2251-2252.

三十七、梅
Prunus mume（Sieb.）Sieb.et Zucc.

【别名】春梅、干枝梅、酸梅、乌梅。

【形态】梅：小乔木，稀灌木，高4～10m；树皮浅灰色或带绿色，平滑；小枝绿色，光滑无毛。叶片卵形或椭圆形，叶边常具小锐锯齿，灰绿色。花单生或有时2朵同生于1芽内，直径2～2.5cm，香味浓，先于叶开放；花萼通常为红褐色，但有些品种的花萼为绿色或绿紫色；花瓣倒卵形，白色至粉红色。果实近球形，直径2～3cm，黄色或绿白色，被柔毛，味酸；果肉与核粘贴；核椭圆形，两侧微扁。花期冬春季，果期5～6月。

【分布】我国各地均有栽培，但以长江流域以南各省最多，江苏北部和河南南部也有少数品种。

【入药部位及采收加工】**果实：**夏季果实近成熟时采收，低温烘干后闷至色变黑。

【中药名称】乌梅。

乌梅 Wumei
《神农本草经》

【来源】本品为蔷薇科植物梅 Prunus mume（Sieb.）Sieb.et Zucc. 的干燥近成熟果实。

【性状】本品呈类球形或扁球形，直径1.5～3cm。表面乌黑色或棕黑色，皱缩不平，基部有圆形果梗痕。果核坚硬，椭圆形，棕黄色，表面有凹点；种子扁卵形，淡黄色。气微，味极酸。

【炮制方法】除去杂质，洗净，干燥。

【性味与归经】酸、涩，平。归肝、脾、肺、大肠经。

【功能与主治】敛肺，涩肠，生津，安蛔。用于肺虚久咳，久泻久痢，虚热消渴，蛔厥呕吐腹痛。

【用法与用量】6～12g。

【附方】① 治伤寒蛔厥及久痢：乌梅三百枚，细辛六两，干姜十两，黄连十六两，当归四两，附子六两（炮，去皮），蜀椒四两（出汗），桂枝（去皮）六两，人参六两，黄柏六两。上十味，异捣筛，合治之，以苦酒渍乌梅一宿，去核，蒸之五斗米下，饭熟捣成泥，和药令相得，内臼中，与蜜杵两千下，丸如梧桐子大。每服十丸，食前以饮送下，日三服，稍加至二十丸。禁生冷、滑物、臭食等。（《伤寒论》乌梅丸）

② 治久咳不已：乌梅肉（微炒）、御米壳（去筋膜，蜜炒）等份，为末。每服二钱，睡时蜜汤调下。（《本草纲目》）

【现代研究】**1. 化学成分研究：**乌梅化学成分复杂，主要化学成分类型为有机酸类、黄酮类、萜类、多糖类等。

2. 药理作用研究：乌梅作为传统中草药，具有治疗哮喘、治疗溃疡性结肠炎、调节免疫、抗氧化、抗肿瘤、抑菌等作用。

【参考文献】

[1] 杨亚湉，王瑞，钱程程，等.乌梅化学成分、药理作用研究进展及质量标志物预测[J].中成药，2023，45（5）：1-7.

[2] 国家中医药管理局《中华本草》编委会.中华本草[M].上海：上海科学技术出版社，1999：2260-2262.

三十八、地丁树
Commiphora myrrha Engl.

【别名】末药。

【形态】地丁树为橄榄科的一种植物。长圆形或线状长圆形，直立；雄蕊8枚，自短杯状花盘边缘伸出，直立，不等长，花粉囊卵形；子房3室，每室各具胚珠2枚，花柱短粗，柱头头状。核果卵形，尖头，光滑，棕色，外果皮革质或肉质。乔木或灌木，有树脂道分泌树脂或油质。奇数羽状复叶，稀为单叶（我国很少），互生，通常集中于小枝上部，一般无腺点。

【分布】热带非洲和亚洲西部多有分布，以索马里、埃塞俄比亚以及阿拉伯半岛南部为主产地。

【入药部位及采收加工】**树脂：**由树皮裂缝向外渗出的汁液，在空气中变成红棕色坚块的油胶树脂。

【中药名称】没药。

没药 Moyao
《药性论》

【来源】 本品为橄榄科植物地丁树 *Commiphora myrrha* Engl. 的干燥树脂。分为天然没药和胶质没药。

【性状】1. 天然没药： 呈不规则颗粒性团块，大小不等，大者直径长达 6cm 以上。表面黄棕色或红棕色，近半透明部分呈棕黑色，被有黄色粉尘。质坚脆，破碎面不整齐，无光泽。有特异香气，味苦而微辛。

2. 胶质没药： 呈不规则块状和颗粒，多黏结成大小不等的团块，大者直径长达 6cm 以上，表面棕黄色至棕褐色，不透明，质坚实或疏松，有特异香气，味苦而有黏性。

【炮制方法】醋没药： 取净没药，照醋炙法，炒至表面光亮。

【性味与归经】 辛、苦，平。归心、肝、脾经。

【功能与主治】 散瘀定痛，消肿生肌。用于胸痹心痛，胃脘疼痛，痛经经闭，产后瘀阻，癥瘕腹痛，风湿痹痛，跌打损伤，痈肿疮疡。

【用法与用量】 3～5g，炮制去油，多入丸散用。

【使用注意】 孕妇及胃弱者慎用。

【现代研究】1. 化学成分研究： 没药含有树脂 25%～35%，挥发油 2.5%～6.5%，树胶 57%～69%，其余为杂质及水分。近年来对其挥发油的研究比较多，由于没药的主要化学成分在挥发油中，2006 年赵富春等用水蒸气蒸馏法提取没药挥发性化学成分，用毛细管气相色谱质谱联用技术进行结构鉴定，从中鉴定出 45 种化合物。

2. 药理作用研究： ① 抗真菌和消炎作用：实验表明没药的水煎剂在试管内对多种致病性皮肤真菌都有不同程度的抑制作用，其抗真菌作用可能与其挥发油中所含的丁香油酚有关。在生长于非洲肯尼亚的没药树分泌的树脂中分离出若干种具有强力消炎作用的活性成分，其中有一种成分称为曼苏宾酸，对急性炎症和慢性炎症均有良好的抑制作用，对生物体内引起炎症的主要物质过氧化物酶有很强的抑制作用。糖尿病足溃疡感染患者用蜂蜜和没药粉制成涂剂外敷于患处，隔日换药 1 次，2 周后发现炎症被控制，溃疡面开始逐渐愈合。

② 止痛：据近代药理学分析，从非洲没药中提取出的倍半萜烯成分的动物实验表明，至少有两种成分具有强烈镇痛作用。而吗啡拮抗剂纳洛酮可阻断这两种提取成分的镇痛作用。认为没药提取物的强烈镇痛作用可能与吗啡一样作用于脑中阿片受体，却没有吗啡成瘾的副作用。

③ 细胞毒活性（抗肿瘤）：2005 年万文珠等报道了没药的细胞毒活性，临床上具有抗肿瘤作用，从没药中得到的三萜对人乳腺癌细胞有弱的细胞毒活性。没药提取物可用于乳腺癌和前列腺癌的预防和治疗。没药的抗癌效应与常用的化疗药物比较不但作用强，而且更安全，因为没药提取液只杀灭癌细胞，对正常细胞没有影响，不产生耐药性。通过灭活 Bcl-2 蛋白（使癌细胞产生耐药性）实现抗癌作用，其他机制有待进一步研究。没药中一系列的倍半萜具有抑制鼠癌细胞有丝分裂的作用，显示其细胞毒活性。同时没药有细胞毒和抗肿瘤活性，但对鼠正常细胞不受影响。

④ 降血脂：没药油树脂部分能降低血胆固醇水平，防止动脉内膜粥样斑块的形成，而且实验表明没药的水煎剂中油树脂部分也有降血脂的作用，没药具有防治冠心病的作用。

⑤ 活血：有研究报道，采用没药的各种剂型、各种炮制品对外伤引起的小鼠足肿胀外敷后均有显著或非常显著的消肿作用，如果用生品没药外敷，其化瘀消肿作用则更强，这可能与炮制后其挥发油的量降低有关，目前用气质联用法炮制，可使挥发油量明显减少，其化瘀消肿作用也随之减少也说明了这一点。

⑥ 保护肝脏：Massoud 等用谷丙转氨酶明显升高的血吸虫病成年大鼠 70 只，随机分

成治疗组和对照组，治疗组用印度没药榨出物外敷肝区，隔日换药1次共12周，对照组用安慰剂外敷肝区，隔日换药1次。研究到第12周时：对照组大鼠全部死亡，经尸体解剖肝脏缩小，表面不平，病理切片镜检肝中央血管周围出现片状坏死，肉芽肿中央部位和门脉区网状网络破坏。治疗组存活25只，占71.4%，存活大鼠经尸体解剖肝脏外形基本正常，病理切片镜检肝中央血管周围组织结构完好，大部分肝细胞几乎完全正常，在肉芽肿的中央部位和门脉区网状网络完好。说明没药对血吸虫肝损害有良好的保护作用。El-Ashmawy 等研究证明没药对肝脏脂质过氧化损害有保护作用。

⑦ 抗血吸虫病：2004年开罗大学教授 Abo-Madyan 等将埃及一个偏僻乡村的1019例血吸虫病患者作为研究对象。他们全部是农民，男性占56.4%，其中46.2%是文盲。他们的生活环境不卫生，个人的生活卫生习惯更不健康，粪便没有经过任何处理就往沟壑里倒，河边沟边钉螺很多，这就为血吸虫的传播提供了可能，多年来患者没有得到很好的救治。在1019例血吸虫病患者的粪便中平均含血吸虫卵量为113.3枚/g粪便，用埃及的没药树压榨的树脂中分离出的具有强力杀灭血吸虫卵作用的活性成分300mg/胶囊，2次/天，连服3个月，再通过虫卵孵化复查平均含血吸虫卵量下降为33.2枚/g粪便。说明没药对血吸虫卵的减少是有效的，在用药期间没有明显的不良反应。

【参考文献】

[1] 韩淑芬，金仲品. 没药的药理活性研究进展 [J]. 时珍国医国药，2008（6）：1502-1503.

[2] 国家中医药管理局《中华本草》编委会. 中华本草 [M]. 上海：上海科学技术出版社，1999：2226-2228.

三十九、马钱

Strychnos nux-vomica L.

【别名】 马钱、番木鳖。

【形态】 乔木，高5～25m。枝条幼时被微毛，老枝被毛脱落。叶片纸质，近圆形、宽椭圆形至卵形，长5～18cm，宽4～13cm，顶端短渐尖或急尖，基部圆形，有时浅心形，上面无毛；基出脉3～5条，具网状横脉；叶柄长5～12mm。圆锥状聚伞花序腋生，长3～6cm；花序梗和花梗被微毛；苞片小，被短柔毛；花5数；花萼裂片卵形，外面密被短柔毛；花冠绿白色，后变白色，长13mm，花冠管比花冠裂片长，外面无毛，内面仅花冠管内壁基部被长柔毛，花冠裂片卵状披针形，长约3mm；雄蕊着生于花冠管喉部，花药椭圆形，长1.7mm，伸出花冠管喉部之外，花丝极短；雌蕊长9.5～12mm，子房卵形，无毛，花柱圆柱形，长达11mm，无毛，柱头头状。浆果圆球状，直径2～4cm，成熟时橘黄色，内有种子1～4粒；种子扁圆盘状，宽2～4cm，表面灰黄色，密被银色绒毛。花期春夏两季，果期8月至翌年1月。

【分布】 分布于印度、斯里兰卡、缅甸、泰国、越南、老挝、柬埔寨、马来西亚、印度尼西亚和菲律宾等。我国台湾、福建、广东、海南、广西和云南南部等地有栽培。

【入药部位及采收加工】种子： 取净马钱子，照烫法用砂烫至鼓起并显棕褐色或深棕色。

【中药名称】 马钱子。

马钱子 Maqianzi
《本草纲目》

【来源】 本品为马钱科植物马钱 *Strychnos*

nux-vomica L. 的干燥成熟种子。

【性状】本品呈纽扣状圆板形，常一面隆起，一面稍凹下，直径 1.5～3cm，厚 0.3～0.6cm。表面密被灰棕色或灰绿色绢状茸毛，自中间向四周呈辐射状排列，有丝样光泽。边缘稍隆起，较厚，有突起的珠孔，底面中心有突起的圆点状种脐。质坚硬，平行剖面可见淡黄白色胚乳，角质状，子叶心形，叶脉 5～7 条。气微，味极苦。

【炮制方法】**制马钱子**：取净马钱子，照炒法用砂烫至鼓起并显棕褐色或深棕色。

【性味与归经】苦，温；有大毒。归肝、脾经。

【功能与主治】通络止痛，散结消肿。用于跌打损伤，骨折肿痛，风湿顽痹，麻木瘫痪，痈疽疮毒，咽喉肿痛。

【用法与用量】0.3～0.6g，炮制后入丸散用。

【附方】① 治寒湿气作脚腿痛：番木鳖子一两（用牛油炸黄色，炒干），两头尖（火炮）三钱。共为细末，每服四分，空心烧酒调下。未止，次日再加二分，三服觉有汗即效。（《鲁府禁方》）

② 治手足不仁，骨节麻木：甲尾片、番木鳖各精制净末二两，川附末一两。和匀。每服七分，用陈酒五更送下，醉盖取汗。服后痛处痛，麻处更麻，头昏背汗昏沉，四五刻即定，定即痊愈。如服后不觉痛麻，必要服至知觉方止。（《外科全生集》）

③ 治半身不遂：番木鳖，用香油炸，待浮起，取出乘热去皮为末，每服三分，黄酒下，汗出即愈。（《良朋汇集》三厘抽筋散）

【现代研究】**1. 化学成分研究**：马钱子主要含生物碱类、苷类、酸类、醇类等化学成分，其中含生物碱约 1.5%～5%，生物碱类主要成分为马钱子碱，其既是有效成分也是毒性成分。

2. 药理作用研究：马钱子药理活性广泛，随着现代研究的深入，许多新的药理作用不断被发现，如抗肿瘤、兴奋神经中枢、抗炎、镇痛等。

【参考文献】

[1] 解宝仙，唐文照，王利红，等 . 马钱子化学成分研究 [J]. 中药材，2016（1）：86-89.

[2] 谢阳，伍淳操，杨宗发，等 . 马钱子药理和毒性机制的研究进展 [J]. 华西药学杂志，2022（1）：102-107.

[3] 国家中医药管理局《中华本草》编委会 . 中华本草 [M]. 上海：上海科学技术出版社，1999：2203-2205.

四十、麻栎

Quercus acutissima Carruth.

【形态】落叶乔木，高达 30m，胸径达 1m，树皮深灰褐色，深纵裂。幼枝被灰黄色柔毛，后渐脱落，老时灰黄色，具淡黄色皮孔。冬芽圆锥形，被柔毛。叶片形态多样，通常为长椭圆状披针形，长 8～19cm，宽 2～6cm，顶端长渐尖，基部圆形或宽楔形，叶缘有刺芒状锯齿，叶片两面同色，幼时被柔毛，老时无毛或叶背面脉上有柔毛，侧脉每边 13～18 条；叶柄长 1～3（～5）cm，幼时被柔毛，后渐脱落。雄花序常数个集生于当年生枝下部叶腋，有花 1～3 朵，花柱 30，壳斗杯形，包着坚果约 1/2，连小苞片直径 2～4cm，高约 1.5cm；小苞片钻形或扁条形，向外反曲，被灰白色绒毛。坚果卵形或椭圆形，直径 1.5～2cm，高 1.7～2.2cm，顶端圆形，果脐突起。花期 3～4 月，果期翌年 9～10 月。

【分布】分布于辽宁、河北、山西、山东、江苏、安徽、浙江、江西、福建、河南、湖北、湖南、广东、海南、广西、四川、贵州、云南等省区。生于海拔60～2200m的山地阳坡，成小片纯林或混交林。

【入药部位及采收加工】果实：秋季采果实，晒干入药。

【中药名称】橡斗子。

橡斗子 Xiangdouzi
《本草纲目》

【来源】本品为壳斗科植物麻栎 *Quercus acutissima* Carruth. 的果实。

【性状】本品呈坚果卵状球形至长卵形，长约2cm，直径1.5～2cm；表面淡褐色，果脐凸起。种仁白色。气微，味微淡、微涩。

【炮制方法】冬季果实成熟后采收，连壳斗摘下，晒干后除去壳斗，再晒至足干，储放通风干燥处。

【性味与归经】苦、涩，性微温。归肝、大肠、肾经。

【功能与主治】收敛固涩，止血，解毒。主治泄泻痢疾，便血，脱肛，小儿疝气，疮痈久溃不敛，乳腺炎，睾丸炎。

【用法与用量】煎汤，3～10g；或入丸、散，每次1.5～3g。

【附方】① 治水谷痢，无问老少，日夜百余行：橡实二两，干楮叶一两（炒炙）。上药，捣细罗为散，每服一钱，不计时候，煎乌梅汤调下。（《太平圣惠方》神妙橡实散）

② 治赤白痢，日夜不止：橡实一两，酸石榴皮一两（微炒），黄牛角一两（烧灰）。上三味，捣为细散，粥饮调下二钱，日三。（《圣济总录》橡实散）

③ 治小儿疳痢不止，肌体黄瘦：取橡斗子内仁二枚，煨熟，大人烂嚼，与儿食之；取汁灌之，亦佳。（《普济方》）

④ 治痔疮出血：橡子粉、糯米粉各一升。炒黄，水调蒸熟食之（《怪疾奇方》）

⑤ 治小儿肠虚脱肛：橡斗子半两（蜜炙黄），木贼半两（烧灰留性）。上为细末，每服一钱，陈米饮调下，乳食前服。（《普济方》）

⑥ 治婴儿胎疝：麻栎树上之鸳鸯果一对（一对可治三人），加荔枝核七枚（杵碎），平地木三钱。同煎饮。外用柏香熏洗。（《养生经验合集》）

⑦ 治石痈坚如石，不作脓者：栎子一枚，以醋于青石上磨之，以涂肿上，十更涂。（《千金要方》）

⑧ 治恶疮口不能合：橡子为末，敷之。（《普济方》）

【现代研究】化学成分研究：麻栎种子含淀粉50.4%，脂肪油5%～20%。叶含鞣质。花粉含无羁萜酮、β-香树脂酮、羽扇烯酮、β-谷甾醇、豆甾醇、菜油甾醇、阿拉伯聚糖、硬脂酸、棕榈酸、油酸、枸橼酸、苹果酸及氨基酸类。

【参考文献】

[1] 国家中医药管理局《中华本草》编委会. 中华本草[M]. 上海：上海科学技术出版社，1999：1170-1172.

四十一、女贞
Ligustrum lucidum Ait.

【形态】灌木或乔木，高可达25m；树皮灰褐色。枝黄褐色、灰色或紫红色，圆柱形，疏生圆形或长圆形皮孔。叶片常绿，革质，卵形、长卵形或椭圆形至宽椭圆形，长6～17cm，宽3～8cm，先端锐尖至渐尖或钝，基部圆形或近圆形，有时宽楔形或渐狭，叶缘平坦，上面光亮，两面无毛，中脉在上面凹入，下面凸起，侧脉4～9对，两面稍凸起或有时不明显；叶柄长1～3cm，上面具沟，无毛。圆锥花序顶生，长8～20cm，宽8～25cm；花序梗长0～3cm；花序轴及分枝轴无毛，紫色或黄棕色；花序基部苞片常与叶同型，小苞片披针形或线形，长0.5～6cm，宽0.2～1.5cm，凋落；花无梗或近无梗，长不超过1mm；花萼无毛，长1.5～2mm，齿不明显或近截形；花冠长4～5mm，花冠管长1.5～3mm，裂片长2～2.5mm，反折：花丝长1.5～3mm，花药长圆形，长1～1.5mm；花柱长1.5～2mm，柱头棒状。果肾形或近肾形，长7～10mm，径4～6mm，深蓝黑色，成熟时呈红黑色，被白粉；果梗长0～5mm。花期5～7月，果期7月至翌年5月。

【分布】分布于长江以南至华南、西南各省区，向西北分布至陕西、甘肃。生于海拔2900m以下疏林、密林中。

【入药部位及采收加工】果实：冬季果实成熟时采收，除去枝叶，稍蒸或置沸水中略烫后，干燥；或直接干燥。

【中药名称】女贞子。

女贞子 Nüzhenzi
《神农本草经》

【来源】本品为木犀科植物女贞 *Ligustrum lucidum* Ait. 的干燥成熟果实。

【性状】本品呈卵形、椭圆形或肾形，长6～8.5mm，直径3.5～5.5mm。表面黑紫色或灰黑色，皱缩不平，基部有果梗痕或具宿萼及短梗。体轻。外果皮薄，中果皮较松软，易剥离，内果皮木质，黄棕色，具纵棱，破开后种子通常为1粒，肾形，紫黑色，油性。气微，味甘、微苦涩。

【炮制方法】女贞子：除去杂质，洗净，干燥。

【性味与归经】甘、苦，凉。归肝、肾经。

【功能与主治】滋补肝肾，明目乌发。用于肝肾阴虚，眩晕耳鸣，腰膝酸软，须发早白，目暗不明，内热消渴，骨蒸潮热。

【用法与用量】6～12g。

【附方】① 补腰膝，壮筋骨，强阴肾：冬青子（即女贞实，冬至日采，不拘多少，阴干，蜜酒拌蒸，过一夜，粗袋擦去皮，晒干为末。瓦瓶收藏。或先熬干，旱莲膏旋配用），旱莲草（夏至日采，不拘多少），捣汁熬膏，和前药为丸。临卧酒服。（《医方集解》二至丸）

② 治须发早白：女贞实一斗（如法去皮），每斗用马料黑豆一斗，拣净，淘洗晒干，同蒸透，九蒸九晒。先将女贞实为末，加生姜自然汁三两，好川椒（去闭口者及蒂，为末）三两，同黑豆末和匀，蜜丸如梧子大。先食服四五钱，白汤或酒吞。（《医学广笔记》乌须神方）

③ 治脂溢性脱发：女贞子10g，何首乌10g，菟丝子10g，当归10g。水煎服，每日1剂，连服2个月。（《四川中药志》1979年）

④ 治阴虚骨蒸潮热：女贞子、地骨皮各9g，青蒿、夏枯草各6g。煎服。（《安徽中草药》）

⑤ 治白细胞减少症：炙女贞子、龙葵各45g。煎服。（《安徽中草药》）

⑥ 治风热赤眼：冬青子不拘多少，捣汁重汤熬膏，净瓶收固，每用点眼。（《济急仙方》）

【现代研究】1. 化学成分研究：女贞子主要含三萜类、环烯醚萜类、苯乙醇苷类、黄酮类，除了上述化合物外，从女贞子中还分离出挥发油、多糖、脂肪酸、磷脂、氨基酸和微量元素等化学成分。

2. 药理作用研究：女贞子药理活性广泛，随着现代研究的深入，许多新的药理作用不断被发现，如抗肿瘤、抗氧化、抗炎镇痛、保肝、抗骨质疏松、免疫调节、降血糖、降血脂、抗菌抗病毒等多种药理活性。

【参考文献】

[1] 刘美红，邹峥嵘．女贞子化学成分、药理作用及药动学研究进展 [J]．热带亚热带植物学报，2022，30（3）：446-460.

[2] 国家中医药管理局《中华本草》编委会．中华本草 [M]．上海：上海科学技术出版社，1999：2195-2196.

四十二、胖大海

Sterculia lychnophora Hance

【别名】大海、大海子、大洞果、大发。

【形态】落叶乔木，高可达40m。树皮粗糙，有细条纹。叶互生；叶柄长5～15cm；叶片革质，长卵圆形或略呈三角状，长10～20cm，宽6～12cm，先端钝或锐尖，基部圆形或近心形，全缘或具3个缺刻，光滑无毛，下面网脉明显。圆锥花序顶生或腋生，花杂性同株；花萼钟状，长7～10mm，深裂，裂片披针形，宿存。外面被星状柔毛；雄花具10～15个雄蕊，花药及花丝均被疏柔毛，不育心皮被短柔毛；雌花具1枚雌蕊，由5个被短柔毛的心皮组成，具1细长纤弱的子房柄，柱头2～5裂，退化雄蕊为1簇无花丝的花药，环绕子房着生。种子椭圆形或长圆形，有时为梭形，长1.8～3cm，直径1～1.6cm，黑褐色或黄褐色，表面疏被粗皱纹，种脐位于腹面的下方而显歪斜。

【分布】分布于越南、印度、马来西亚、泰国等国。我国广东湛江、海南、云南西双版纳已经有引种。生于热带地区。

【入药部位及采收加工】种子：4～6月果实开裂时采收成熟种子，晒干。

【中药名称】胖大海。

胖大海 Pangdahai
《本草纲目拾遗》

【来源】本品为梧桐科植物胖大海 *Sterculia lychnophora* Hance 的干燥成熟种子。

【性状】呈纺锤形或椭圆形，长2～3cm，直径1～1.5cm。先端钝圆，基部略尖而歪，具浅色的圆形种脐。表面棕色或暗棕色，微有光泽，具不规则的干缩皱纹。外层种皮极薄，质脆，易脱落。中层种皮较厚，黑褐色，质松易碎，遇水膨胀成海绵状。断面可见散在的树脂状小点。内层种皮可与中层种皮剥离，稍革质，内有2片肥厚胚乳，广卵形；子叶2枚，菲薄，紧贴于胚乳内侧，与胚乳等大。气微，味淡，嚼之有黏性。

【炮制方法】取原药材，去除杂质及果核，筛去灰屑。

【性味与归经】甘，寒。归肺、大肠经。

【功能与主治】清热润肺，利咽开音，润肠通便。用于肺热声哑，干咳无痰，咽喉干痛，热结便闭，头痛目赤。

【用法与用量】2～3枚，沸水泡服或煎服。

【附方】① 治肺热音哑：胖大海3枚，金银花、麦冬各6g，蝉蜕3g，水煎服。（《全国中草药汇编》）

② 治慢性咽炎：胖大海3g，杭菊花、生甘草各9g，水煎服。（《全国中草药汇编》）

③ 治大便出血：胖大海数枚，开水泡发，去核，加冰糖调服。因热便血，效。[《医界春秋》1936（1）：93]

【现代研究】1. 化学成分研究：胖大海主要含有糖类、黄酮类、生物碱类、有机酸类等化合物。其富含糖类，主要为半乳糖、阿拉伯糖、鼠李糖、葡萄糖、木糖、半乳糖醛酸等。

2. 药理作用研究：胖大海药理活性广泛，

随着现代研究的深入，许多新的药理作用不断被发现，如抗炎、解热镇痛、抑菌等。

【参考文献】

[1] 于凡，王秋玲，许利嘉，等. 胖大海本草考证及现代应用进展 [J]. 中国现药，2022，24（2）：352-356.

[2] 国家中医药管理局《中华本草》编委会. 中华本草 [M]. 上海：上海科学技术出版社，1999：2262-2263.

四十三、枇杷

Eriobotrya japonica（Thunb.）Lindl.

【形态】 常绿小乔木，高可达 10m；小枝粗壮，黄褐色，密生锈色或灰棕色绒毛。叶片革质，披针形、倒披针形、倒卵形或椭圆长圆形，长 12～30cm，宽 3～9cm，先端急尖或渐尖，基部楔形或渐狭成叶柄，上部边缘有疏锯齿，基部全缘，上面光亮，多皱，下面密生灰棕色绒毛，侧脉 11～21 对；叶柄短或几无柄，长 6～10mm，有灰棕色绒毛；托叶钻形，长 1～1.5cm，先端急尖，有毛。圆锥花序顶生，长 10～19cm，具多花；总花梗和花梗密生锈色绒毛；花梗长 2～8mm；苞片钻形，长 2～5mm，密生锈色绒毛；花直径 12～20mm；萼筒浅杯状，长 4～5mm，萼片三角卵形，长 2～3mm，先端急尖，萼筒及萼片外面有锈色绒毛；花瓣白色，长圆形或卵形，长 5～9mm，宽 4～6mm，基部具爪，有锈色绒毛；雄蕊 20，远短于花瓣，花丝基部扩展；花柱 5，离生，柱头头状，无毛，子房顶端有锈色柔毛，5 室，每室有 2 胚珠。果实球形或长圆形，直径 2～5cm，黄色或橘黄色，外有锈色柔毛，不久脱落；种子 1～5，球形或扁球形，直径 1～1.5cm，褐色，光亮，种皮纸质。花期 10～12 月，果期 5～6 月。

【分布】 分布于甘肃、陕西、河南、江苏、安徽、浙江、江西、湖北、湖南、四川、云南、贵州、广西、广东、福建、台湾。各地广泛栽培，四川、湖北有野生者。

【入药部位及采收加工】叶： 枇杷的干燥叶。全年均可采收，晒至七八成干时，扎成小把，再晒干。

【中药名称】 枇杷叶。

枇杷叶 Pipaye
《名医别录》

【来源】 本品为蔷薇科植物枇杷 *Eriobotrya japonica*（Thunb.）Lindl. 的干燥叶。

【性状】 本品呈长圆形或倒卵形，长 12～30mm，宽 4～9mm。先端尖，基部楔形，边缘有疏锯齿，近基部全缘。上表面灰绿色、黄棕色或红棕色，较光滑；下表面密被黄色绒毛，主脉于下表面显著突起，侧脉羽状；叶柄极短，被棕黄色绒毛。革质而脆，易折断。气微，味微苦。

【炮制方法】 枇杷叶除去绒毛，用水喷润，切丝，干燥。

【性味与归经】 苦，微寒。归肺、胃经。

【功能与主治】 清肺止咳，降逆止呕。用于肺热咳嗽，气逆喘急，胃热呕逆，烦热口渴。

【用法与用量】 6～10g。

【附方】 ① 治咳嗽，喉中有痰声：枇杷叶五钱，川贝一钱五分，杏仁二钱，陈皮二钱。为末，每服一二钱，开水送下。（《滇南本草》）

② 治肺热咳嗽：枇杷叶 9g，桑白皮 12g，黄芩 6g，水煎服。或蜜炙枇杷叶 12g，蜜炙桑白皮 15g，水煎服。（《陕西中草药》）

③ 治风热咳嗽：枇杷叶、苦杏仁、桑白

皮、菊花、牛蒡子各 9g，水煎服。(《安徽中草药》)

④ 治肺燥咳嗽：干枇杷叶（去毛）9g，干桑叶 9g，茅根 15g，水煎服。(《广西民间常用中草药手册》)

⑤ 治妇人患肺热久嗽，身如火炙，肌瘦，将成肺痨：用枇杷叶、木通、款冬花、紫菀、杏仁、桑白皮各等份，大黄减半。各如常制，制讫同为末，蜜丸，如樱桃大。食后、夜卧各含化一丸。(《本草衍义》)

⑥ 治肺气抑逆，痰滞成咳，咳声连发，痰逆不出（俗名顿呛）：用枇杷叶（姜炙）、前胡、防风、薄荷、杏仁、桑白皮、瓜蒌子、桔梗各一钱五分，甘草、升麻各七分。水煎服。(《方脉正宗》)

⑦ 治百日咳：枇杷叶 15g，桑白皮 15g，地骨皮 9g，甘草 3g，水煎服。(江西《草药手册》)

【现代研究】1. 化学成分研究： 枇杷叶主要含有黄酮及其苷类化合物、三萜酸类化合物、有机酸类化合物、挥发油类、无机元素及其他化合物。

2. 药理作用研究： 枇杷叶药理活性广泛，随着现代研究的深入，许多新的药理作用不断被发现，如抗炎、祛痰止咳、抗肺纤维化、抗氧化、保肝、降血糖、抗肿瘤等。

【参考文献】

[1] 肖旭坤，王翰华，阮洪生. 枇杷叶化学成分和药理活性研究进展 [J]. 中医药导报，2019，25（21）：60-66.

[2] 国家中医药管理局《中华本草》编委会. 中华本草 [M]. 上海：上海科学技术出版社，1999：2273-2276.

四十四、七叶树

Aesculus chinensis Bge.

【形态】 落叶乔木，高达 25m，树皮深褐色或灰褐色，小枝圆柱形，黄褐色或灰褐色，有淡黄色的皮孔。冬芽大型，有树脂。掌状复叶，由 5～7 小叶组成，上面深绿色，无毛，下面除中肋及侧脉的基部嫩时有疏柔毛外，其余部分无毛。花序圆筒形，花序总轴有微柔毛，小花序常由 5～10 朵花组成，平斜向伸展，有微柔毛。花杂性，雄花与两性花同株，花萼管状钟形，花瓣 4，白色，长圆倒卵形至长圆倒披针形。果实球形或倒卵圆形，黄褐色，无刺，具很密的斑点。种子常 1～2 粒发育，近于球形，栗褐色；种脐白色。

【分布】 我国黄河流域及东部各省均有栽培，仅秦岭有野生；自然分布在海拔 700m 以下之山地，在黄河流域该种是优良的行道树和庭院树。

【入药部位及采收加工】种子： 秋季果实成熟时采收，除去果皮，晒干或低温干燥。

【中药名称】 娑罗子。

娑罗子 Suoluozi
《本草纲目》

【来源】 本品为七叶树科植物七叶树 *Aesculus chinensis* Bge. 的干燥成熟种子。

【性状】 本品呈扁球形或类球形，似板栗，直径 1.5～4cm。表面棕色或棕褐色，多皱缩，凹凸不平，略具光泽；种脐色较浅，近圆形，约占种子面积的 1/4 至 1/2；其一侧有 1 条突起的种脊，有的不甚明显。种皮硬而脆，子叶 2，肥厚，坚硬，形似栗仁，黄白色或淡棕色，粉性。气微，味先苦后甜。

【炮制方法】 除去外壳和杂质。用时打碎。

【性味与归经】甘，温。归肝、胃经。

【功能与主治】疏肝理气，和胃止痛。用于肝胃气滞，胸腹胀闷，胃脘疼痛。

【用法与用量】3～9g。

【附方】① 治胃痛：娑罗子一枚，去壳，捣碎煎服。(《本草纲目拾遗》)

② 治九种心痛：娑罗子烧灰，冲酒服。(《本草纲目拾遗》)

③ 治乳房小叶增生：娑罗子 9～15g。水煎代茶饮。(《浙江药用植物志》)

【现代研究】**1. 化学成分研究**：研究表明，中华七叶树种子中主要含有七叶皂苷、异七叶皂苷、七叶苷和去酰基七叶皂苷等五环三萜皂苷及黄酮苷类化学物质。

2. 药理作用研究：娑罗子药理活性广泛，随着现代研究的深入，许多新的药理作用不断被发现，如显著的抗肿瘤、抗病毒、抗炎、抑制胃酸分泌和抗血管生成等作用。

【参考文献】

[1] 路强强，石新卫，胡浩，等. 中华七叶树种子化学成分及生物活性研究进展 [J]. 西北药学杂志，2016（6）：651-654.

[2] 国家中医药管理局《中华本草》编委会. 中华本草 [M]. 上海：上海科学技术出版社，1999：2310-2312.

四十五、漆树

Toxicodendron vernicifluum（Stokes）F.A.Barkl.

【形态】落叶乔木，高达 20m。树皮灰白色，粗糙，呈不规则纵裂，小枝粗壮，被棕黄色柔毛，后变无毛，具圆形或心形的大叶痕和突起的皮孔；顶芽大而显著，被棕黄色绒毛。奇数羽状复叶互生，常螺旋状排列，有小叶 4～6 对，叶轴圆柱形，被微柔毛；叶柄长 7～14cm，被微柔毛，近基部膨大，半圆形，上面平；小叶膜质至薄纸质，卵形或卵状椭圆形或长圆形，长 6～13cm，宽 3～6cm，先端急尖或渐尖，基部偏斜，圆形或阔楔形，全缘，叶面通常无毛或仅沿中脉疏被微柔毛，叶背沿脉上被平展黄色柔毛，稀近无毛，侧脉 10～15 对，两面略突；小叶柄长 4～7mm，上面具槽，被柔毛。圆锥花序长 15～30cm，与叶近等长，被灰黄色微柔毛，序轴及分枝纤细，疏花；花黄绿色，雄花花梗纤细，长 1～3mm，雌花花梗短粗；花萼无毛，裂片卵形，长约 0.8mm，先端钝；花瓣长圆形，长约 2.5mm，宽约 1.2mm，具细密的褐色羽状脉纹，先端钝，开花时外卷；雄蕊长约 2.5mm，花丝线形，与花药等长或近等长，在雌花中较短，花药长圆形，花盘 5 浅裂，无毛；子房球形，径约 1.5mm，花柱 3。果序多少下垂，核果肾形或椭圆形，不偏斜，略压扁，长 5～6mm，宽 7～8mm，先端锐尖，基部截形，外果皮黄色，无毛，具光泽，成熟后不裂，中果皮蜡质，具树脂道条纹，果核棕色，与果同形，长约 3mm，宽约 5mm，坚硬；花期 5～6 月，果期 7～10 月。

【分布】除黑龙江、吉林、内蒙古和新疆外，其余省区均有分布；生于海拔 800～2800m 的向阳山坡林内，也有栽培。

【入药部位及采收加工】**树脂**：漆树的树脂经加工后的干燥品。一般收集盛漆器具底部留下的漆渣，干燥。

【中药名称】干漆。

干漆 Ganqi
《本经》

【来源】本品为漆树科植物漆树 *Toxicodendron vernicifluum*（Stokes）F.A.Barkl. 的树

脂经加工后的干燥品。

【性状】本品呈不规则块状，黑褐色或棕褐色，表面粗糙，有蜂窝状细小孔洞或呈颗粒状。质坚硬，不易折断，断面不平坦。具特殊臭气。

【炮制方法】干漆炭：取原药材，除去杂质，砸成小块，洗净，晒干，置煅锅内，上盖一个口径较小的锅，两锅接口处用盐泥封固，上压重物，盖锅底贴一白纸条或放几粒大米。用文武火煅至白纸或大米呈老黄色为度。离火，待凉透后取出，剁成小块。或取净干漆小块，置锅内，用中火炒至烟尽为度，喷淋清水少许，灭尽火星，取出放凉。

【性味与归经】辛，温；有毒。归肝、脾经。

【功能与主治】破瘀通经，消积杀虫。用于瘀血经闭，癥瘕积聚，虫积腹痛。

【用法与用量】2～5g。

【附方】① 治妇人不曾生育，血气脏腑疼痛不可忍，及丈夫元气小肠气撮痛：干漆一两（为末），湿漆一两。先将湿漆入铫子内熬，如一食饭间已来，住火，与干漆末一处拌和，丸如半皂子大。每服用一丸，温酒吞下，无时。如元气小肠膀胱气痛，牙关紧急，但斡开牙关，温酒化一丸灌下。（《经验方》二圣丸）

② 治产后恶露不尽，腹内痛：干漆一两（捣碎，炒令烟尽），没药一两。上件药捣细罗为散，每服食前以热酒调下一钱。（《太平圣惠方》）

③ 治产后血晕：附子一枚（酒泡七次去皮、尖），丹皮一两，干漆一两（炒候烟尽），大黄一两（酒煮）。上四味共为末，米醋一升熬成膏，和药丸。每丸重五分，每服三丸，急用五丸，温酒吞下。（《陈素庵妇科补解》）

④ 治九种心痛，及腹胁积聚滞气：干漆（炒烟出）二两。上一味，捣罗为末，醋煮，面糊为丸，如梧桐子大。每服五丸至七丸，热酒下，醋汤亦得下，不拘时候。（《圣济总录》干漆丸）

【现代研究】**1. 化学成分研究**：干漆是生漆中的漆酚在虫漆酶的作用下，在空气中氧化生成的黑色树脂状物质。

2. 药理作用研究：干漆药理活性广泛，随着现代研究的深入，许多新的药理作用不断被发现，如解痉作用、对心血管的影响、促凝血作用等。

【参考文献】

[1] 金莲花 . 中药干漆的药理作用及临床应用 [J]. 现代医药卫生，2007，16：2467-2468.

[2] 国家中医药管理局《中华本草》编委会 . 中华本草 [M]. 上海：上海科学技术出版社，1999：2314-2316.

四十六、肉桂

Cinnamomum cassia Presl

【形态】中等大乔木；树皮灰褐色，老树皮厚达 13mm。一年生枝条圆柱形，黑褐色，有纵向细条纹，略被短柔毛，当年生枝条多少呈四棱形，黄褐色，具纵向细条纹，密被灰黄色短绒毛。顶芽小，长约 3mm，芽鳞宽卵形，先端渐尖，密被灰黄色短绒毛。叶互生或近对生，长椭圆形至近披针形，长 8～16（34）cm，宽 4～5.5（9.5）cm，先端稍急尖，基部急尖，革质，边缘软骨质，内卷，上面绿色，有光泽，无毛，下面淡绿色，晦暗，疏被黄色短绒毛，离基三出脉，侧脉近对生，自叶基 5～10mm 处生出，稍弯向上伸至叶端之下方渐消失，与中脉在上面明显凹陷，下面十分凸起，向叶缘一侧有多数支脉，支脉在叶缘之内拱形连结，横脉波状，近平行，相距3～4mm，上面不明显，下面凸起，其间由小脉连接，小脉在下面明显可见；叶柄粗壮，长1.2～2cm，腹面平坦或下部略具槽，被黄色短绒毛。圆锥花序腋生或近顶生，长8～16cm，三级分枝，分枝末端为3花的聚伞花序，总梗长约为花序长之半，与各级序轴被黄色绒毛。花白色，长约4.5mm；花梗长3～6mm，被黄褐色短绒毛。花被内外两面密被黄褐色短绒毛，花被筒倒锥形，长约2mm，花被裂片卵状长圆形，近等大，长约2.5mm，宽1.5mm，先端钝或近锐尖。能育雄蕊9，花丝被柔毛，第一、二轮雄蕊长约2.3mm，花丝扁平，长约1.4mm，上方1/3处变宽大，花药卵圆状长圆形，长约0.9mm，先端截平，药室4，室均内向，上2室小得多，第三轮雄蕊长约2.7mm，花丝扁平，长约1.9mm，上方1/3处有一对圆状肾形腺体，花药卵圆状长圆形，药室4，上2室较小，外侧向，下2室较大，外向。退化雄蕊3，位于最内轮，连柄长约2mm，柄纤细，扁平，长1.3mm，被柔毛，先端箭头状正三角形。子房卵球形，长约1.7mm，无毛，花柱纤细，与子房等长，柱头小，不明显。果椭圆形，长约1cm，宽7～8（9）mm，成熟时黑紫色，无毛；果托浅杯状，长4mm，顶端宽达7mm，边缘截平或略具齿裂。花期6～8月，果期10～12月。

【分布】为一栽培种，原产于我国，现广东、广西、福建、台湾、云南等省区的热带及亚热带地区广为栽培，其中尤以广西栽培为多。

【入药部位及采收加工】嫩枝：肉桂的干燥嫩枝。春、夏二季采收，除去叶，晒干，或切片晒干。

【中药名称】桂枝。

桂枝 Guizhi
《新修本草》

【来源】本品为樟科植物肉桂 *Cinnamomum cassia* Presl 的干燥嫩枝。

【性状】本品呈长圆柱形，多分枝，长30～75cm，粗端直径0.3～1cm。表面红棕色至棕色，有纵棱线、细皱纹及小疙瘩状的叶痕、枝痕和芽痕，皮孔点状。质硬而脆，易折断。切片厚2～4mm，切面皮部红棕色，木部黄白色至浅黄棕色，髓部略呈方形。有特异香气，味甜、微辛，皮部味较浓。

【炮制方法】除去杂质，洗净，润透，切厚片，干燥。

【性味与归经】辛、甘，温。归心、肺、膀胱经。

【功能与主治】发汗解肌，温通经脉，助阳化气，平冲降气。用于风寒感冒，脘腹冷痛，血寒经闭，关节痹痛，痰饮，水肿，心悸，奔豚。

【用法与用量】3～10g。

【附方】太阳病，下之后，脉促胸满，微恶寒者：桂枝（去皮）三两（9g），甘草（炙）二两（6g），生姜（切）三两（9g），大枣（擘）十二枚，附子（炮，去皮，破八片）一枚（5g）。具有解肌祛风、温经复阳之功效。（《伤寒论》）

【现代研究】1. 化学成分研究：研究表明桂枝中含有以桂皮醛为主的挥发性成分，尚含有有机酸类、鞣质类、糖类、甾体类、香豆素类等成分。

2. 药理作用研究：药理学研究证实，桂枝具有解热、扩张皮肤血管、促进血液循环、解表、镇痛、抗真菌、抗肿瘤等作用，且毒副作用低。

【参考文献】

[1] 许源，宿树兰，王团结，等. 桂枝的化学成分与药理活性研究进展 [J]. 中药材，2013（4）：674-678.

[2] 国家中医药管理局《中华本草》编委会. 中华本草 [M]. 上海：上海科学技术出版社，1999：2343-2346.

四十七、乳香树
Boswellia carterii Birdw.

【形态】橄榄科矮小乔木，高4～5m，罕达6m。树干粗壮，树皮光滑，淡棕色，纸状，粗枝的树皮鳞片状，逐渐剥落，幼枝圆柱形。叶互生，密集形成叶簇，或于上部疏生，奇数羽状复叶，长15～25cm，叶柄被白毛，小叶7～9对，对生，无柄，基部者最小，向上渐大，小叶片长卵形，长达3.5cm，顶端者长达7.5cm，宽1.5cm，先端钝，通常略波曲，基部圆形，近心形或截形，边缘有不规则圆齿裂，或呈不明显齿裂至近全缘，两面均被白毛或上面无毛，下面被疏毛。花小，排成稀疏的总状花序，花序较叶短；苞片卵形，先端尖；花萼杯状，先端5裂，裂片三角状卵形；花瓣5片，淡黄色，与萼片互生，卵形，长约为萼片的2倍，先端急尖；雄蕊10枚，着生于花盘外侧，花药橙色，花丝短，略长于花盘；花盘大，肥厚，圆盘形，玫瑰红色，具5～10钝微圆齿；子房上位，着生于花托上，中部以下为花盘所包围，3～4室，每室具2垂生胚珠，花柱粗，略超出雄蕊；柱头头状，略三裂。果实小，长约1cm，倒卵形，有三棱，钝头，基部有花托，花盘及花丝残留，果皮光滑，肉质，肥厚，折生成3～4瓣膜。每室具种子1枚。花期4月。

【分布】分布于红海沿岸至利比亚、苏丹、土耳其、伊朗等地。主产于红海沿岸的索马里和埃塞俄比亚。

【入药部位及采收加工】树脂：橄榄科植物乳香树树皮渗出的树脂。

【中药名称】乳香。

乳香 Ruxiang
《名医别录》

【来源】本品为橄榄科植物乳香树 *Boswellia carterii* Birdw. 树皮渗出的树脂。

【性状】本品呈长卵形滴乳状、类圆形颗粒或黏合成大小不等的不规则块状物。大者长达2cm（乳香珠）或5cm（原乳香）。表面黄白色，半透明，被有黄白色粉末，久存则颜色加深。质脆，遇热软化。破碎面有玻璃样或蜡样光泽。具特异香气，味微苦。

【炮制方法】醋乳香：取净乳香，照醋炙法炒至表面光亮。每100kg乳香，用醋5kg。

【性味与归经】辛、苦，温。归心、肝、脾经。

【功能与主治】活血定痛，消肿生肌。用于胸痹心痛，胃脘疼痛，痛经经闭，产后瘀阻，癥瘕腹痛，风湿痹痛，筋脉拘挛，跌打损伤，痈肿疮疡。

【用法与用量】煎汤或入丸、散，3～5g；外用适量，研末调敷。

【附方】① 治甲沟炎：取适量乳香，研成粉末，用适量蜂蜜调配成敷剂，敷于患处。

② 治乳腺炎：取适量乳香，研成粉末，用适量玫瑰花油调配成敷剂，敷于患处。

③ 治头癣：取适量乳香，研成粉末，用适量胡桐泪煎成药水，外洗头部。

④ 治烧伤：取适量乳香，研成粉末，用适量鸭油调配成敷剂，敷于患处。

⑤ 治眼角生翳，视物有障：取适量乳香，用火烧出药烟，熏于眼部。（1～5方出自《注医典》）

⑥ 治智力低下，肝寒纳差：取适量乳香，浸泡在适量水中，每日服用1次。

⑦ 治流行疾病：取适量乳香，用火烧出药烟，熏于室内。

⑧ 治斑秃脱发：取适量乳香，用火烧出药烟，熏于头部。

⑨ 治肠道生虫：取适量乳香，研成细粉，

与适量葡萄醋冲服。

⑩ 治黏液质性伤寒，痢疾带血：取适量乳香。研成细粉，与适量没药、西红花粉制成栓剂，塞入肛门。（6～10方出自《拜地依药书》）

【现代研究】**1.化学成分研究**：乳香的化学成分研究始于19世纪末，自从乳香中分离得到 α-乳香酸和 β-乳香酸的混合物以来，已报道的化学成分有五环三萜、四环三萜和大环二萜类以及20余种挥发油类成分、阿拉伯糖、木糖等。

2.药理作用研究：乳香药理活性广泛，随着现代研究的深入，许多新的药理作用不断被发现，如抗炎、抗菌、抗肿瘤、抗溃疡、改善记忆等。

【参考文献】

[1] 常允平，韩英梅，张俊艳.乳香的化学成分和药理活性研究进展[J].现代药物与临床，2012（1）：52-59.

[2] 国家中医药管理局《中华本草》编委会.中华本草[M].上海：上海科学技术出版社，1999：2357-2360.

四十八、肉豆蔻

Myristica fragrans Houtt.

【形态】小乔木；幼枝细长。叶近革质，椭圆形或椭圆状披针形，先端短渐尖，基部宽楔形或近圆形，两面无毛；侧脉8～10对；叶柄长7～10mm。雄花序长1～3cm，无毛，着花3～20，稀1～2，小花长4～5mm；花被裂片3（～4），三角状卵形，外面密被灰褐色绒毛；花药9～12枚，线形，长约雄蕊柱的一半；雌花序较雄花序为长；总梗粗壮，着花1～2朵；花长6mm，直径约4mm；花被裂片3，外面密被微绒毛；花梗长于雌花；小苞片着生在花被基部，脱落后残存通常为环形的瘢痕；子房椭圆形，外面密被锈色绒毛，花柱极短，柱头先端2裂。果通常单生，具短柄，有时具残存的花被片；假种皮红色，至基部撕裂；种子卵珠形；子叶短，蜷曲，基部连合。

【分布】原产于马鲁古群岛，热带地区广泛栽培。我国台湾、广东、云南等地已引种。

【入药部位及采收加工】**果实**：采摘成熟果实，除去果皮，剥去假种皮，将种仁用45℃低温慢慢烤干，当种仁摇之作响时即可。

【中药名称】肉豆蔻。

肉豆蔻 Roudoukou

《药性论》

【来源】本品为肉豆蔻科植物肉豆蔻 *Myristica fragrans* Houtt. 的干燥种仁。

【性状】本品呈卵圆形或椭圆形，长2～3cm，直径1.5～2.5cm。表面灰棕色或灰黄色，有时外被白粉（石灰粉末）。全体有浅色纵行沟纹和不规则网状沟纹。种脐位于宽端，呈浅色圆形突起，合点呈暗凹陷。种脊呈纵沟状，连接两端。质坚，断面显棕黄色相杂的大理石花纹，宽端可见干燥皱缩的胚，富油性。香气浓烈，味辛。

【炮制方法】除去杂质，洗净，干燥。

【性味与归经】辛，温。归脾、胃、大肠经。

【功能与主治】温中行气，涩肠止泻。用于脾胃虚寒，久泻不止，脘腹胀痛，食少呕吐。

【用法与用量】3～10g。

【附方】① 治泻：肉豆蔻五钱，白滑石春、冬一两二钱五分，夏二两五钱，秋二两。上为细末，姜汁调，神曲作糊，为丸服。（《医

学正传》止泻方）

② 治泻痢日久，肠胃虚寒，肠滑，糟粕不聚：肉豆蔻（煨）、胡粉（炒）、龙骨（煅）、白矾（煅）各等份。为末，糊丸。量大小，米汤下。(《婴童类萃》豆蔻丸）

③ 治脾胃虚寒，泄泻不止，下痢赤白，无药可治：肉豆蔻（切作片子，炒黄色）、罂粟壳（捣碎，用蜜拌匀，炒黑黄）、甘草（切碎，炒黄黑色）、干生姜（切细，炒黄黑色）。上各等份为末，每服五钱。(《卫生家宝》肉豆蔻散）

④ 治脾脏久冷，滑泄不止：肉豆蔻（去壳）五两，附子（炮裂，去皮、脐）五枚。上二味，捣罗为末，酒煮面糊为丸，梧桐子大。每服十五丸加至二十丸，温米饮下，空心食前。(《圣济总录》肉豆蔻丸）

⑤ 治脾胃虚弱，大便不实，饮食不思：补骨脂（炒）四两，肉豆蔻（生用）二两，五味子二两，吴茱萸四两。上药为末。生姜四两切碎，红枣四十九枚，用水一碗煮姜、枣，去姜，水干，取枣肉和药丸，桐子大。每服五七十丸，空心盐汤下。(《内科摘要》四神丸）

【现代研究】1. 化学成分研究：根据目前国内外有关肉豆蔻属植物的研究报道，肉豆蔻的化学成分主要含脂肪油、挥发油和肉豆蔻酸等。

2. 药理作用研究：国内外对肉豆蔻属的药理作用研究较少，主要有心血管药理作用，中枢药理作用，抗肿瘤、抗炎和抗菌等药理作用。

【参考文献】

[1] 张爱武，刘乐乐，何学敏，等. 肉豆蔻化学成分与药理活性的研究进展[J]. 内蒙古医科大学学报，2014（1）：85-88.

[2] 国家中医药管理局《中华本草》编委会. 中华本草[M]. 上海：上海科学技术出版社，1999：2368-2370.

四十九、桑

Morus alba L.

【别名】桑树、家桑、蚕桑。

【形态】乔木或灌木，高3～10m或更高，胸径可达50cm，树皮厚，灰色，具不规则浅纵裂；冬芽红褐色，卵形，芽鳞覆瓦状排列，灰褐色，有细毛；小枝有细毛。叶卵形或广卵形，长5～15cm，宽5～12cm，先端急尖、渐尖或圆钝，基部圆形至浅心形，边缘锯齿粗钝，有时叶为各种分裂，表面鲜绿色，无毛，背面沿脉有疏毛，脉腋有簇毛；叶柄长1.5～5.5cm，具柔毛；托叶披针形，早落，外面密被细硬毛。花单性，腋生或生于芽鳞腋内，与叶同时生出；雄花序下垂，长2～3.5cm，密被白色柔毛，雄花。花被片宽椭圆形，淡绿色。花丝在芽时内折，花药2室，球形至肾形，纵裂；雌花序长1～2cm，被毛，总花梗长5～10mm，被柔毛，雌花无梗，花被片倒卵形，顶端圆钝，外面和边缘被毛，两侧紧抱子房，无花柱，柱头2裂，内面有乳头状突起。聚花果卵状椭圆形，长1～2.5cm，成熟时红色或暗紫色。花期4～5月，果期5～8月。

【分布】本种原产于我国中部和北部，现由东北至西南各省区，西北直至新疆均有栽培。

【入药部位及采收加工】1. 根皮：秋末叶落时至次春发芽前采挖根部，刮去黄棕色粗皮，纵向剖开，剥取根皮，晒干。

2. 叶：初霜后采收，除去杂质，晒干。

3. 枝：春末夏初采收，去叶，晒干，或趁鲜切片，晒干。

【中药名称】桑白皮、桑叶、桑枝。

（一）桑白皮 Sangbaipi《药性论》

【来源】本品为桑科植物桑 *Morus alba* L. 的干燥根皮。

【性状】本品呈扭曲的卷筒状、槽状或板片状，长短宽窄不一，厚 1～4mm。外表面白色或淡黄白色，较平坦，有的残留橙黄色或棕黄色鳞片状粗皮；内表面黄白色或灰黄色，有细纵纹。体轻，质韧，纤维性强，难折断，易纵向撕裂，撕裂时有粉尘飞扬。气微，味微甘。

【炮制方法】桑白皮洗净，稍润，切丝，干燥。

【性味与归经】甘，寒。归肺经。

【功能与主治】泻肺平喘，利水消肿。用于肺热喘咳，水肿胀满尿少，面目肌肤浮肿。

【用法与用量】6～12g。

【附方】① 治小儿肺盛，气急喘嗽：地骨皮、桑白皮（炒）各一两，甘草（炙）一钱。锉散，入粳米一撮，水二小盏，煎七分。食前服。（《小儿药证直诀》泻白散）

② 治肺气喘急，坐卧不安：桑根白皮（锉），甜葶苈（隔纸炒）。上二味等份，粗捣筛，每服三钱匕，水一盏，煎至六分，去滓。食后温服，微利为度。（《圣济总录》泻肺汤）

③ 治水肿，通身皆肿：桑根白皮（炙黄色，锉）五两，吴茱萸（水浸一宿，炒下）二两，甘草（炙）一两。每服五钱匕，用水二盏，生姜一枣大（切），饴糖半匙，煎至一盏，去滓，温服。（《圣济总录》桑白皮汤）

④ 治咳嗽甚者，或有吐血：桑根白皮一斤（米泔浸三宿，净刮上黄皮，锉细），入糯米四两（焙干），一处捣为末。每服米饮调下一两。（《经验方》）

【现代研究】**1. 化学成分研究**：目前桑白皮的化学成分已分离鉴定的有 Diels-Alder 型加合物、黄酮类、呋喃类、香豆素类、萜类、甾醇类、糖类及挥发油类等。

2. 药理作用研究：桑白皮因含有多种化学成分而具有多种不同的药理作用，如降糖降压、平喘利尿、镇痛抗炎、抗癌保肝等。

【参考文献】

[1] 候宝林，施洋，赵俊芳，等. 桑白皮化学成分及药理作用研究进展 [J]. 辽宁中医杂志，2020（8）：212-214.

[2] 国家中医药管理局《中华本草》编委会. 中华本草 [M]. 上海：上海科学技术出版社，1999：2379-2382.

（二）桑叶 Sangye《神农本草经》

【来源】本品为桑科植物桑 *Morus alba* L. 的干燥叶。

【性状】本品多皱缩、破碎。完整者有柄，叶片展平后呈卵形或宽卵形，长 8～15cm，宽 7～13cm。先端渐尖，基部截形、圆形或心形，边缘有锯齿或钝锯齿，有的不规则分裂。上表面黄绿色或浅黄棕色，有的有小疣状突起；下表面颜色稍浅，叶脉突出，小脉网状，脉上被疏毛，脉基具簇毛。质脆。气微，味淡、微苦涩。

【炮制方法】除去杂质，搓碎，去柄，筛去灰屑。

【性味与归经】甘、苦，寒。归肺、肝经。

【功能与主治】疏散风热，清肺润燥，清肝明目。用于风热感冒，肺热燥咳，头晕头痛，目赤昏花。

【用法与用量】5～10g。

【附方】① 治太阴风温，但咳，身不甚热，微渴者：杏仁二钱，连翘一钱五分，薄荷八分，桑叶二钱五分，菊花一钱，桔梗二钱，甘草八分（生），苇根二钱。水二杯，煮取一杯。日二服。（《温病条辨》桑菊饮）

② 治风眼下泪：腊月不落桑叶，煎汤日日温洗，或入芒硝。(《濒湖集简方》)

③ 治天行赤眼，风热肿痛，目涩眩赤：铁扇子（桑叶）二张，以滚水冲半盏，盖好，候汤温，其色黄绿如浓茶样为出味。(《养素园传信方》)

【现代研究】**1. 化学成分研究**：目前已经从桑叶中分离鉴定出黄酮类、生物碱、多糖、甾醇、挥发油、氨基酸等多种化学成分。

2. 药理作用研究：桑叶丰富的物质基础使其具有降血糖、降血脂、抗氧化、延缓衰老、抗炎抑菌等药理作用，与人类防治糖尿病、动脉粥样硬化、肥胖症等疾病密切相关。

3. 临床研究：目前在临床上桑叶被广泛应用于糖尿病、高血压、高血脂、肺结核、汗证和妇女崩漏的治疗。

【参考文献】

[1] 陈淑莹，侯小涛，黄显婷，等. 桑叶的化学成分、药理作用及应用研究进展 [J]. 辽宁中医药大学学报，2023，25（4）：207-220.

[2] 国家中医药管理局《中华本草》编委会. 中华本草 [M]. 上海：上海科学技术出版社，1999：2382-2385.

（三）桑枝 Sangzhi
《本草图经》

【来源】本品为桑科植物桑 *Morus alba* L. 的干燥嫩枝。

【性状】本品呈长圆柱形，少有分枝，长短不一，直径 0.5～1.5cm。表面灰黄色或黄褐色，有多数黄褐色点状皮孔及细纵纹，并有灰白色略呈半圆形的叶痕和黄棕色的腋芽。质坚韧，不易折断，断面纤维性。切片厚 0.2～0.5cm，皮部较薄，木部黄白色，射线放射状，髓部白色或黄白色。气微，味淡。

【炮制方法】未切片者，洗净，润透，切厚片，干燥。

【性味与归经】微苦，平。归肝经。

【功能与主治】祛风湿，利关节。用于风湿痹病，肩臂、关节酸痛麻木。

【用法与用量】9～15g。

【附方】① 治风热臂痛：桑枝一小升。细切，炒香，以水三大升，煎取二升。一日服尽，无时。(《本事方》)

② 治脚气肿痛，行履不得：桑枝二斤，枳壳、槐树皮（各）一斤，柳枝三斤。上件药，细锉和匀，每度用药半斤，以水三斗，煎煮二斗，去滓，看冷暖，于避风处淋蘸。(《普济方》)

③ 治偏风：桑枝（锉）一大升，以水一大斗，煎取二大升。夏日井中沉，恐酢坏。每日服一盏，空腹服尽。(《外台秘要》)

④ 治高血压：桑枝、桑叶、茺蔚子各 15g，加水 1000mL，煎成 600mL，睡前洗脚 30～40min，洗完睡觉。（辽宁《中草药新医疗法展览会资料选编》双桑降压汤）

⑤ 治水气，脚气：桑枝二两。炒香，以水一升，煎二合。每日空腹服之。(《圣济总录》)

⑥ 治水肿坐卧不得，头面身体悉肿：取东引花桑枝烧灰淋汁，煮赤小豆。空心食令饱，饥即食尽，不得吃饭。(《梅师方》)

【现代研究】**1. 化学成分研究**：桑枝所含化学成分种类较多，主要有黄酮类化合物、多糖类化合物、生物碱和氨基酸，此外还有一些挥发油、鞣质、琥珀酸、腺嘌呤、多种维生素。黄酮类化合物主要包括桑素、桑色烯、环桑素、环桑色烯等；多糖类化合物主要包括鼠李糖、阿拉伯糖、葡萄糖、半乳糖；生物碱和氨基酸类包括 1- 脱氧野尻霉素（DNJ）、γ- 氨基丁酸和 L- 天门冬氨酸。

2. 药理作用研究：桑枝因含有多种化学成分而具有多种不同的药理作用，如抗氧化、抗炎、降血脂、降血糖、抗病毒、抗肿瘤等。

【参考文献】

[1] 邢冬杰，项东宇，张彩坤.桑枝活性成分提取及药理作用研究进展 [J]. 中国现代中药，2014，16（11）：957-960.

[2] 国家中医药管理局《中华本草》编委会.中华本草 [M]. 上海：上海科学技术出版社，1999：2385-2387.

五十、石楠

Photinia serrulata Lindl.

【别名】山官木、凿角、石楠柴、将军梨、石眼树、笔树、扇骨木、千年红、凿木、红叶石楠、中华石楠。

【形态】常绿灌木或小乔木，高4～6m，有时可达12m；枝褐灰色，无毛；冬芽卵形，鳞片褐色，无毛。叶片革质，长椭圆形、长倒卵形或倒卵状椭圆形，长9～22cm，宽3～6.5cm，先端尾尖，基部圆形或宽楔形，边缘有疏生纤细锯齿，近基部全缘，上面光亮，幼时中脉有绒毛，成熟后两面皆无毛，中脉显著，侧脉25～30对；叶柄粗壮，长2～4cm，幼时有绒毛，以后无毛。复伞房花序顶生，直径10～16cm；总花梗和花梗无毛，花梗长3～5mm；花密生，直径6～8mm；萼筒杯状，长约1mm，无毛；萼片阔三角形，长约1mm，先端急尖，无毛；花瓣白色，近圆形，直径3～4mm，内外两面皆无毛；雄蕊20，外轮较花瓣长，内轮较花瓣短，花药带紫色；花柱2，有时为3，基部合生，柱头头状，子房顶端有柔毛。果实球形，直径5～6mm，红色，后呈褐紫色，有1粒种子；种子卵形，长2mm，棕色，平滑。花期4～5月，果期10月。

【分布】分布于陕西、甘肃、河南、江苏、安徽、浙江、江西、湖南、湖北、福建、台湾、广东、广西、四川、云南、贵州。生于杂木林中，海拔1000～2500m。日本、印度尼西亚也有分布。

【入药部位及采收加工】叶：秋季采收，洗净切片晒干备用。叶随用随采，或夏季采集，晒干。

【中药名称】石楠叶。

石楠叶 Shinanye
《神农本草经》

【来源】本品为蔷薇科植物石楠 *Photinia serrulata* Lindl. 的干燥叶。

【性状】本品呈长椭圆形或长倒卵形，长8～16cm或过之，宽3～6cm或过之，顶端短尖，基部近圆形或宽楔形，边缘有细密尖锐的锯齿。上面浅绿棕色至紫棕色，较光滑，下表面色较浅，主脉突起。革质，脆而易破碎。气微，味苦、涩。以叶片完整、绿棕色者为佳。

【炮制方法】取石楠叶，除去杂质及梗，洗净，稍润，切丝，干燥。

【性味与归经】性平，味辛、苦；有小毒。

【功能与主治】祛风，通络，益肾。用于风湿痹痛，腰背酸痛，足膝无力，偏头痛。

【用法与用量】4.5～9g。

【附方】① 治跌打损伤：石楠叶捣烂，敷患处。(《湖南药物志》)

② 治头痛：石楠叶9g，川芎2.4g，白芷4.5g，天麻4.5g，女贞子6g。水煎服。(《湖南药物志》)

【现代研究】1. 化学成分研究：石楠叶主要含黄酮类、三萜类、甾醇类、挥发油、色素、糖类、氨基酸、矿质元素、脂肪酸等化学成分。

2. 药理作用研究：马钱子药理活性广泛，

随着现代研究的深入，许多新的药理作用不断被发现，如抗菌、抗氧化等。

【参考文献】

[1] 丁慧，孙晓敏，李超杰，等. 赤楠化学成分及药理作用研究概况 [J]. 中国民族民间医药，2018，04：34-36.

[2] 国家中医药管理局《中华本草》编委会. 中华本草 [M]. 上海：上海科学技术出版社，1999：2387-2389.

五十一、酸橙

Citrus aurantium L.

【别名】意大利佛手柑、枳壳、葡萄柚。

【形态】小乔木，枝叶茂密、刺多。叶色浓绿、质地颇厚，翼叶倒卵形，基部狭尖，长1～3cm，宽0.6～1.5cm，或个别品种几无翼叶。总状花序有花少数，有时兼有腋生单花，有单性花倾向，即雄蕊发育，雌蕊退化；花蕾椭圆形或近圆球形；花萼5或4浅裂，有时花后增厚，无毛或个别品种被毛；花大小不等、花径2～3.5cm；雄蕊20～25枚，通常基部合生成多束。果圆球形或扁圆形，果皮稍厚至甚厚，难剥离，橙黄至朱红色，油胞大小不均匀，凹凸不平，果心实或半充实，瓢囊10～13瓣，果肉味酸，有时有苦味或兼有特异气味；种子多且大，常有肋状棱，子叶乳白色，单或多胚。花期4～5月，果期9～12月。

【分布】秦岭南坡以南各地，通常栽种，有时为半野生。

【入药部位及采收加工】1. 果实：干燥未成熟果实，7月果皮尚绿时采收、自中部横切为两半、晒干或低温干燥。

2. 幼果：干燥幼果。

【中药名称】枳实、枳壳。

（一）枳实 Zhishi
《神农本草经》

【别名】鹅眼枳实。

【来源】本品为芸香科植物酸橙 *Citrus aurantium* L. 及其栽培变种或甜橙的干燥幼果。

【性状】本品呈半球形，少数为球形，直径0.5～2.5cm。外果皮黑绿色或棕褐色，具颗粒状突起和皱纹，有明显的花柱残迹或果梗痕。切面中果皮略隆起，厚0.3～1.2cm，黄白色或黄褐色，边缘有1～2列油室，瓤囊棕褐色。质坚硬。气清香，味苦、微酸。

【炮制方法】除去杂质，洗净，润透，切薄片，干燥。

【性味与归经】苦、辛、酸，微寒。归脾、胃经。

【功能与主治】破气消积，化痰散痞。用于积滞内停，痞满胀痛，泻痢后重，大便不通，痰滞气阻，胸痹，结胸，脏器下垂。

【用法与用量】3～10g。

【使用注意】孕妇慎用。

【附方】① 治痞，消食，强胃：白术二两，枳实（麸炒黄色，去瓤）一两；上同为极细末，荷叶裹炒，饭为丸，如梧桐子大；每服五十丸，多用白汤下，无时。（《内外伤辨惑论》枳术丸）

② 治胸痹心中痞气：枳实四枚，厚朴四两，薤白半升，桂枝一两，栝楼实一枚（捣）；上五味，以水五升，先煮枳实、厚朴，取二升，去滓，纳诸药，煮数沸，分温三服。（《金匮要略》枳实薤白桂枝汤）

③ 治卒患胸痹痛：枳实捣（末），宜服方寸匕，日三夜一服。（《肘后方》）

④ 治两胁疼痛：枳实一两，白芍药

（炒）、川芎、人参各半两；为末，空心姜、枣汤调二钱服，酒亦可。（《卫生易简方》）

⑤ 治产后腹痛，烦满不得卧：枳实（烧令黑，勿太过）、芍药等份；杵为散，服方寸匕，日三服。并主痈肿，以麦粥下之。（《金匮要略》枳实芍药散）

【现代研究】1. 化学成分： 枳实的化学成分可分为黄酮类、生物碱类、挥发油类及其他。研究表明枳实化学成分中以黄酮类为主，其中含量最高的为柚皮苷、新橙皮苷；生物碱类主要成分为辛弗林；挥发油类以柠檬烯、芳樟醇为主；此外还含有少量的其他化合物。

2. 药理作用研究： ① 抗氧化作用：枳实可抑制细胞内活性氧强度和提高超氧化物歧化酶、过氧化氢酶和谷胱甘肽过氧化物酶活性，具有良好的抗氧化能力。

② 兴奋平滑肌作用：枳实能兴奋家兔子宫平滑肌、诱发肌条的节律性收缩活动和加快收缩频率。

③ 升压作用：枳实生物碱具有明显的升压作用，其主要有效成分辛弗林、*N*- 甲基酪胺能收缩外周血管，能明显使收缩压、舒张压均升高。

④ 抑菌作用：枳实挥发油能抑制变形链球菌的生长，降解其成熟的生物膜；降低变形链球菌的发病率。

⑤ 镇痛和中枢抑制作用：枳实挥发油能使醋酸引起的小鼠扭体反应发生次数减少，表现了一定程度镇痛和中枢抑制作用。

⑥ 降血糖作用：枳实的环己烷部位通过刺激 NCI-H716 细胞产生胰高血糖素样肽 -1（GLP-1）达到降血糖作用。

⑦ 肝脏保护作用：枳实通过调节脂质代谢和多靶向信号传导途径发挥保肝作用，逆转肝脂代谢紊乱，改善化学性肝损伤。

【参考文献】

[1] 陈思琦，沈震亚，罗跃华，等 . 中药枳实化学成分及药理学研究进展 [J]. 药品评价，2022，19（14）：887-891.

[2] 南京中医药大学 . 中药大辞典 [M]. 上海：上海科学技术出版社，2006：2228-2231.

（二）枳壳 Zhiqiao
《雷公炮炙论》

【别名】 只壳、商壳。

【来源】 本品为芸香科植物酸橙 *Citrus aurantium* L. 及其栽培变种的干燥未成熟果实。

【性状】 本品呈半球形，直径 3～5cm，外果皮棕褐色至褐色，有颗粒状突起，突起的顶端有凹点状油室；有明显的花柱残迹或果梗痕。切面中果皮黄白色，光滑而稍隆起，厚 0.4～1.3mm，边缘散有 1～2 列油室，瓤囊 7～12 瓣，少数至 15 瓣，汁囊干缩呈棕色至棕褐色；内藏种子，质坚硬，不易折断；气清香，味苦，微酸。

【炮制方法】1. 枳壳： 取原药材，除去杂质，洗净，润透，切薄片，干燥。生品善于理气宽中，多用于脘腹胀痛。

2. 炒枳壳： 取净枳壳片，置锅内，用文火炒至黄色，或用武火炒至焦黄色，喷淋清水少许，灭尽火星，取出放凉。清炒后缓和其药性。

3. 麸炒枳壳： 取麸皮撒入热锅内，用中火加热，候冒烟时加入净枳壳片，迅速拌炒至深黄色，麸皮呈焦黄色时取出，筛去焦麸皮，放凉。每 100kg 枳壳，用麸皮 10kg。麸炒后缓和其辛燥之性，多用于和胃消胀。

【性味与归经】 苦、辛、酸，微寒。归脾、胃经。

【功能与主治】 理气宽中，行滞消胀。主治胸膈气滞，胀满疼痛，食积不化，痰饮内停，脏器下垂。

【用法与用量】 内服煎汤：3～10g，或入丸、散。外用：煎水洗或炒热熨。

【使用注意】 孕妇慎用。

【附方】 ① 治气滞、食饮痰火停结：用

枳壳一两，厚朴八钱，俱用小麦麸皮拌炒，去麸。每用枳壳二钱，厚朴一钱六分。水煎服。（《本草汇言》）

② 治久嗽上焦热，胸膈不利：枳壳（炒）、桔梗各三两，黄芩二两。上㕮咀，每日早用二两作一服，水三盏煎二盏，匀作三服，午时一服，申时一服，临卧时一服。（《古今医统》枳壳汤）

③ 治虚羸大便秘：枳壳（制）、阿胶（炒）各等份。上为细末，炼蜜和剂，杵两三千下，丸如桐子大，别研滑石末为衣。温汤下二十丸，半日来未通，再服三十丸，止于五十丸。（《济阴纲目》）

④ 治肠风下血：枳壳（去瓤，麸炒）、荆芥穗各一两，槐鹅半两（炒黄）。上为末。每服二钱，温米饮调下，不拘时，未效再服。（《普济方》荣顺散）

【现代研究】1. 化学成分研究：枳壳中的化学成分主要包括黄酮类、香豆素类、生物碱类、挥发油类，此外还有多糖、三萜类、微量元素等成分。

2. 药理作用研究：① 调节胃肠功能：枳壳挥发油、柠檬烯均有很好的促进胃肠动力的作用。

② 抗抑郁作用：体外大鼠强迫游泳、悬尾实验模型及体内皮质酮诱导的 PC12 细胞神经毒性模型研究表明，枳壳具有很好的抗抑郁作用。

③ 抑菌作用：枳壳挥发油对革兰氏阳性菌的抑制作用要强于阴性菌，对黄杆菌具有很好的抑制活性。

④ 抗炎作用：采用 LPS 诱导大鼠炎症模型发现枳壳提取物可显著下调炎症因子 IL-6、IL-1、TNF-α 的表达。

⑤ 抗肿瘤作用：枳壳中含有黄酮类化合物和挥发油类化合物，对多种肿瘤都表现出很好的抵抗活性。

⑥ 抗氧化作用：枳壳分离得到 3 种粗多糖 CALA、CALB 和 CALC，其中 CALB 的抗氧化活性最高，其对 DPPH 自由基、羟基自由基、超氧自由基、H_2O_2 4 种自由基的清除作用最强。

⑦ 对心血管系统作用：枳壳多糖 CALB-2 可有效减缓 H_2O_2 对心肌细胞造成的氧化损伤，使其恢复活力，并呈剂量依赖性。橙皮素可通过激活 Sirt1/Nrf2 通路调节氧化应激、炎症和凋亡，在异丙肾上腺素诱导的心肌缺血中发挥保护作用。

⑧ 免疫调节作用：枳壳中含有的多糖类化合物具有很好的免疫调节作用。

【参考文献】

[1] 江宝瑞，丁宏，王跃，等. 枳壳的药理研究进展 [J]. 云南中医中药杂志，2022，43（6）：70-75.

[2] 南京中医药大学. 中药大辞典 [M]. 上海：上海科学技术出版社，2006：2228-2231.

五十二、柿
Diospyros kaki Thunb.

【形态】落叶大乔木，通常高 10m 以上，胸高直径达 65cm，高龄老树有高达 27m 的；树皮深灰色至灰黑色，或者黄灰褐色至褐色，沟纹较密，裂成长方块状；树冠球形或长圆球形，老树冠直径 10～13m，有达 18m 的。枝开展，带绿色至褐色，无毛，散生纵裂的长圆形或狭长圆形皮孔；嫩枝初时有棱，有棕色柔毛或绒毛或无毛。冬芽小，卵形，长 2～3mm，先端钝。叶纸质，卵状椭圆形至倒卵形或近圆形，通常较大，长 5～18cm，宽 2.8～9cm，先端渐尖或钝，基部楔形，钝圆形或近截形，很少为心形，新叶疏生柔毛，老叶上面有光泽，深绿色，无毛，下面绿色，有柔毛或无毛，中脉在上面凹下，有微柔毛，在下面凸起，侧脉每边5～7条，上面平坦或稍凹下，下面略凸起，下部的脉较长，上部的较短，向上斜生，稍弯，将近叶缘网结，小脉纤细，在上面平坦或微凹下，连结成小网状；叶柄长8～20mm，变无毛，上面有浅槽。花雌雄异株，但间或有雄株中有少数雌花，雌株中有少数雄花的，花序腋生，为聚伞花序；雄花序小，长1～1.5cm，弯垂，有短柔毛或绒毛，有花3～5朵，通常有花3朵；总花梗长约5mm，有微小苞片；雄花小，长5～10mm；花萼钟状，两面有毛，深4裂，裂片卵形，长约3mm，有睫毛；花冠钟状，不长过花萼的两倍，黄白色，外面或两面有毛，长约7mm，4裂，裂片卵形或心形，开展，两面有绢毛或外面脊上有长伏柔毛，里面近无毛，先端钝，雄蕊16～24枚，着生在花冠管的基部，连生成对，腹面1枚较短，花丝短，先端有柔毛，花药椭圆状长圆形，顶端渐尖，药隔背部有柔毛，退化子房微小；花梗长约3mm。雌花单生叶腋，长约2cm，花萼绿色，有光泽，直径约3cm或更大，深4裂，萼管近球状钟形，肉质，长约5mm，直径7～10mm，外面密生伏柔毛，里面有绢毛，裂片开展，阔卵形或半圆形，有脉，长约1.5cm，两面疏生伏柔毛或近无毛，先端钝或急尖，两端略向背后弯卷；花冠淡黄白色或黄白色而带紫红色，壶形或近钟形，较花萼短小，长和直径各1.2～1.5cm，4裂，花冠管近四棱形，直径6～10mm，裂片阔卵形，长5～10mm，宽4～8mm，上部向外弯曲；退化雄蕊8枚，着生在花冠管的基部，带白色，有长柔毛；子房近扁球形，直径约6mm，多少具4棱，无毛或有短柔毛，8室，每室有胚珠1颗；花柱4深裂，柱头2浅裂；花梗长6～20mm，密生短柔毛。果形种种，有球形、扁球形、球形而略呈方形、卵形等，直径3.5～8.5cm不等，基部通常有棱，嫩时绿色，后变黄色、橙黄色，果肉较脆硬，老熟时果肉变成柔软多汁，呈橙红色或大红色等，有种子数颗；种子褐色，椭圆状，长约2cm，宽约1cm，侧扁，在栽培品种中通常无种子或有少数种子；宿存萼在花后增大增厚，宽3～4cm，4裂，方形或近圆形，近平扁，厚革质或干时近木质，外面有伏柔毛，后变无毛，里面密被棕色绢毛，裂片革质，宽1.5～2cm，长1～1.5cm，两面无毛，有光泽；果柄粗壮，长6～12mm。花期5～6月，果期9～10月。

【分布】原产于我国长江流域，现在辽宁西部、长城一线经甘肃南部，折入四川、云南，在此线以南，东至台湾省，各省、区多有栽培。

【入药部位及采收加工】柿蒂：柿的干燥宿萼，冬季果实成熟时采摘，食用时收集，洗净，晒干。

【中药名称】柿蒂。

柿蒂 Shidi
《本草拾遗》

【别名】柿钱、柿丁、柿子把、柿萼。

【来源】来源于柿树科植物柿 *Diospyros kaki* Thunb. 的干燥宿萼。

【性状】本品呈扁圆形，直径1.5～2.5cm。中央较厚，微隆起，有果实脱落后的圆形瘢痕，边缘较薄，4裂，裂片多反卷，易碎；基部有果梗或圆孔状的果梗痕。外表面黄褐色或红棕色，内表面黄棕色，密被细绒毛。质硬而脆。气微，味涩。

【炮制方法】1. 柿蒂：取原药材，除去杂质，洗净，干燥。

2. 姜柿蒂：取生姜捣烂榨汁，加入净柿蒂拌匀，润至姜汁吸尽，置锅内用文火加热，炒干，取出放凉。每100kg柿蒂，用生姜12.5kg。

【性味与归经】苦、涩，平。归胃经。

【功能与主治】降逆止呃。用于呃逆。

【用法与用量】5～10g。

【使用注意】孕妇慎用。

【附方】① 治呃逆：柿钱、丁香、人参各等份。上为细末，水煎，食后服。（《洁古家珍》柿钱散）

② 治伤寒呕哕不止：干柿蒂七枚，白梅三枚。上二味，粗捣筛，只作一服，用水一盏，煎至半盏，去滓温服，不拘时。（《圣济总录》柿蒂汤）

③ 治胸满咳逆不止：柿蒂、丁香各一两，上细切，每服四钱，水一盏半，姜五片，煎至七分，去滓热服，不拘时候。（《济生方》柿蒂汤）

④ 治血淋：干柿蒂烧存性为末，每服二钱，空心米饮调服。（《奇效良方》柿蒂散）

⑤ 治聤耳：柿蒂 4.5g，细辛 0.9g，海螵蛸 6g，梅片 0.3g；共研细末，拭净耳内脓水，吹入药末。（《湖南药物志》）

【现代研究】**1. 化学成分研究：**柿蒂的主要有效成分为有机酸类化合物、萜类化合物、糖类化合物等。其中包括：硬脂酸、软脂酸、琥珀酸、香草酸、没食子酸、山柰酚、槲皮素、三叶豆苷、金丝桃苷、β- 谷固醇、β- 谷固醇 -β-D- 葡萄糖苷、木栓酮、齐墩果酸、乌苏酸等。

2. 药理作用研究：① 抗心律失常：0.5% 柿蒂提取物能显著对抗氯仿诱发的鼠室颤，亦能对抗乌头碱、氯化钡所致的大鼠心律失常，还能对抗哇巴因所致豚鼠室性心律失常。

② 镇静作用：柿蒂提取物还具有镇静作用，能使小鼠自发活动明显减少，增强阈下剂量戊巴比妥钠的催眠作用，延长睡眠时间，并能明显拮抗吗啡引起的小鼠竖尾反应。

③ 抗生育作用：柿蒂有一定的抗生育功效。

【参考文献】

[1] 蒋莺，程建宇，钟晓红 . 柿蒂的研究进展 [J]. 现代园艺，2013（7）：22-23.

[2] 南京中医药大学 . 中药大辞典 [M]. 上海：上海科学技术出版社，2006：2260.

五十三、山里红

Crataegus pinnatifida var. *major* N.E.Br.

【别名】酸楂、大山楂、棠梂、红果。

【形态】落叶乔木，高达 6m，树皮粗糙，暗灰色或灰褐色；刺长 1～2cm，有时无刺；小枝圆柱形，当年生枝紫褐色，无毛或近于无毛，疏生皮孔，老枝灰褐色；冬芽三角卵形，先端圆钝，无毛，紫色。叶片宽卵形或三角状卵形，稀菱状卵形，长 5～10cm，宽 4～7.5cm，先端短渐尖，基部截形至宽楔形，通常两侧各有 3～5 羽状深裂片，裂片卵状披针形或带形，先端短渐尖，边缘有尖锐稀疏不规则重锯齿，上面暗绿色有光泽，下面沿叶脉有疏生短柔毛或在脉腋有髯毛，侧脉 6～10 对，有的达到裂片先端，有的达到裂片分裂处；叶柄长 2～6cm，无毛；托叶草质，镰形，边缘有锯齿。伞房花序具多花，直径 4～6cm，总花梗和花梗均被柔毛，花后脱落，减少；苞片膜质，线状披针形，长 6～8mm，先端渐尖，边缘具腺齿，早落；花直径约 1.5cm；萼筒钟状，长 4～5mm，外面密被灰白色柔毛；萼片三角卵形至披针形，先端渐尖，全缘，约与萼筒等长，内外两面均无毛，或在内面顶端有髯毛；花瓣倒卵形或近圆形，长 7～8mm，宽 5～6mm，白色；雄蕊 20，短于花瓣，花药粉红色；花柱 3～5，基部被柔毛，柱头头状。果实近球形或梨形，深红色，有浅色斑点；小核 3～5，外面稍具棱，内面两侧平滑；萼片脱落很迟，先端留一圆形深洼。花期5～6月，果期9～10月。

【分布】 分布于黑龙江、吉林、辽宁、内蒙古、河北、河南、山东、山西、陕西、江苏。生于山坡林边或灌木丛中。海拔100～1500m。

【入药部位及采收加工】果实： 山里红的干燥成熟果实。秋季果实成熟时采收，切片，干燥。

【中药名称】 山楂。

山楂 Shanzha 《本草经集注》

【别名】 杬、杬子、羊梂、鼠查、赤爪实、棠梂子、赤枣子、山里红果、酸枣、鼻涕团、柿楂子、山里果子、茅楂、猴楂、映山红果、海红、酸梅子、山梨、酸楂。

【来源】 植物山里红 *Crataegus pinnatifida* var. major N.E.Br. 的干燥成熟果实。

【性状】 本品为圆形片，皱缩不平，直径1～2.5cm，厚0.2～0.4cm。外皮红色，具皱纹，有灰白色小斑点。果肉深黄色至浅棕色。中部横切片具5粒浅黄色果核，但核多脱落而中空。有的片上可见短而细的果梗或花萼残迹。气微清香，味酸、微甜。

【炮制方法】1. 净山楂： 除去杂质及脱落的核。

2. 炒山楂： 取净山楂置锅内，用文火加热，炒至色变深，取出放凉。炒山楂长于消食积。

3. 焦山楂： 取净山楂置锅内，用中火加热，炒至表面焦褐色，内部黄褐色，取出放凉。焦山楂长于治食积泻痢。

【性味与归经】 酸、甘，微温。归脾、胃、肝经。

【功能与主治】 消食健胃，行气散瘀，化浊降脂。用于肉食积滞，胃脘胀满，泻痢腹痛，瘀血经闭，产后瘀阻，心腹刺痛，胸痹心痛，疝气疼痛，高脂血症。焦山楂消食导滞作用增强。用于肉食积滞，泻痢不爽。

【用法与用量】 内服：煎汤9～12g，或入丸、散。外用：适量，煎水洗或捣敷。

【使用注意】 脾胃虚弱者或孕妇慎服。

【附方】 ① 治一切食积：山楂四两，白术四两，神曲二两。上为末，蒸饼丸，梧子大，服七十丸，白汤下。（《丹溪心法》）

② 治肉积发热：山楂肉（姜汁炒）一两，连翘仁、黄连（姜汁炒）各五钱。另用阿魏一两，醋煮糊丸麻子大。每服二十丸至三十丸，食前沸汤下。（《张氏医通》四味阿魏丸）

③ 治痰积：山楂三两，石碱三钱，半夏一两（皂角水浸透，晒干）。上为末，粥糊丸，服三十丸，白汤下。（《丹溪心法》小阿魏丸）

④ 治痢疾赤白相兼：山楂肉不拘多少，炒研为末，每服一二钱，红痢蜜拌；白痢红白糖拌；红白（痢）相兼，蜜砂糖各半拌匀，白汤调，空心下。（《医钞类编》）

【现代研究】1. 化学成分研究： 山楂果、山楂叶和山楂花中都含有许多化学成分，如黄酮类化合物、有机酸类化合物、低聚原花青素等。总黄酮和低聚原花青素是山楂中的两大类生物活性成分。

2. 药理作用研究： ① 降压作用：山楂中的原花青素是降压作用的主要成分，其降压作用主要是由外周血管舒张导致的。

② 抗心肌缺血和再灌注损伤作用：从山楂叶中分离出的总黄酮能够减少心律失常的程度，减少缺血和缺氧导致的心肌损伤后乳酸脱氢酶的暴发量。除此之外，总类黄酮能增强内源性氧气，具有缓解心肌缺血作用。

③ 脂质调节和抗动脉粥样硬化作用：在高胆固醇兔模型中，山楂叶中的总黄酮明显降低了血清总胆固醇和三酰甘油水平。

④ 对胃肠道的作用：山楂醇提液对刺激大鼠的胃平滑肌有双向调节作用，在其收缩状态下收缩或舒张，可以提高其活性。对消化道功能障碍有很强的调节作用，可以增强脾脏功

能，排出食物。

⑤ 降糖作用：山楂叶的总黄酮有可能降低糖尿病小白鼠的血糖值，这取决于用量。

⑥ 免疫调节作用：从山楂中分离得到的β-谷甾醇、多糖能显著增加白细胞计数并且增强巨噬细胞的吞噬活性。

⑦ 抗氧化作用：在一些体外研究中，山楂果、山楂叶或山楂花的各种山楂提取物均具有抗氧化活性，可能与低聚原花青素和总黄酮有关。

【参考文献】

[1] 张祺嘉钰，赵佩媛，孙静，等．山楂的化学成分及药理作用研究进展 [J]. 西北药学杂志，2021，36（3）：521-523.

[2] 南京中医药大学．中药大辞典 [M]. 上海：上海科学技术出版社，2006：224-226.

五十四、苏木
Biancaea sappan（L.）Tod.

【别名】苏枋、苏方木、苏方。

【形态】小乔木，高达 6m，具疏刺，除老枝、叶下面和荚果外，多少被细柔毛；枝上的皮孔密而显著。二回羽状复叶长 30～45cm；羽片 7～13 对，对生，长 8～12cm，小叶 10～17 对，紧靠，无柄，小叶片纸质，长圆形至长圆状菱形，长 1～2cm，宽 5～7mm，先端微缺，基部歪斜，以斜角着生于羽轴上；侧脉纤细，在两面明显，至边缘附近连接。圆锥花序顶生或腋生，长约与叶相等；苞片大，披针形，早落；花梗长 15mm，被细柔毛；花托浅钟形；萼片 5，稍不等，下面一片比其他的大，呈兜状；花瓣黄色，阔倒卵形，长约 9mm，最上面一片基部带粉红色，具柄；雄蕊稍伸出，花丝下部密被柔毛；子房被灰色绒毛，具柄，花柱细长，被毛，柱头截平。荚果木质，稍压扁，近长圆形至长圆状倒卵形，长约 7cm，宽 3.5～4cm，基部稍狭，先端斜向截平，上角有外弯或上翘的硬喙，不开裂，红棕色，有光泽；种子 3～4 颗，长圆形，稍扁，浅褐色。花期 5～10 月；果期 7 月至翌年 3 月。

【分布】我国云南、贵州、四川、广西、广东、福建和台湾有栽培，原产于印度、缅甸、越南、马来半岛及斯里兰卡。

【入药部位及采收加工】心材：苏木的干燥心材。多于秋季采伐，除去白色边材，干燥。

【中药名称】苏木。

苏木 Sumu
《新修本草》

【别名】苏枋、苏方、苏方木、棕木、赤木、红柴、红苏木、落文树。

【来源】本品为豆科植物苏木 *Biancaea sappan*（L.）Tod. 的干燥心材。

【性状】本品呈长圆柱形或对剖半圆柱形，长 10～100cm，直径 3～12cm。表面黄红色至棕红色，具刀削痕，常见纵向裂缝。质坚硬。断面略具光泽，年轮明显，有的可见暗棕色、质松、带亮星的髓部。气微，味微涩。

【炮制方法】锯成长约 3cm 的段，再劈成片或碾成粗粉。

【性味与归经】甘、咸、平。归心、肝、脾经。

【功能与主治】活血祛瘀，消肿止痛。用于跌打损伤，骨折筋伤，瘀滞肿痛，经闭痛经，产后瘀阻，胸腹刺痛，痈疽肿痛。

【用法与用量】3～9g。

【使用注意】孕妇慎用。

【附方】① 治妇人月水不通，烦热疼痛：苏枋木二两（锉），硇砂半两（研），川大黄

（末）一两。上药，先以水三大盏，煎苏木至一盏半，去滓，入硇砂、大黄末，同熬成膏。每日空心，以温酒调下半大匙。（《太平圣惠方》苏枋木煎）

② 治产后血晕：用苏木三两锉碎，水五盏，煎二盅，入少酒，分作二服。（《卫生易简方》）

③ 治产后在蓐内烦渴狂语：苏枋木一两（锉）。上以水二大盏，煎至一盏，去滓，放温，渐渐服尽，其渴立止。（《太平圣惠方》）

【现代研究】1. 化学成分研究：苏木化学成分复杂，目前已从其心材中分离鉴定约 120 个化合物，其中含有特征性成分 80 个，主要包括原苏木素、巴西苏木素、高异黄酮、苏木查尔酮等类成分。此外，还含有二苯类和其他类成分，如甾醇、挥发油、有机酸及氨基酸等。苏木及其所含化学成分具有多种生物活性，如抗炎、抗肿瘤、免疫抑制、抗菌、舒张血管、抗氧化、镇静等，对糖尿病也显示干预作用，具有广泛的应用前景。

2. 药理作用研究：① 抗炎作用：抑制炎性细胞因子，从苏木中分离出的多种活性成分均对肿瘤坏死因子 -α 和白介素 -6 等促炎细胞因子有良好的抑制作用。

② 抗关节炎：巴西苏木素和苏木查尔酮显著降低 CIA 小鼠血清中肿瘤坏死因子 -α、白介素 -6 和白介素 -1β 的分泌，通过 Micro-CT 检测苏木查尔酮对 CIA 小鼠关节破坏和表面侵蚀有明显的改善作用。巴西苏木素可以显著增加 RA 成纤维样滑膜细胞中的自噬限制炎症反应，而对正常成纤维样滑膜细胞无影响，表明巴西苏木素可能成为 RA 的潜在治疗药物。

③ 抗肿瘤作用：巴西苏木素、苏木乙醇提取物、苏木查尔酮和紫铆花素对人乳腺癌细胞迁移和侵袭及对人肿瘤细胞系增殖都具有抑制作用。

④ 抗菌作用：巴西苏木素、巴西苏木素提取物和苏木乙醇提取物对痤疮丙酸杆菌、金黄色葡萄球菌和表皮葡萄球菌有较好的抑制效果。

⑤ 舒张血管作用：苏木提取物、巴西苏木素具有舒张血管活性。

【参考文献】

[1] 邓成杰，刘爽，徐晓云，等 . 苏木化学成分及药理作用的研究进展 [J]. 中国现代中药，2020，22（5）：810-826.

[2] 南京中医药大学 . 中药大辞典 [M]. 上海：上海科学技术出版社，2006：1506-1508.

五十五、山杏

Prunus armeniaca L. var. *ansu* Maxim.

【别名】野杏。

【形态】灌木或小乔木，高 2～5m；树皮暗灰色；小枝无毛，稀幼时疏生短柔毛，灰褐色或淡红褐色。叶片卵形或近圆形，长（3）5～10cm，宽（2.5）4～7cm，先端长渐尖至尾尖，基部圆形至近心形，叶边有细钝锯齿，两面无毛，稀下面脉腋间具短柔毛；叶柄长 2～3.5cm，无毛，有或无小腺体。花单生，直径 1.5～2cm，先于叶开放；花梗长 1～2cm；花萼紫红色；萼筒钟形，基部微被短柔毛或无毛；萼片长圆状椭圆形，先端尖，花后反折；花瓣近圆形或倒卵形，白色或粉红色；雄蕊几与花瓣近等长；子房被短柔毛。果实扁球形，直径 1.5～2.5cm，黄色或橘红色，有时具红晕，被短柔毛；果肉较薄而干燥，成熟时开裂，味酸涩不可食，成熟时沿腹缝线开裂；核扁球形，易与果肉分离，两侧扁，顶端圆形，基部一侧偏斜，不对称，表面较平滑，腹面宽而锐利；种仁味苦。花期3～4月，果期6～7月。

【分布】分布于黑龙江、吉林、辽宁、内蒙古、甘肃、河北、山西等地。

【入药部位及采收加工】种子：干燥成熟种子。

【中药名称】苦杏仁。

苦杏仁 Kuxingren
《神农本草经》

【来源】本品为蔷薇科植物山杏 *Prunus armeniaca* L.var.*ansu* Maxim. 的干燥成熟种子。

【别名】杏核仁、杏子、木落子、杏梅仁。

【性状】本品呈扁心形，长1～1.9cm，宽0.8～1.5cm，厚0.5～0.8cm。表面黄棕色至深棕色，一端尖，另端钝圆，肥厚，左右不对称，尖端一侧有短线形种脐，圆端合点处向上具多数深棕色的脉纹。种皮薄，子叶2，乳白色，富油性。气微，味苦。

【炮制方法】燀苦杏仁：取净苦杏仁，照燀法去皮。用时捣碎。

【性味与归经】苦，微温；有小毒。归肺、大肠经。

【功能与主治】降气止咳平喘，润肠通便。用于咳嗽气喘，胸满痰多，肠燥便秘。

【用法与用量】5～10g，生品入煎剂后下。

【使用注意】内服不宜过量，以免中毒。

【附方】① 治肺寒咳嗽：细辛半两（捣为末），杏仁半两（汤浸，去皮、尖、双仁，麸炒微黄，研如膏）。上药，于铛中熔蜡半两，次下酥一分，入细辛、杏仁，丸如羊枣大。不计时候，以绵裹一丸，含化咽津。（《太平圣惠方》）

② 治上气喘急：桃仁、杏仁（并去双仁皮、尖，炒）各半两。上二味，细研，水调生面少许，和丸如梧桐子大。每服十丸，生姜、蜜汤下，微利为度。（《圣济总录》）

③ 治气喘促，浮肿，小便涩：杏仁一两，去皮尖，熬研，和米煮粥极熟，空心吃二合。（《食医心镜》）

④ 治肺燥喘热，大肠秘：杏仁一斤（去皮、尖），水一升半，研取汁，入生蜜四两，甘草一钱，银石器中慢火熬成稀膏，瓷器盛之。食后夜卧，入少酥沸汤点一匙服，如无上症，入盐点，常服润五脏。（《卫生易简方》）

⑤ 治小儿久患咳嗽：杏仁一两半（去皮，焙），茯苓一两，紫菀茸、皂角各半两（去皮、弦、核，蜜炙黄），上末，每半钱生蜜调入，薄荷汤泡开服。（《仁斋直指小儿方论》杏仁膏）

【现代研究】1. 化学成分研究：苦杏仁的化学成分主要为脂肪油类、蛋白质类、苦杏仁苷、游离氨基酸类及一些酶。其中苦杏仁苷的含量约占3%，是苦杏仁发挥药效作用的指标性成分，主要以D-苦杏仁苷的形式存在，碱性条件下稳定性较差，会部分异构化为L-苦杏仁苷。

2. 药理作用研究：① 止咳平喘作用：苦杏仁苷在体内缓慢分解为氢氰酸，适量的氢氰酸对呼吸中枢有一定的抑制作用，舒张支气管平滑肌，使呼吸运动趋于平静从而减轻咳喘症状；另一方面可以减少黏蛋白分泌及肺间质内炎症细胞浸润，从而改善哮喘症状。

② 免疫调节作用：苦杏仁可以抑制胃蛋白酶活性，促进溃疡愈合，同时具有免疫调节作用，可以抑制炎症反应。

③ 抗炎作用：苦杏仁具有一定的抗炎作用。

④ 抗肿瘤作用：苦杏仁苷分解产生的氢氰酸可与细胞内的细胞色素氧化酶三价铁结合，抑制该酶的活性并引起细胞呼吸抑制，导致细胞死亡。苦杏仁苷可抑制人早幼粒细胞白血病细胞增殖及诱导细胞凋亡。

⑤ 抗动脉粥样硬化：苦杏仁苷可显著降低总胆固醇和低密度脂蛋白胆固醇水平，并且

血脂水平的显著降低伴有斑块面积和斑块覆盖率的减少，说明苦杏仁苷抗动脉粥样硬化作用是通过降低胆固醇水平实现的。

⑥ 润肠通便的作用：苦杏仁包含的脂肪油成分可改善黏膜上肠内容物的润滑程度，从而起到通便作用，但尚未达到理想的状态，常与其他润肠通便药物配伍使用。

【参考文献】

[1] 赵玉升，胡杰，吴佳姝，等. 苦杏仁炮制方法及药理作用研究进展 [J]. 中医药导报，2021，27（3）：175-180.

[2] 南京中医药大学. 中药大辞典 [M]. 上海：上海科学技术出版社，2006：1524-1527.

五十六、苏合香树
Liquidambar orientalis Mill.

【别名】 枫香树。

【形态】 乔木；叶互生，有长柄；圆头状花序；雄花花序呈总状，仅有苞片，花药矩圆形；雌花花序单生，花序柄下垂；果序圆球状，聚生多数蒴果，有宿存刺状花柱，先端喙状，成熟时顶端开裂；种子顶端有翅。花期 5 月，果期 10～11 月。

【分布】 原产于小亚细亚南部。我国广西有栽培。

【入药部位及采收加工】 **树脂**：苏合香树的树干渗出的香树脂经加工精制而成。

【中药名称】 苏合香。

苏合香 Suhexiang
《新修本草》

【别名】 帝膏、苏合香油、苏合油、帝油流。

【来源】 本品为金缕梅科植物苏合香树 *Liquidambar orientalis* Mill. 的树干渗出的香树脂经加工精制而成。

【性状】 本品为半流动的浓稠液体。棕黄色或暗棕色，半透明。质黏稠。气芳香。

【炮制方法】 初夏将树皮割裂，深达木部，使分泌香脂，浸润皮部。至秋季剥下树皮，榨取香脂；残渣加水煮后再榨，除去杂质和水分，即为苏合香的初制品。如再将此种初制品溶解于乙醇中，过滤，蒸去乙醇，则成精制苏合香。宜置阴凉处，以防止香气走失。

【性味与归经】 辛，温。归心、脾经。

【功能与主治】 开窍，辟秽，止痛。用于中风痰厥，猝然昏倒，胸痹心痛，胸腹冷痛，惊痫。

【用法与用量】 0.3～1g，宜入丸散服。

【使用注意】 脱证禁服；阴虚有热、血燥津伤、气虚者及孕妇慎服。

【附方】 ① 治传尸，骨蒸，肺痿，卒心痛，霍乱吐利，时气瘴疟，小儿吐乳：白术、青木香、乌犀屑、香附子（炒去毛）、朱砂（研，水飞）、诃黎勒（煨，去皮）、白檀香、安息香，上为细末，入研药匀，用安息香膏，并炼白蜜和剂；每服旋丸如梧桐子大，早朝取井华水，温冷任意，化服四丸，老人、小儿可服一丸；温酒化服亦得，并空腹服之。（《太平惠民和剂局方》苏合香丸）

② 治卒大腹水病：真苏合香、水银、白粉等份；蜜丸，服如大豆二丸，日三，当下水；节饮，好自养。（《肘后方》）

③ 治五脏六腑，气窍不通：苏合香一钱，石菖蒲（焙）三钱，姜制半夏（焙）二钱；共为末，以苏合香酒溶化为丸，如龙眼核大；每服一二丸，淡姜汤化下。（《本草汇言》）

④ 治五种痫证：苏合香一钱五分，姜制

半夏（焙）、胆制南星（焙）、天竺黄各三钱。共为末，以苏合香酒和化为丸，龙眼核大。每早、晚各食前服二钱，淡姜汤下。（《本草汇言》）

⑤ 治惊悸，神志不宁：苏合香一钱二分，羚羊角、水牛角（俱镑末）各三钱，茯神、天竺黄、胆星（俱微炒）各五钱。共为末，以苏合香酒溶化为丸，龙眼核大。每早、晚各服一丸，灯心汤下。（《本草汇言》）

【现代研究】化学成分研究：苏合香主要成分包括萜类、黄酮类、酚酸类、苯丙素类、挥发油等。苏合香胶含树脂约36%，水分约14%～21%，其余为油状液体。树脂由树脂酯类及树脂酸类组成，前者为树脂醇类与芳香酸结合而成的酯类；后者主要为齐墩果酮酸和3-表-齐墩果酮酸。油状液体大多由芳香族化合物和萜类化合物组成，主要为桂皮酸及其酯类、萜类，尚含有部分不饱和脂肪酸。

【参考文献】

[1] 李坤．苏合香化学成分和药理学研究进展[J]．中国老年保健医学，2010，8（5）：58-59.

[2] 南京中医药大学．中药大辞典[M]．上海：上海科学技术出版社，2006：1509-1510.

五十七、通脱木

Tetrapanax papyrifer（Hook.）K.Koch

【别名】天麻子、木通树、通草。

【形态】常绿灌木或小乔木，高1～3.5m，基部直径6～9cm；树皮深棕色，略有皱裂；新枝淡棕色或淡黄棕色，有明显的叶痕和皮孔，幼时密生黄色星状厚绒毛，后毛渐脱落。叶大，集生茎顶；叶片纸质或薄革质，长50～75cm，宽50～70cm，掌状5～11裂，裂片通常为叶片全长的1/3或1/2，稀至2/3，倒卵状长圆形或卵状长圆形，通常再分裂为2～3小裂片，先端渐尖，上面深绿色，无毛，下面密生白色厚绒毛，边缘全缘或疏生粗齿，侧脉和网脉不明显；叶柄粗壮，长30～50cm，无毛；托叶和叶柄基部合生，锥形，长7.5cm，密生淡棕色或白色厚绒毛。圆锥花序长50cm或更长；分枝多，长15～25cm；苞片披针形，长1～3.5cm，密生白色或淡棕色星状绒毛；伞形花序直径1～1.5cm，有花多数；总花梗长1～1.5cm，花梗长3～5mm，均密生白色星状绒毛；小苞片线形，长2～6mm；花淡黄白色；萼长1mm，边缘全缘或近全缘，密生白色星状绒毛；花瓣4，稀5，三角状卵形，长2mm，外面密生星状厚绒毛；雄蕊和花瓣同数，花丝长约3mm；子房2室；花柱2，离生，先端反曲。果实直径约4mm，球形，紫黑色。花期10～12月，果期次年1～2月。

【分布】北自陕西太白山，南至广西、广东，西起云南西北部和四川西南部，经贵州、湖南、湖北、江西而至福建和台湾。

【入药部位及采收加工】茎髓：通脱木的干燥茎髓。秋季割取茎，截成段，趁鲜取出髓部，理直，晒干。

【中药名称】通草。

通草 Tongcao
《本草拾遗》

【别名】寇脱、离南、倚商、通脱木、葱草、白通草、通花、大通草、通大海、泡通、五加风、宽肠、大通塔、大木通、五角加皮、通花五加、大叶五加皮。

【来源】本品为五加科植物通脱木 *Tetrapanax papyrifer*（Hook.）K.Koch 的干燥茎髓。

【性状】本品呈圆柱形，长20～40cm，直径1～2.5cm。表面白色或淡黄色，有浅纵沟纹。体轻，质松软，稍有弹性，易折断，断面平坦，显银白色光泽，中部有直径0.3～1.5cm的空心或半透明的薄膜，纵剖面呈梯状排列，实心者少见。气微，味淡。

【炮制方法】除去杂质，切厚片。

【性味与归经】甘、淡，微寒。归肺、胃经。

【功能与主治】清热利尿，通气下乳。用于湿热淋证，水肿尿少，乳汁不下。

【用法与用量】3～5g。

【使用注意】孕妇慎用。

【附方】① 治气热淋疾，小便数急痛，小腹虚满：通草煎汤，并葱食之。(《普济方》)

② 治热气淋涩，小便赤如红花汁者：通草三两，葵子一升，滑石四两（碎），石韦二两。上切，以水六升，煎取二升，去滓，分温三服，如人行八九里，又进一服。忌食五腥、热面、炙煿等物。(《普济方》通草饮子)

③ 治膀胱积热尿闭：通草9g，车前草9g，龙胆9g，瞿麦9g。水煎服。(《曲靖专区中草药》)

④ 治急性肾炎：通草6g，茯苓皮12g，大腹皮9g；水煎服。(《浙江药用植物志》)

⑤ 下乳：一雄猪蹄四只，通草、川芎各一两，穿山甲（炒黄）十四片，甘草一钱。水五升，煎半。分三服，先以温葱汤洗乳房。(《杂病源流犀烛》通乳汤)

⑥ 治月经不调：通草6g，归尾3g，桃仁12g，红花6g。煎服。(《云南中草药选》)

【现代研究】1. 化学成分：通草主要含有三萜类及三萜皂苷类化合物，此外还含有甾苷、黄酮类、苯衍生物类、神经酰胺类及Zn、Fe、Mn等微量元素。

2. 现代药理作用：通草中的三萜类及三萜皂苷类化合物有很强的生物活性。三萜皂苷类通脱木皂苷L-Ⅱa、L-Ⅱb、L-Ⅱc和L-Ⅱd，以及三萜类通脱木皂苷元A、C和原通脱木皂苷元A1、A2都具有抗炎活性，可应用于皮炎的治疗。通草中的甾体类化合物具有改善新陈代谢、促进身体发育和改善记忆力等作用，黄酮类化合物也可起到抗炎和抗病毒的作用。通草中80%的化合物和抗凝血酶Ⅲ具有类似作用，从而表明通草具有预防血栓的作用。

【参考文献】

[1] 李雨轩，朱鹤云，金春梅，等. 通草的化学成分及药理作用的研究进展[J]. 吉林医药学院学报，2021，42（4）：293-295.

[2] 南京中医药大学. 中药大辞典[M]. 上海：上海科学技术出版社，2006：2772-2773.

五十八、檀香

Santalum album L.

【别名】旃檀、真檀、白檀。

【形态】常绿小乔木，高约10m；枝圆柱状，带灰褐色，具条纹，有多数皮孔和半圆形的叶痕；小枝细长，淡绿色，节间稍肿大。叶椭圆状卵形，膜质，长4～8cm，宽2～4cm，顶端锐尖，基部楔形或阔楔形，多少下延，边缘波状，稍外折，背面有白粉，中脉在背面凸起，侧脉约10对，网脉不明显；叶柄细长，长1～1.5cm。三歧聚伞式圆锥花序腋生或顶生，长2.5～4cm；苞片2枚，微小，位于花序的基部，钻状披针形，长2.5～3mm，早落；总花梗长2～5cm；花梗长2～4mm，有细条纹；花长4～4.5mm，直径5～6mm；花被管钟状，长约2mm，淡绿色；花被4裂，裂片卵状三角形，长2～2.5mm，内部初时绿黄色，后呈深棕红色；雄蕊4枚，长约2.5mm，外伸；花盘裂片卵圆形，长约1mm；花柱长3mm，深红色，柱头浅3（～4）裂。核果长1～1.2cm，直径约 1cm，外果皮肉质多汁，成熟时深紫红色至紫黑色，顶端稍平坦，花被残痕直径 5～6mm，宿存花柱基多少隆起，内果皮具纵棱 3～4 条。花期 5～6 月，果期 7～9 月。

【分布】广东、台湾有栽培。原产于太平洋岛屿，现以印度栽培最多。

【入药部位及采收加工】树干：檀香的干燥心材。

【中药名称】檀香。

檀香 Tanxiang
《名医别录》

【别名】旃檀、白檀、真檀、檀香木。

【来源】本品为檀香科植物檀香 *Santalum album* L. 树干的干燥心材。

【性状】本品为长短不一的圆柱形木段，有的略弯曲，一般长约 1m，直径 10～30cm。外表面灰黄色或黄褐色，光滑细腻，有的具疤节或纵裂，横截面呈棕黄色，显油迹；棕色年轮明显或不明显，纵向劈开纹理顺直。质坚实，不易折断。气清香，燃烧时香气更浓；味淡，嚼之微有辛辣感。

【炮制方法】除去杂质，镑片或锯成小段，劈成小碎块。

【性味与归经】辛，温。归脾、胃、心、肺经。

【功能与主治】行气温中，开胃止痛。用于寒凝气滞，胸膈不舒，胸痹心痛，脘腹疼痛，呕吐食少。

【用法与用量】2～5g。

【使用注意】阴虚火旺者慎服。

【附方】① 治心腹冷痛：白檀香三钱（为极细末），干姜五钱；泡汤调下。（《本草汇言》）

② 治阴寒霍乱：白檀香、藿香梗、木香、肉桂各一钱五分；为极细末；每用一钱，炒姜五钱，泡汤调下。（《本草汇言》）

③ 治头面风，头目昏眩，肩背疼痛，头皮肿痒，颈项拘急：白檀香（锉）半两，甘菊花（择）三两，川芎二两，甘草（生用）一两。上四味，捣罗为散。每服一钱匕，温薄荷汤调下，茶清或沸汤调亦得。（《圣济总录》檀香散）

④ 治恶毒风肿：白檀香、沉香各一块，重一分，槟榔一枚。上三味，各于砂盆中，以水三盏，细磨取尽，滤去滓，银石铫内煎沸。候温，分作三服。（《圣济总录》檀香饮）

【现代研究】1. 化学成分研究：研究发现檀香中的化学成分非常丰富，有 200 余种，主要有倍半萜类、单萜类及木质素类，其中以倍半萜类化合物最为丰富。

2. 药理作用研究：① 对胃肠道功能的作用：发现檀香水提液和超临界萃取水提液，对小鼠正常炭末推进有促进作用，檀香醇提液对离体肠痉挛有拮抗作用。檀香挥发油对小鼠小肠运动亢进有抑制作用。发现檀香乙醚萃取的低极性物质对胃肠功能有促进作用。

② 对肿瘤和癌症的作用：檀香挥发油中的萜类化合物在抗肿瘤及抗癌方面的作用较广，檀香醇为檀香油中的主要成分，其中 *α*-檀香醇可显著延缓癌变的发生，并对癌细胞的扩增有显著的抑制作用。

③ 对神经系统的作用：檀香中 *α*- 檀香醇和 *β*- 檀香醇具有与氯丙嗪类似的神经药理活性，是主要的镇定安神药效物质基础，檀香的提取物在增强记忆力方面也有显著的作用。

④ 抗氧化作用：檀香能产生有效的抗氧化剂，发现檀香精油通过直接清除自由基和激活体内外抗氧化防御系统来发挥抗氧化和应激调节作用。有潜力作为抗氧化剂的来源，用于治疗由氧化应激引起的多种退化和疾病。

【参考文献】

[1] 张薇，刘洋洋，邹宇琛，等. 中药檀香化学成分及药理活性研究进展 [J]. 世界科学技术 - 中医药现代化，2020，22（12）：4300-4307.

[2] 南京中医药大学. 中药大辞典 [M]. 上海：上海科学技术出版社，2006：3775-776.

五十九、桃

Amygdalus persica L.

【别名】桃子、油桃、盘桃。

【形态】乔木，高3～8m；树冠宽广而平展；树皮暗红褐色，老时粗糙呈鳞片状；小枝细长，无毛，有光泽，绿色，向阳处转变成红色，具大量小皮孔；冬芽圆锥形，顶端钝，外被短柔毛，常2～3个簇生，中间为叶芽，两侧为花芽。叶片长圆披针形、椭圆披针形或倒卵状披针形，长7～15cm，宽2～3.5cm，先端渐尖，基部宽楔形，上面无毛，下面在脉腋间具少数短柔毛或无毛，叶边具细锯齿或粗锯齿，齿端具腺体或无腺体；叶柄粗壮，长1～2cm，常具1至数枚腺体，有时无腺体。花单生，先于叶开放，直径2.5～3.5cm；花梗极短或几无梗；萼筒钟形，被短柔毛，稀几无毛，绿色而具红色斑点；萼片卵形至长圆形，顶端圆钝，外被短柔毛；花瓣长圆状椭圆形至宽倒卵形，粉红色，罕为白色；雄蕊约20～30，花药绯红色；花柱几与雄蕊等长或稍短；子房被短柔毛。果实形状和大小均有变异，卵形、宽椭圆形或扁圆形，直径5～7cm，长几与宽相等，色泽变化由淡绿白色至橙黄色，常在向阳面具红晕，外面密被短柔毛，稀无毛，腹缝明显，果梗短而深入果洼；果肉白色、浅绿白色、黄色、橙黄色或红色，多汁有香味，甜或酸甜；核大，离核或粘核，椭圆形或近圆形，两侧扁平，顶端渐尖，表面具纵、横沟纹和孔穴；种仁味苦，稀味甜。花期3～4月，果实成熟期因品种而异，通常为8～9月。

【分布】原产于我国，各省区广泛栽培。世界各地均有栽植。

【入药部位及采收加工】**种子**：桃的干燥成熟种子。果实成熟后采收，除去果肉和核壳，取出种子，晒干。

【中药名称】桃仁。

桃仁 Taoren
《雷公炮炙论》

【别名】桃核仁、桃核、桃子仁、光桃仁、毛桃仁、山桃仁、单桃仁、栀桃仁、花桃仁、大仁。

【来源】本品为蔷薇科植物桃 *Amygdalus persica* L. 的干燥成熟种子。

【性状】呈扁长卵形，长1.2～1.8cm，宽0.8～1.2cm，厚0.2～0.4cm。表面黄棕色至红棕色，密布颗粒状突起。一端尖，中部膨大，另端钝圆稍偏斜，边缘较薄。尖端一侧有短线形种脐，圆端有颜色略深不甚明显的合点，自合点处散出多数纵向维管束。种皮薄，子叶2，类白色，富油性。气微，味微苦。

【炮制方法】除去杂质。用时捣碎。

【性味与归经】苦、甘，平。归心、肝、大肠经。

【功能与主治】活血祛瘀，润肠通便，止咳平喘。用于经闭痛经，癥瘕痞块，肺痈肠痈，跌扑损伤，肠燥便秘，咳嗽气喘。

【用法与用量】5～10g。

【使用注意】孕妇慎用。

【附方】① 治妇人、室女血闭不通，五心烦热：红花、当归（洗焙）、杜牛膝、桃仁（焙）各等份，为细末。每服三钱，温酒调下，空心，食前。（《杨氏家藏方》桃仁散）

② 治妇人宿有癥积，断经未及三月而得漏下不止，胎动：桃仁（去皮、尖，熬）、芍药、桂枝、茯苓、牡丹（去心）各等份。上五味为末，炼蜜和丸如兔屎大。每日食前服一丸，不知，加至三丸。（《金匮要略》桂枝茯苓丸）

③ 治伤寒蓄血，发热如狂，少腹硬满，小便自利：桃仁（去皮、尖）二十个，大黄

（酒洗）三两，水蛭（熬）、虻虫（去翅、足，熬）各三十个。上四味，以水五升，煮取三升，去滓。温服一升，不下，更服。（《伤寒论》抵当汤）

④ 治太阳病不解，热结膀胱，其人如狂，少腹急结：桃仁（去皮、尖）五十个，大黄四两，桂枝（去皮）二两，甘草（炙）二两，芒硝二两。上五味，以水七升，煮取二升半，去滓，内芒硝，更上火微沸，下火。先食温服五合，日三服，当微利。（《伤寒论》桃核承气汤）

⑤ 治食郁久，胃脘有瘀血作痛：生桃仁连皮细嚼，以生韭菜捣自然汁一盏送下。（《万病回春》）

⑥ 治气血凝滞，疝气，膀胱小肠气痛不可忍：桃仁（炒，去皮、尖，研），茴香（炒）各一两。上为末，每服二钱，葱白二寸，煨热蘸药细嚼，空心热酒下。（《古今医统大全》百选桃仁膏）

【现代研究】1. 现代药理学成分：桃仁的主要成分有脂肪油类、苷类、蛋白质和氨基酸、挥发油、甾体及其糖苷等。其中不饱和脂肪酸以 9- 十六碳烯酸、9- 十八碳烯酸、9,12- 十八碳二烯酸、9,17- 十八碳二烯酸为主，约占脂肪酸总量的 50%。苷类以苦杏仁苷、野樱苷等氰苷为主要有效成分，此外还分离出扁桃酸 -β- 龙胆二糖苷、扁桃酸 -β-D- 吡喃葡萄糖苷、苄基 -β- 龙胆二糖苷、苄基 -β-D- 吡喃葡萄糖苷等成分。桃仁总蛋白中可分离出清蛋白、球蛋白、醇溶蛋白、谷蛋白等部分，其中清蛋白量达 86.83%，且具有良好的溶解性、泡沫稳定性、乳化稳定性以及较低的凝胶质量浓度，提示桃仁可作为清蛋白的良好来源；而必需氨基酸的量占桃仁 17 种氨基酸中的 28.04%。萜类及挥发油主要有苯甲醛、苯甲酸、苯甲醇、α- 氧代苯乙腈、罗勒烯、柠檬烯以及樟脑等。甾体有豆甾醇乙酸酯等。

2. 现代药理学研究：① 心血管保护：作为活血化瘀药，桃仁及其提取物具有增加局部血流量、降低血液黏度、改善血液流变学等作用。桃仁水提液能使寒瘀证大鼠小动脉收缩，从而减轻其心脏等脏器损伤；并能使瘀热证大鼠小动脉舒张。桃仁还能抑制瘀热证大鼠血管内皮细胞凋亡，并减弱血管内皮生长因子的表达，增强 B 细胞淋巴瘤 / 白血病基因 2 蛋白及核因子 -κB 蛋白的表达。桃仁石油醚部分可降低急性心肌梗死大鼠心电图 ST 段的抬高，且能降低血清中肌酸磷酸激酶、乳酸脱氢酶的浓度，减小心肌梗死的面积，对抗心肌缺血。

② 神经保护：桃仁水提物对胆碱酯酶的抑制作用时效长达 6h，长于他克林。

③ 免疫调节：桃仁及其提取物对免疫系统具有双向调节的作用。桃仁水提物可提高寒凝血瘀证模型大鼠的肝巨噬细胞数量，有助于提高寒瘀证大鼠的免疫功能。桃仁醇提物能上调 D- 半乳糖造成的亚急性衰老大鼠的胸腺指数和脾脏指数，提示桃仁醇提物能防止免疫器官的萎缩，桃仁总蛋白能作为抗原启动免疫应答，而对于免疫亢进所引起的炎症反应，桃仁则具有一定的调节免疫、抑制机体炎症反应的作用。

④ 抗肿瘤：桃仁的部分成分已被证明具有一定的抗肿瘤作用。桃仁总蛋白能抑制体内肉瘤的生长。从桃仁提取出的右旋苦杏仁苷对前髓细胞性白血病 HL-60 细胞系有一定的细胞毒作用，能协同 β- 葡萄糖苷酶诱导 HL-60 细胞凋亡，使其凋亡小体出现、染色质浓缩，以及核小体 DNA 断裂。

⑤ 促进黑色素合成：桃仁可通过上调酪氨酸酶活性而促进黑色素的生成。桃仁醇提物是通过促进酪氨酸酶翻译后过程的调节，即促进无色素性黑色素瘤细胞系 YUGEN8 的酪氨酸酶蛋白的成熟来上调酪氨酸酶的活性，表现为该蛋白可抵抗内切糖苷酶 H 的水解作用，并有部分可从内质网输出到远隔部位，临床上选用桃仁治疗白癜风具有一定的科学依据。

⑥ 保护呼吸系统：桃仁和杏仁均含有苦杏仁苷，因此常常联用以发挥止咳平喘的作

用。桃仁中所含的苦杏仁苷水解生成的氢氰酸小剂量可抑制呼吸中枢，使呼吸运动趋于平缓而止咳，而含苦杏仁苷的桃仁提取液在给药后能一定程度地降低矽肺模型大鼠血清铜蓝蛋白的量和肺干质量，以及肺组织胶原纤维的量。

⑦ 肝脏保护作用：含苦杏仁苷的桃仁注射液可提高肝组织胶原酶的活性，抑制肝贮脂细胞的活化，促进胶原的分解，减轻肝窦毛细血管化程度，从而增加肝血流量，减轻肝损伤。桃仁的乙醇提取物可使 CCl_4 所致急性肝损伤小鼠血清中丙氨酸氨基转移酶和天冬氨酸氨基转移酶的活性、肝匀浆中 AST 活性以及 MDA 量降低，并使 SOD 活性及谷胱甘肽量提高，推测桃仁提取物是通过抗脂质过氧化而实现保肝功效的。

【参考文献】

[1] 许筱凰，李婷，王一涛，等.桃仁的研究进展 [J]. 中草药，2015，46（17）：2649-2655.

[2] 南京中医药大学.中药大辞典 [M]. 上海：上海科学技术出版社，2006：2540-2542.

六十、鸦胆子

Brucea javanica（L.）Merr.

【别名】老鸦胆、苦参子、鸦蛋子。

【形态】灌木或小乔木；小叶 3～15，卵形或卵状披针形，长 5～10（～13）cm，先端渐尖，基部宽楔形或近圆形，有粗齿，两面被柔毛，下面较密；小叶柄长 4～8mm；嫩枝、叶柄和花序均被黄色柔毛；核果 1～4，分离，长卵形，长 6～8mm，径 4～6mm，熟时灰黑色，干后有不规则多角形网纹，外壳硬骨质而脆；种仁富含油脂，味极苦。

【分布】国内分布在福建、台湾、广东、广西、海南和云南等省区；国外分布在亚洲东南部至大洋洲北部。

【入药部位及采收加工】果实：秋季果实成熟时采收，除去杂质，晒干。

【中药名称】鸦胆子。

鸦胆子 Yadanzi
《本草纲目拾遗》

【来源】本品为苦木科植物鸦胆子 *Brucea javanica*（L.）Merr. 的干燥成熟果实。

【别名】老鸦胆、鸦胆、苦榛子、苦参子、鸦蛋子、鸭蛋子、鸭胆子。

【性状】本品呈卵形，长 6～10mm，直径 4～7mm。表面黑色或棕色，有隆起的网状皱纹，网眼呈不规则的多角形，两侧有明显的棱线，顶端渐尖，基部有凹陷的果梗痕。果壳质硬而脆，种子卵形，长 5～6mm，直径 3～5mm，表面类白色或黄白色，具网纹；种皮薄，子叶乳白色，富油性。气微，味极苦。

【炮制方法】晒干，除去果壳及杂质。

【性味与归经】苦，寒；有小毒。归大肠、肝经。

【功能与主治】清热解毒，截疟，止痢；外用腐蚀赘疣。用于痢疾，疟疾；外治赘疣，鸡眼。

【用法与用量】0.5～2g，用龙眼肉包裹或装入胶囊吞服。外用适量。

【使用注意】对胃肠道有刺激作用，可引起恶心、呕吐、腹痛，对肝肾亦有损害，故不宜多服久服。脾胃虚弱呕吐者禁服。孕妇及小孩慎用。

【附方】① 治热性赤痢，二便因热下血：鸦胆子（去皮），每服二十五粒，极多至五十粒，白糖水送下。（《医学衷中参西录》）

② 治痢久，脓血腥臭，肠中欲腐，兼下焦虚惫，气虚滑脱者：生山药（轧细）一两，

三七（轧细）二钱，鸭蛋子（去皮）五十粒。上药三味，先用水四盅，调和山药末煮作粥。煮时，不住以箸搅之，一两沸即熟，约得粥一大碗。即用其粥送服三七末、鸭蛋子。（《医学衷中参西录》三宝粥）

③ 治早期血吸虫病：鸦胆子果仁 10 粒，每日 2 次，连服 4～5 天。（《广西中草药》）

④ 治痔：鸦胆子七粒。包圆眼肉，吞下。（《本草纲目拾遗》）

⑤ 治疣：鸦胆子去皮，取白仁之成实者，杵为末，以烧酒和涂少许，小作疮即愈。（《医学衷中参西录》）

【现代研究】1. 现代药理学成分：从鸦胆子中分离得到的有苦木内酯类、生物碱类、三萜类、甾体类、苯丙素类、黄酮类及其他类。

2. 药理作用研究：① 抗肿瘤作用：鸦胆子常用于治疗非小细胞肺癌、食管癌、胃癌、胰腺癌、肝癌、结直肠癌等恶性肿瘤。鸦胆子中含有的苦木内酯类化合物是其具有良好的抗癌作用的主要活性成分，鸦胆子活性成分主要诱导癌细胞凋亡、抑制细胞周期以及调控 microRNA 和抗耐药性等作用及相关机制。

② 抗炎作用：作为痢疾传统治疗常用药物，鸦胆子的活性成分不仅可以对各种肿瘤起到抑制作用，对炎症性肠病也能起到良好的治疗作用，但具体机制尚未阐明。

③ 抗虫作用：苦木内酯类化合物具有较强的抗疟原虫活性。鸦胆子的根、叶的二氯甲烷（DCM）提取物和根、种子的甲醛提取物对氯喹抗性的恶性疟原虫表现出良好的抗疟活性，对由阿米巴原虫引起的阿米巴痢疾也有明显的改善作用。

④ 降脂作用：鸦胆子油乳剂具有较好的降血脂作用。鸦胆子素A～C、3′-羟基鸦胆子素A、鸦胆子醇具有促脂肪细胞分解的活性作用。

⑤ 其他作用：鸦胆子外用还可治疗各种疣以及鸡眼，包括扁平疣、跖疣、尖锐湿疣。疣是由人乳头瘤病毒引起的一种皮肤表面赘生物，病毒存在于棘层细胞中，可促使细胞增生，形成疣状损害。鸦胆子在治疗这类疾病方面，具有疗效好且价格低廉等优点，因此在临床上应用已十分广泛。

【参考文献】

[1] 范欣悦，杨璐铭，扶佳俐，等．鸦胆子化学成分及药理作用研究进展 [J]. 中国药学杂志，2022，57（14）：1137-1145.

[2] 南京中医药大学．中药大辞典 [M]. 上海：上海科学技术出版社，2006：2305-2307.

六十一、油松

Pinus tabuliformis Carrière

【别名】巨果油松、紫翅油松、东北黑松、短叶马尾松、红皮松、短叶松。

【形态】乔木；株高达 25m，胸径可达 1m 以上；树皮灰褐色或褐灰色，裂成不规则较厚的鳞状块片，裂缝及上部树皮红褐色；一年生枝较粗，淡红褐色或淡灰黄色，无毛，幼时微被白粉；冬芽圆柱形，红褐色；针叶二针一束，粗硬；雄球花圆柱形，长 1.2～1.8cm，在新枝下部聚生成穗状；球果卵形或圆卵形，长 4～9cm，有短梗，向下弯垂，成熟前绿色，熟时淡黄色或淡褐黄色，常宿存树上数年之久；中部种鳞近矩圆状倒卵形，长 1.6～2cm，宽约 1.4cm，鳞盾肥厚、隆起或微隆起，扁菱形或菱状多角形，横脊显著，鳞脐凸起有尖刺；种子卵圆形或长卵圆形，淡褐色有斑纹，长 6～8mm，径 4～5mm，连翅长 1.5～1.8cm；子叶 8～12 枚，长 3.5～5.5cm；初生叶窄条形，长约 4.5cm，先端尖，边缘有细锯齿。花期 4～5 月，球果第二年 10 月成熟。

【分布】为我国特有树种，分布于吉林南部、辽宁、河北、河南、山东、山西、内蒙古、陕西、甘肃、宁夏、青海及四川等省区。

【入药部位及采收加工】枝节：干燥瘤状节或分枝节。全年均可采收，锯取后阴干。

【中药名称】松节。

松节 Songjie
《名医别录》

【别名】黄松木节、油松节、松郴头。

【来源】本品为松科植物油松 *Pinus tabuliformis* Carrière 的干燥瘤状节或分枝节。

【性状】本品呈扁圆节段状或不规则的块状，长短粗细不一。外表面黄棕色、灰棕色或红棕色，有时带有棕色至黑棕色油斑，或有残存的栓皮。质坚硬。横截面木部淡棕色，心材色稍深，可见明显的年轮环纹，显油性；髓部小，淡黄棕色。纵断面具纵直或扭曲纹理。有松节油香气，味微苦辛。

【炮制方法】除去杂质，劈成薄片或小块。

【性味与归经】苦、辛，温。入肝、肾经。

【功能与主治】祛风除湿，通络止痛。用于风寒湿痹，历节风痛，转筋挛急，跌打伤痛。

【用法与用量】9～15g。

【使用注意】阴虚血燥者慎用。

【附方】① 治大骨节病：松节 7.5kg，蘑菇 0.75kg，红花 0.5kg，加水 50kg，煮沸至 25kg，滤过加白酒 5kg。每次服 20mL，每日 2 次。(《陕甘宁青中草药选》)

② 治脚转筋疼痛挛急：松节一两（细锉如米粒），乳香一钱。上件药纳银石器内，慢火炒令焦，只留一二分性，出火毒，研细。每服一钱至二钱，热木瓜酒调下。(《孙尚药方》)

③ 治从高坠损，恶血攻心，胸膈烦闷：黄松木节五两，细锉。用童子小便五合，醋五合，于砂盆内以慢火炒，旋滴小便并醋，以尽为度，炒令干，捣细罗为散。每服以童子热小便调下二钱，日三四服。(《太平圣惠方》松节散)

④ 治齿风，疼痛不止：槐白皮、地骨皮各一两，松节一两。上药，捣筛为散，每用五钱，以浆一（二）中盏，煎五七沸，热含冷吐。(《太平圣惠方》槐白皮散)

【现代研究】1. 现代药理学成分：油松的松节主含纤维素、木质素，并含少量挥发油（松节油）和树脂。挥发油中含 *α*- 和 *β*- 蒎烯 90% 以上，另有少量的樟烯和二戊烯等，还含油脂。油松的松节还含熊果酸、异海松酸。

2. 现代药理学研究：松节有一定的镇痛抗炎作用。

【参考文献】

[1] 中国医学科学院药物研究所 . 中药志：第三册 [M]. 北京：人民卫生出版社，1960：515.

[2] 南京中医药大学 . 中药大辞典 [M]. 上海：上海科学技术出版社，2006：1807-1808.

六十二、柚
Citrus maxima（Burm.）Merr.

【别名】文旦、抛、大麦柑、橙子、文旦柚。

【形态】乔木。嫩枝、叶背、花梗、花萼及子房均被柔毛，嫩叶通常暗紫红色，嫩枝扁且有棱。叶质颇厚，色浓绿，阔卵形或椭圆形，连翼叶长 9～16cm，宽 4～8cm，或更大，顶端钝或圆，有时短尖，基部圆，翼叶长 2～4cm，宽 0.5～3cm，个别品种的翼叶甚狭窄。花为总状花序，有时兼有腋生单花；花蕾淡紫红色，稀乳白色；花萼不规则 3～5 浅裂；花瓣长 1.5～2cm；雄蕊 25～35 枚，有时部分雄蕊不育；花柱粗长，柱头略较子房大。果圆球形、扁圆形、梨形或阔圆锥状，横径通常10cm以上，淡黄或黄绿色，杂交种有朱红色的，果皮甚厚或薄，海绵质，油胞大，凸起，果心实但松软，瓢囊10～15或多至19瓣，汁胞白色、粉红或鲜红色，少有带乳黄色。种子多的有200余粒，亦有无子的，形状不规则，通常近似长方形，上部质薄且常截平，下部饱满，多兼有发育不全的，有明显纵肋棱，子叶乳白色，单胚。花期4～5月，果期9～12月。

【分布】分布于我国长江以南各地，最北见于河南省信阳及南阳一带，全为栽培。东南亚各国有栽种。

【入药部位及采收加工】果皮：柚的未成熟或近成熟的干燥外层果皮。夏季果实未成熟时采收，置沸水中略烫后，将果皮割成5或7瓣，除去果瓤和部分中果皮，压制成形，干燥。

【中药名称】化橘红。

化橘红 Huajuhong
《识药辨微》

【别名】化皮、化州橘红、柚皮橘红、兴化红。

【来源】本品为柚 *Citrus maxima*（Burm.）Merr. 的未成熟或近成熟的干燥外层果皮。

【性状】呈对折的七角或展平的五角星状，单片呈柳叶形。完整者展平后直径15～28cm，厚0.2～0.5cm。外表面黄绿色至黄棕色，有皱纹及小油室；内表面黄白色或淡黄棕色，有脉络纹。质脆，易折断，断面不整齐，外缘有1列不整齐的下凹的油室，内侧稍柔而有弹性。气芳香，味苦、微辛。

【炮制方法】除去杂质，洗净，闷润，切丝或块，晒干。

【性味与归经】辛、苦，温。归肺、脾经。

【功能与主治】理气宽中，燥湿化痰。用于咳嗽痰多，食积伤酒，呕恶痞闷。

【用法与用量】3～6g。

【使用注意】气虚、阴虚或燥咳者禁服。

【附方】① 治痰喘：化橘红、半夏各15g，川贝9g；共研细末，每服6g，开水送下。（《常见病验方研究参考资料》）

② 治支气管炎：过江龙30g，化橘红15g，杏仁9g；煎服。（《云南中草药》）

【现代研究】1. 现代药理学成分：化橘红中的有效成分为柚皮苷、野漆树苷、新橙皮苷、D-木糖、D-葡萄糖、D-半乳糖、L-阿拉伯糖、单萜烯类化合物等。

2. 现代药理学研究：① 抗氧化功效：柚皮苷具有一定的抗氧化活性及对α-葡萄糖苷酶具有竞争性抑制作用。

② 治疗老年痴呆、降低氧化损伤：化橘红多糖对小鼠老年痴呆具有较好的保护作用。化橘红的酸性多糖具有降低血糖、血脂的作用。

③ 抗炎作用：化橘红促进不同抗炎因子的表达，可以抑制蛋白磷酸化，进而达到抗炎的作用。

【参考文献】

[1] 梁文琳，林泳仪，吴彩霞，等. 化橘红有效成分提取、检测及药理作用的研究进展[J]. 广州化工，2022，50（4）：18-19，29.

[2] 南京中医药大学. 中药大辞典[M]. 上海：上海科学技术出版社，2006：635-637.

六十三、银杏
Ginkgo biloba L.

【别名】鸭掌树、鸭脚子、公孙树、白果。

【形态】乔木，高达40m，胸径可达4m；树皮灰褐色，纵裂；大枝斜展，一年生长枝淡褐黄色，二年生枝变为灰色；短枝黑灰色；叶扇形，上部宽5～8cm，上缘有浅或深的波状缺刻，有时中部缺裂较深，基部楔形，有长柄；在短枝上3～8叶簇生；雄球花4～6生于短枝顶端叶腋或苞腋，长圆形，下垂，淡黄色；雌球花数个生于短枝叶丛中，淡绿色；种子椭圆形，倒卵圆形或近球形，长2～3.5cm，成熟时黄或橙黄色，被白粉，外种皮肉质有臭味，中种皮骨质，白色，有2（～3）纵脊，内种皮膜质，黄褐色；胚乳肉质，胚绿色。花期3月下旬至4月中旬，种子9～10月成熟。

【分布】仅我国浙江天目山有野生状态的树木，银杏的栽培区甚广，北自东北沈阳，南达广州，东起华东海拔40～1000m地带，西南至贵州、云南西部海拔2000m以下地带均有栽培；国外朝鲜、日本、欧美各国庭院亦有栽培；银杏为中生代孑遗的稀有树种，系我国特产。

【入药部位及采收加工】种子：银杏的干燥成熟种子。秋季种子成熟时采收，除去肉质外种皮，洗净，稍蒸或略煮后，烘干。

【中药名称】白果。

白果 Baiguo
《日用本草》

【别名】鸭脚子、灵眼、佛指甲。

【来源】本品为银杏科植物银杏 *Ginkgo biloba* L. 的干燥成熟种子。

【性状】本品略呈椭圆形，一端稍尖，另端钝，长1.5～2.5cm，宽1～2cm，厚约1cm。表面黄白色或淡棕黄色，平滑，具2～3条棱线。中种皮（壳）骨质，坚硬。内种皮膜质，种仁宽卵球形或椭圆形，一端淡棕色，另一端金黄色，横断面外层黄色，胶质样，内层淡黄色或淡绿色，粉性，中间有空隙。气微，味甘、微苦。

【炮制方法】白果仁：取白果，除去杂质及硬壳，用时捣碎。

【性味与归经】甘、苦、涩，平；有毒。归肺、肾经。

【功能与主治】敛肺定喘，止带缩尿。用于痰多喘咳，带下白浊，遗尿尿频。

【用法与用量】5～10g。

【使用注意】生食有毒。

【附方】① 治久年咳嗽吐痰：陈细茶四两（略焙，为细末），白果肉四两（一半去白膜，一半去红膜，擂烂），核桃肉四两（擂），家蜜半斤。上药入锅内炼成膏。不拘时候服。（《寿世保元》银杏膏）

② 治赤白带下，下元虚惫：白果、莲肉、江米各五钱，胡椒一钱半。为末，用乌骨鸡一只，去肠盛药，瓦器煮烂，空心食之。（《濒湖集简方》）

③ 治小便频数，遗尿：陈白果5粒，蜗牛3个（焙干）。研末冲服。（《陕甘宁青中草药选》）

④ 治头风、眼疼：白果肉捣烂敷太阳穴。（《滇南本草》）

⑤ 治噎食反胃，白浊，淋沥：白果肉同糯米蒸，和蜜丸，与核桃捣烂服之。（《滇南本草》）

⑥ 治头面癣疮：生白果仁，切断，频擦取效。（《本草纲目》引《邵氏经验方》）

【现代研究】1. 现代药理学成分：白果中含有黄酮类、内酯类、酚酸类等多种有效成分。

2. 现代药理学研究：① 抗氧化作用：白果中黄酮类成分及萜内酯类成分等具有抗自由基氧化、抗炎的药理作用。

② 抗炎作用：白果糊剂外用对小鼠急性炎症具有良好的抵抗作用。银杏酸抑制小鼠毛细血管通透性增加，减轻小鼠变应性接触性皮炎。

③ 神经保护作用：银杏内酯及白果内酯具有神经保护、抗细胞凋亡、恢复缺血区供血、抑制兴奋性毒性与能量代谢、调节星形胶质细胞的作用，可显著治疗缺血性脑卒中。

④ 抗肿瘤作用：白果外种皮提取物对移植瘤的生长有显著的抑制作用；白果中的银杏

酸通过抑制驱动脂肪生成的途径来抑制胰腺癌的发展。

⑤ 抗菌作用：白果的水提物比醇提物具有更好的抗菌效果，白果提取物具有抑制黑曲霉菌、黄曲霉菌、米曲霉菌、大肠埃希菌、铜绿假单胞菌、金黄色葡萄球菌的作用，其醇提物对真菌黄曲霉和细菌金黄色葡萄球菌的抑制效果较好，且抑制细菌的能力强于抑制真菌；白果外种皮多糖对金黄色葡萄球菌生物被膜具有良好的体外抑制作用。

【参考文献】

[1] 夏梦雨，张雪，王云，等 . 白果的炮制方法、化学成分、药理活性及临床应用的研究进展 [J]. 中国药房，2020，31（1）：123-128.

[2] 南京中医药大学 . 中药大辞典 [M]. 上海：上海科学技术出版社，2006：956-958.

六十四、枳椇

Hovenia acerba Lindl.

【别名】鸡爪树、拐枣。

【形态】高大乔木，高 10～25m；小枝褐色或黑紫色，被棕褐色短柔毛或无毛，有明显白色皮孔。叶互生，厚纸质至纸质，宽卵形、椭圆状卵形或心形，长 8～17cm，宽 6～12cm，顶端长渐尖或短渐尖，基部截形或心形，稀近圆形或宽楔形，边缘常具整齐浅而钝的细锯齿，上部或近顶端的叶有不明显的齿，稀近全缘，上面无毛，下面沿脉或脉腋常被短柔毛或无毛；叶柄长 2～5cm，无毛。二歧式聚伞圆锥花序，顶生和腋生，被棕色短柔毛；花两性，直径 5～6.5mm；萼片具网状脉或纵条纹，无毛，长 1.9～2.2mm，宽 1.3～2mm；花瓣椭圆状匙形，长 2～2.2mm，宽 1.6～2mm，具短爪；花盘被柔毛；花柱半裂，稀浅裂或深裂，长 1.7～2.1mm，无毛。浆果状核果近球形，直径 5～6.5mm，无毛，成熟时黄褐色或棕褐色；果序轴明显膨大；种子暗褐色或黑紫色，直径 3.2～4.5mm。花期 5～7 月，果期 8～10 月。

【分布】国内分布：甘肃、陕西、河南、安徽、江苏、浙江、江西、福建、广东、广西、湖南、湖北、四川、云南、贵州。国外分布：印度、尼泊尔、锡金、不丹和缅甸北部。

【入药部位及采收加工】果实：10～11 月果实成熟时连肉质花序轴一并摘下，晒干，取出种子。

【中药名称】枳椇子。

枳椇子 Zhijuzi
《新修本草》

【别名】木蜜、树蜜、木饧、白石木子、蜜屈律、鸡距子等。

【来源】为鼠李科植物北枳椇 *Hovenia dulcis* Thunb. 枳椇 *Hovenia acerba* Lindl. 和毛果枳椇 *Hovenia trichocarpa* auct.non Chun & Tsiang：P.S.HSu 的成熟种子。

【性状】1. 北枳椇：种子扁平圆形，背面稍隆起，腹面较平坦，直径 3～5mm，厚 1～1.5mm。表面红棕色、棕黑色或绿棕色，有光泽，于放大镜下观察可见散在凹点，基部凹陷处有点状淡色种脐，顶端有微凹的合点，腹面有纵行隆起的种脊。种皮坚硬，胚乳白色，子叶淡黄色，肥厚，均富油脂。气微，味微涩。

2. 枳椇：种子暗褐色或黑紫色，直径 3.2～4.5mm。

3. 毛果枳椇：种子黑色、黑紫色或棕色，近圆形，直径 4～5.5mm，腹面中部有棱，背面有时具乳头状突起。

均以饱满、有光泽为佳。

【炮制方法】取原药材，除去杂质及果柄，清水洗净，干燥，筛去灰屑，用时捣碎。

【性味与归经】甘，平。入心、脾、肺经。

【功能与主治】利尿消肿，解酒毒。主治酒醉，烦热，口渴，呕吐，二便不利。

【用法与用量】内服：煎汤，6～15g；或泡酒服。

【使用注意】脾胃虚寒者禁用。

【附方】① 治饮酒多，发积为酷热，熏蒸五脏，津液枯燥，血泣，小便频多，肌肉消铄，专嗜冷物寒浆：枳椇子二两，麝香一钱，上为末，面糊丸，梧桐子大。每服三十丸，空心盐汤吞下。（《世医得效方》枳椇子丸）

② 治醉酒：枳椇子 12g（杵碎），葛花 9g，煎水冷服。（《安徽中草药》）

③ 治热病烦渴，小便不利：枳椇子、知母各 9g，金银花 24g，灯心草 3g。水煎服。（《青岛中草药手册》）

④ 治伤暑烦渴，头晕，尿少：枳椇子、竹叶各 30g。水煎服。（《华山药物志》）

【现代研究】**1. 化学成分研究：**枳椇子含黄酮类、多糖、生物碱、脂肪酸、萜类等活性成分。

2. 药理作用研究：① 保肝作用：具有较显著的抗纤维化功能，其功能机制与降低有毒物质对肝细胞的损害、拮抗细胞脂质过氧化、维持细胞膜稳定有关。

② 解酒作用：枳椇子能使血清中的天门冬氨酸氨基转移酶、谷丙转氨酶显著降低，且对丙二醛、谷胱甘肽、胆固醇、三油酸甘油酯等因乙醇所导致的生化指标的升高也同样具有显著降低作用。

③ 抗肿瘤和防癌治癌作用：枳椇子水提取物细胞毒作用机制与抑瘤功效的研究，对小鼠进行活体灌胃给予枳椇子水提取物进而实验得出对小鼠癌细胞 H22 的抑制率为 37%，研究结果表明枳椇子水提取物对肿瘤的生长具有抑制作用。

④ 抗衰老作用：对因 D- 半乳糖所诱导产生的亚急性衰老小鼠注入枳椇子提取物后，其学习与记忆能力有明显的改善，并具有延缓衰老的作用。

⑤ 增强综合体能的作用：通过枳椇子水提取液灌胃对小鼠的耐寒、耐热、抗疲劳以及对脏器、体重的影响进行探究得出，灌胃的小鼠耐寒、耐热机能明显提升，还延长了小鼠的游泳和爬杆等运动时间，由此可推得枳椇子水提取液能够增强小鼠综合体能。

⑥ 抗疲劳作用：将枳椇子乙醇提取物注入小鼠，通过让小鼠进行负重游泳来观察其耐力。当小鼠游泳了一定时间后，采集小鼠血样，检测其中含有的血清尿素氮、血乳酸，提取小鼠的肝脏组织并测定其中的肝糖原浓度，研究结果表明，注射了枳椇子乙醇提取物的小鼠，其负重游泳时间增加，其体内产生的血清尿素氮浓度显著降低，肝糖原含量显著上升，并且发现运动后体内乳酸水平有降低趋势。这说明了枳椇子的乙醇提取物具有良好的抗疲劳作用。

【参考文献】

[1] 康林芝，刘诗琦，李政元，等 . 枳椇子功效及相关食品开发研究进展 [J]. 韶关学院学报，2022，43（9）：6-10.

六十五、皂荚

Gleditsia sinensis Lam.

【别名】皂角、皂荚树、猪牙皂、牙皂、刀皂。

【形态】落叶乔木或小乔木，高可达 30m；枝灰色至深褐色；刺粗壮，圆柱形，常分枝，多呈圆锥状，长达 16cm。叶为一回羽状复叶，长 10～18cm；小叶 3～9 对，纸质，卵状披针形至长圆形，长2～8.5cm，宽1～4cm，先端急尖或渐尖，顶端圆钝，具小尖头，基部圆形或楔形，有时稍歪斜，边缘具细锯齿，上面被短柔毛，下面中脉上稍被柔毛；网脉明显，在两面凸起；小叶柄长1～2mm，被短柔毛。花杂性，黄白色，组成总状花序；花序腋生或顶生，长5～14cm，被短柔毛；雄花直径9～10mm；花梗长2～8mm；花托长2.5～3mm，深棕色，外面被柔毛；萼片4，三角状披针形，长3mm，两面被柔毛；花瓣4，长圆形，长4～5mm，被微柔毛；雄蕊8；退化雌蕊长2.5mm；两性花直径10～12mm；花梗长2～5mm；萼片、花瓣与雄花相似，唯萼片长4～5mm，花瓣长5～6mm；雄蕊8；子房缝线上及基部被毛（偶有少数湖北标本子房全体被毛），柱头浅2裂；胚珠多数。荚果带状，长12～37cm，宽2～4cm，劲直或扭曲，果肉稍厚，两面鼓起，或有的荚果短小，多少呈柱形，长5～13cm，宽1～1.5cm，弯曲作新月形，通常称猪牙皂，内无种子；果颈长1～3.5cm；果瓣革质，褐棕色或红褐色，常被白色粉霜；种子多颗，长圆形或椭圆形，长11～13mm，宽8～9mm，棕色，光亮。花期3～5月；果期5～12月。

【分布】分布于河北、山东、河南、山西、陕西、甘肃、江苏、安徽、浙江、江西、湖南、湖北、福建、广东、广西、四川、贵州、云南等省区。

【入药部位及采收加工】1. 果实：秋季果实成熟时采摘，晒干。

2. 棘刺：全年均可采收，干燥，或趁鲜切片，干燥。

【中药名称】大皂角、皂角刺。

（一）大皂角 Dazaojiao《神农本草经》

【别名】皂角子、皂子、皂儿、皂角核、皂荚。

【来源】本品为豆科植物皂荚 *Gleditsia sinensis* Lam. 的干燥成熟果实。

【性状】本品呈扁长的剑鞘状，有的略弯曲，长15～40cm，宽2～5cm，厚0.2～1.5cm。表面棕褐色或紫褐色，被灰色粉霜，擦去后有光泽，种子所在处隆起。基部渐窄而弯曲，有短果柄或果柄痕，两侧有明显的纵棱线。质硬，摇之有声，易折断，断面黄色，纤维性。种子多数，扁椭圆形，黄棕色至棕褐色，光滑。气特异，有刺激性，味辛辣。

【炮制方法】用时捣碎。

【性味与归经】辛、咸，温；有小毒。归肺、大肠经。

【功能与主治】祛痰开窍，散结消肿。用于中风口噤，昏迷不醒，癫痫痰盛，关窍不通，喉痹痰阻，顽痰喘咳，咳痰不爽，大便燥结；外治痈肿。

【用法与用量】1～1.5g，多入丸散用。外用适量，研末吹鼻取嚏或研末调敷患处。

【使用注意】孕妇及咯血、吐血患者忌服。

【附方】① 治咳逆上气，时时唾浊，但坐不得眠：皂荚240g（刮去皮，用酥炙）末之，蜜丸梧子大，以枣膏和汤服三丸，日三夜一服。（《金匮要略》皂荚丸）

② 治卒中风口㖞：大皂荚30g（去皮、子，研末下筛）。以三年陈醋和，左㖞涂右，右㖞涂左，干更涂之。（《千金要方》）

③ 治大小便不通，关格不利：烧皂荚，细研。粥饮下9g，立通。（《证类本草》）

【现代研究】1. 化学成分研究：皂荚中的主要化合物类型为三萜皂苷类、木脂素类及多糖类，以及有机酸、鞣质、生物碱、黄酮类、蛋白质、蜡醇、纤维素及果胶等活性物质。

2. 药理作用研究：研究发现皂荚的活性成分具有多种药理作用，研究表明皂荚具有抗肿瘤、治疗心血管系统疾病、抑菌、抗炎、抗过敏及抗氧化等作用。皂荚皂苷可通过终止肿瘤细胞DNA合成、阻断细胞增殖周期、抑制NF-κB肿瘤细胞的活化或抑制端粒酶活化而发挥抗肿瘤作用。

3. 临床研究：治疗儿童过敏性鼻炎：取皂荚3g，切碎并以蜜水拌，微炒黄后研为细末，每次取0.1～0.2g，吹入鼻腔或和水点鼻腔，同时取皂荚末和食醋，调和成膏，取豆粒大小，敷于双侧鼻旁迎香穴联合服用盐酸西替利嗪片治疗儿童过敏性鼻炎效果较单纯服用盐酸西替利嗪片更好。

【参考文献】

[1] 张婷，姜海慧，姜祎，等 . 皂荚研究进展 [J]. 中国野生植物资源，2021，40（9）：46-54.

[2] 张晓艳 . 中西医结合治疗儿童过敏性鼻炎临床观察 [J]. 实用中医药杂志，2021，37（4）：628-629.

（二）皂角刺 Zaojiaoci 《本草衍义补遗》

【别名】皂荚刺、皂刺、天丁、皂角针、皂针。

【来源】本品为豆科植物皂荚 *Gleditsia sinensis* Lam. 的干燥棘刺。

【性状】本品为主刺和1～2次分枝的棘刺。主刺长圆锥形，长3～15cm或更长，直径0. 3～1cm；分枝刺长1～6cm，刺端锐尖。表面紫棕色或棕褐色。体轻，质坚硬，不易折断。切片厚0. 1～0.3cm，常带有尖细的刺端；木部黄白色，髓部疏松，淡红棕色；质脆，易折断。气微，味淡。

【炮制方法】除去杂质；未切片者略泡，润透，切厚片，干燥。

【性味与归经】辛，温。归肝、胃经。

【功能与主治】消肿托毒，排脓，杀虫。用于痈疽初起或脓成不溃；外治疥癣麻风。

【用法与用量】3～10g。外用适量，醋蒸取汁涂患处。

【使用注意】《神农本草经疏》："凡痈疽已溃不宜服，孕妇亦忌之。"

【附方】① 治痈疽恶毒，外发内发，欲破未破，在四肢肩背肚腹之外者，则痛极大肿，在胸膈腰胁肚腹肠胃之内者，则痛极大胀：皂荚刺飞尖一两，乳香、没药、当归、川芎、甘草各二钱，白芷、天花粉、金银花各五钱。水、酒各二碗，煎一碗半。毒在上，食后服；毒在中半饱服；毒在下空腹服。未成可消，已成即溃。（《医鉴初集》）

② 治妇人乳痈：皂角刺（烧存性）一两，蚌粉一钱。和研，每服一钱，温酒下。（《仁斋直指方》）

③ 治痔疾，肛边痒痛不止：皂荚刺二两（烧令烟尽），臭樗皮一两（微炙），防风一两（去芦头），赤芍药一两，枳壳一两（麸炒微黄，去瓤）。上药，捣罗为末，用酽醋一斤，熬一半成膏，次下余药，和丸，如小豆大，每于食前，煎防风汤下二十丸。（《太平圣惠方》皂荚刺丸）

④ 治大风疠疮，体废肢损，形残貌变者：皂角刺飞尖一斤（微炒，研为极细末），赤链蛇一条（切碎，酒煮，去骨取肉，焙），胡麻仁三两，生半夏二两，真铅粉一两。俱炒燥，研为末，和皂荚刺末，水泛为丸，如绿豆大，晒干，入净瓷瓶内。每早晚各服三钱，白汤下。（《本草汇言》）

【现代研究】1. 化学成分研究：运用 ^{1}H-NMR、^{13}C-NMR、MS等现代波谱技术，鉴定了没食子酸乙酯、双氢山柰素、北美圣草素、槲皮素、表儿茶素、咖啡酸等6个化合物结构。

2. 药理作用研究：通过对皂荚刺进行抗菌活性筛选，并对活性部位的化学成分进行跟踪分离，运用微量稀释法测定，其中化合物没食子酸乙酯、双氢山柰素、槲皮素、咖啡酸等表现出一定的抗菌活性。

3. 临床研究：皂角刺能抑制和消灭多种细菌，降低革兰阴性菌和星形卡奴菌以及金黄色葡萄球菌活性，对人体噬菌体也有明显抵抗作用，可调节体内的免疫系统。此外，皂角刺还能直接作用于神经，对经常出现的多种神经性疼痛有明显缓解作用。

【参考文献】

[1] 周立刚，李端，谈满良，等.皂荚刺抗菌化合物[C]//.中国植物病理学会2007年学术年会论文集.2007：488.

六十六、樟

Cinnamomum camphora（L.）Presl.

【别名】香樟、芳樟、油樟、木樟、乌樟、瑶人柴、栳樟、臭樟。

【植物形态】常绿大乔木，高可达30m，直径可达3m，树冠广卵形；枝、叶及木材均有樟脑气味；树皮黄褐色，有不规则的纵裂。顶芽广卵形或圆球形，鳞片宽卵形或近圆形，外面略被绢状毛。枝条圆柱形，淡褐色，无毛。叶互生，卵状椭圆形，长6～12cm，宽2.5～5.5cm，先端急尖，基部宽楔形至近圆形，边缘全缘，软骨质，有时呈微波状，上面绿色或黄绿色，有光泽，下面黄绿色或灰绿色，晦暗，两面无毛或下面幼时略被微柔毛，具离基三出脉，有时过渡到基部具不显的5脉，中脉两面明显，上部每边有侧脉1～3～5（7）条，基生侧脉向叶缘一侧有少数支脉，侧脉及支脉脉腋上面明显隆起，下面有明显腺窝，窝内常被柔毛；叶柄纤细，长2～3cm，腹凹背凸，无毛。圆锥花序腋生，长3.5～7cm，具梗，总梗长2.5～4.5cm，与各级序轴均无毛或被灰白至黄褐色微柔毛，被毛时往往在节上尤为明显。花绿白或带黄色，长约3mm；花梗长1～2mm，无毛。花被外面无毛或被微柔毛，内面密被短柔毛，花被筒倒锥形，长约1mm，花被裂片椭圆形，长约2mm。能育雄蕊9，长约2mm，花丝被短柔毛。退化雄蕊3，位于最内轮，箭头形，长约1mm，被短柔毛。子房球形，长约1mm，无毛，花柱长约1mm。果卵球形或近球形，直径6～8mm，紫黑色；果托杯状，长约5mm，顶端截平，宽达4mm，基部宽约1mm，具纵向沟纹。花期4～5月，果期8～11月。

【分布】分布于我国南方、西南各省区。

【入药部位及采收加工】根、干、枝、叶，经提炼制成的颗粒状结晶。

【中药名称】樟脑。

樟脑 Zhangnao
《本草品汇精要》

【别名】韶脑、潮脑、脑子、油脑、树脑。

【来源】为樟科植物樟 *Cinnamomum camphora*（L.）Presl.的根、干、枝、叶，经提炼制成的颗粒状结晶。

【性状】纯品为雪白的结晶性粉末，或无色透明的硬块。粗制品略带黄色，有光亮。在常温中容易挥发，点火能发出多烟而有光的火焰，气芳香浓烈刺鼻，味初辛辣，后清凉。以洁白、纯净、透明、干爽、无杂质者为佳。以台湾产量最大，质量亦佳，称为“台冰”。

【炮制】一般在9～12月砍伐老树，取其树根、树干、树枝，锯劈成碎片（树叶亦可用），置蒸馏器中进行蒸馏，樟木中含有的樟脑及挥发油随水蒸气馏出，冷却后，即得粗制樟脑。粗制樟脑再经升华精制，即得精制樟脑粉。将此樟脑粉入模型中压榨，则成透明的樟脑块。宜密闭于瓷器中，放干燥处。本品以生长50年以上的老树，产量最丰；幼嫩枝叶，含脑少，产量低。

【性味与归经】辛，热；入心、脾经。

【功能与主治】通窍，杀虫，止痛，辟秽。治心腹胀痛，脚气，疮疡疥癣，牙痛，跌打损伤。

【用法与用量】内服：入丸、散，0.1～0.2g，不入煎剂。外用：适量，研末，或溶于酒中，或入软膏敷搽。

【使用注意】气虚者内服不宜过量，气虚及孕妇禁服。皮肤过敏者慎用。

【附方】① 治脚气肿痛：樟脑二两，乌头三两。为末，醋糊丸，弹子大。每置一丸于足心踏之，下以微火烘之，衣被围覆，汗出如涎为效。(《医林集要》)

② 治疥疮有脓者：樟脑八钱，硫黄一钱五分，川椒一钱（炒），枯矾一钱。共研末，真芝麻油调匀，不可太稀，摊在新粗夏布上，包好，线扎紧，先将疥疮针刺去脓，随以药包炭火烘热，对患处按之，日按数次，俟其不能复赶脓，用药包乘热擦之。(《不知医必要》樟脑散)

③ 治小儿秃疮：韶脑一钱，花椒二钱，脂麻二两。为末，洗后搽之。(《简便单方》)

④ 治大人小孩满口糜烂：樟脑三钱，花椒二钱。共研末，置铜锅内，用碗盖好，并用盐泥将碗周围敷好，置火上数分钟，药升至碗上，刮取，吹入口中。(《贵州中医验方》)

【现代研究】1. 局部作用：樟脑涂于皮肤有温和的刺激及防腐作用。用力涂擦有发赤作用；轻涂则类似薄荷，有清凉感，此乃由于刺激冷觉感受器的作用。它还有轻度的局部麻醉作用。对于胃肠道黏膜，樟脑有刺激作用，使胃部感到温暖及舒适，大量则能引起恶心及呕吐。临床上用樟脑擦剂有镇痛、止痒作用。口服有祛风作用以及轻微的祛痰作用。

2. 对中枢神经系统的作用：樟脑的全身作用主要是兴奋中枢神经系统，对于高级中枢尤为显著，大量作用于大脑皮质运动区及脑干，引起癫痫样惊厥。一般剂量的樟脑对呼吸无明显作用，在极度抑制情况下，可看到一些呼吸的兴奋，主要是由于皮下注射刺激感受器所引起的反射性兴奋。

3. 对循环系统的作用：樟脑制剂曾一度广泛应用为强心药，但各家报告结果很不一致，迄无定论。它无洋地黄或肾上腺素样作用。对正常心肌无作用，高浓度反抑制之。在离体心脏上，只有在造成衰竭时，方见有兴奋作用。对血管运动中枢，只有在其功能极度低下时，方见有兴奋作用，内脏血管收缩而皮肤血管舒张、血压上升。故认为对循环性虚脱或急性心功能衰竭者有效，但也有人对其疗效持怀疑或否定态度。有人报告，樟脑在动物体内的一个水溶性代谢产物——氧化樟脑，具有明显的强心、升压和兴奋呼吸的作用。

4. 其他作用：研究天然樟脑与山楂果提取物（CCC）合用对被动体位性低血压的疗效，表明 CCC 能稳定平均动脉压，樟脑主要起快速作用，而 CCC 起持续效应。回顾性流行病人群研究也证实了 CCC 对体位性低血压的疗效与安全性。内服适量樟脑制剂可刺激肠黏膜反射地增加肠蠕动，使胃有温热和舒适感，具有祛风作用。大剂量则有刺激作用。樟脑油是采用先进技术从天然植物樟树中蒸馏提炼的植物油配制而成。樟脑油具有驱蚊、抑菌的药效。樟脑油还具有良好的体外抗蠕形螨的作用，机制可能是通过直接触杀作用和神经肌肉毒性作用完成的。

【参考文献】

[1] 江苏新医学院．中药大辞典：下册 [M]. 上海：上海人民出版社，1977：2595.

[2] Belz G G，Loew D. Dose-response related efficacy in orthostatic hypotension of a fixed combination of D-camphor and an extract from fresh crataegus berries and the contribution of the single components[J]. Phytomedicine，2003，10（Suppl 4）：61-67.

[3] Hempel B，Kroll M，Schneider B. Efficacy and safety of a herbal drug containing hawthorn berries and D-camphor in hypotension and orthostatic circulatory disorders/re-suits of a retrospective epidemiologic cohort study[J]. Arzneimittel Forschung，2005，55（8）：443-450.

[4] 宋希明．植物精油的药用价值与特性 [J]. 海峡药学，2007，19（5）：88-91.

[5] 赵亚娥，郭娜，师睿，等．新型天然杀螨药物樟脑精油的杀螨效果观察与机制分析 [J]. 西安交通大学学报（医学版），2006，27（6）：544-547.

六十七、儿茶

Acacia catechu（L.f.）Willd.

【别名】乌爹泥、孩儿茶。

【形态】落叶小乔木，高 6～10m；树皮棕色，常呈条状薄片开裂，但不脱落；小枝被短柔毛。托叶下面常有一对扁平、棕色的钩状刺或无。二回羽状复叶，总叶柄近基部及叶轴顶部数对羽片间有腺体；叶轴被长柔毛；羽片 10～30 对；小叶 20～50 对，线形，长 2～6mm，宽 1～1.5mm，被缘毛。穗状花序长 2.5～10cm，1～4 个生于叶腋；花淡黄或白色；花萼长 1.2～1.5cm，钟状，齿三角形，被毛；花瓣披针形或倒披针形，长 2.5cm，被疏柔毛。荚果带状，长 5～12cm，宽 1～1.8cm，棕色，有光泽，开裂，柄长 3～7mm，顶端有喙尖，有 3～10 颗种子。花期 4～8 月；果期 9 月至翌年 1 月。

【分布】分布于云南、广西、广东、浙江南部及台湾，其中除云南（西双版纳、临沧地区）有野生外，余均为引种。

【入药部位及采收加工】煎膏：去皮枝、干的干燥煎膏。冬季采收枝、干，除去外皮，砍成大块，加水煎煮，浓缩，干燥。

【中药名称】儿茶。

儿茶 Ercha
《饮膳正要》

【别名】乌爹泥、乌垒泥、乌丁泥、孩儿茶。

【来源】本品为豆科植物儿茶 Acacia catechu（L.f.）Willd. 的去皮枝、干的干燥煎膏。

【性状】本品呈方形或不规则块状，大小不一。表面棕褐色或黑褐色，光滑而稍有光泽。质硬，易碎，断面不整齐，具光泽，有细孔，遇潮有黏性。气微，味涩、苦，略回甜。

【炮制方法】拣去杂质，刷去灰屑，研成小块或研成细粉。

【性味与归经】苦、涩，微寒。归肺、心经。

【功能与主治】活血止痛，止血生肌，收湿敛疮，清肺化痰。用于跌扑伤痛，外伤出血，吐血衄血，疮疡不敛，湿疹、湿疮，肺热咳嗽。

【用法与用量】1～3g，包煎；多入丸、散。外用适量，研末撒或调敷。

【使用注意】入汤剂，宜用布包。

【附方】① 治下疳阴疮：孩儿茶一钱，珍珠一分，片脑半分。为末敷。（《奇方纂要》）

② 治一切痈疽、诸疮破烂不敛者：儿茶、乳香、没药各三钱，冰片一钱，麝香二分，血竭三钱，旱三七三钱。上为末撒之。（《医宗金鉴》）

③ 治咳嗽：儿茶二两，细辛四钱，猪胆一个。前二味药共研末，取胆汁炼熟，三味药共为丸，每丸重一钱。每日四次，每次一丸，空腹含化。（内蒙古《中草药新医疗法资料选编》）

【现代研究】1. 化学成分研究：对儿茶的化学分析研究，学者们已经从儿茶中分离出类黄酮、萜类化合物、氰胺、氨基酸、类固醇等化学成分；运用化学柱层析法分析出儿茶浸膏中含有儿茶素、表儿茶素、4- 羟基苯甲酸、山柰酚、槲皮素、苯酚、4- 羟基庚烯乙醇、3,3′,5,5′,7- 五羟基黄烷酮、3,3′,4′,7- 四羟基黄烷酮等。

2. 药理作用研究：① 抗肿瘤作用：用儿茶素处理 Hep G2 细胞后，可以下调 Hep G2 细胞中 Bcl2 蛋白表达，上调 Bax 蛋白表达，这种作用会促进 Caspase-3 活化，从而影响 Hep G2 细胞的增殖和迁移，诱导体外凋亡。

② 抗病原体的作用：利用鸡胚培养法和血凝抑制试验分析了给予不同剂量的儿茶提取物对病毒增殖的影响。研究发现，儿茶素的最大无毒剂量为12.5mg/mL，在3.125～12.5mg/mL的浓度范围内抑制甲型和乙型流感病毒的增殖。12.5mg/mL完全抑制病毒增殖。结果表明，儿茶素具有抑制甲型流感病毒和乙型流感病毒增殖的作用。

③ 脂质调节作用：研究观察不同类型儿茶素对高脂血症小鼠血清中各种脂质的影响。结果显示，胃内给药组和静脉注射组降低高脂血症小鼠的血清胆固醇和甘油水平效果显著。脂质、低密度脂蛋白胆固醇和儿茶素优于表儿茶素。

3. 临床研究： ① 腹泻：经过对复方儿茶睡眠液的研究发现，它能显著改善肠黏膜炎症、水肿、运动障碍等症状，治疗腹泻。

② 抗炎：通过对338名慢性肝炎患者进行的临床试验，其中有174名患者每周接受14次儿茶素治疗；另外有164名接受安慰剂治疗。结果显示儿茶素对慢性病毒性肝炎有很好的疗效。

【参考文献】

[1] 孟凡佳，刘磊，张文娓，等.儿茶的研究进展[J].科学技术创新，2020（3）：45-46.

六十八、合欢

Albizia julibrissin Durazz.

【形态】 落叶乔木，高可达16m，树冠开展；小枝有棱角，嫩枝、花序和叶轴被绒毛或短柔毛。托叶线状披针形，较小叶小，早落。二回羽状复叶，总叶柄近基部及最顶一对羽片着生处各有1枚腺体；羽片4～12对，栽培的有时达20对；小叶10～30对，线形至长圆形，长6～12mm，宽1～4mm，向上偏斜，先端有小尖头，有缘毛，有时在下面或仅中脉上有短柔毛；中脉紧靠上边缘。头状花序于枝顶排成圆锥花序；花粉红色；花萼管状，长3mm；花冠长8mm，裂片三角形，长1.5mm，花萼、花冠外均被短柔毛；花丝长2.5cm。荚果带状，长9～15cm，宽1.5～2.5cm，嫩荚有柔毛，老荚无毛。花期6～7月；果期8～10月。

【分布】 分布于东北至华南及西南各省区。

【入药部位及采收加工】 **1. 树皮：** 夏、秋二季剥取，晒干。

2. 花： 夏季花开放时择晴天采收或花蕾形成时采收，及时晒干。前者习称"合欢花"，后者习称"合欢米"。

【中药名称】 合欢皮、合欢花。

（一）合欢皮 Hehuanpi《本草拾遗》

【别名】 合昏皮、夜合皮、合欢木皮。

【来源】 为豆科植物合欢 *Albizia julibrissin* Durazz. 的树皮。

【性状】 本品呈卷曲筒状或半筒状，长40～80cm，厚0.1～0.3cm。外表面灰棕色至灰褐色，稍有纵皱纹，有的呈浅裂纹，密生明显的椭圆形横向皮孔，棕色或棕红色，偶有突起的横棱或较大的圆形枝痕，常附有地衣斑；内表面淡黄棕色或黄白色，平滑，有细密纵纹。质硬而脆，易折断，断面呈纤维性片状，淡黄棕色或黄白色。气微香，味淡、微涩、稍刺舌，而后喉头有不适感。

【炮制方法】 除去杂质，洗净，润透，切丝或块，干燥。

【性味与归经】 甘，平。归心，肝，肺经。

【功能与主治】 解郁安神，活血消肿。用于心神不安，忧郁失眠，肺痈，疮肿，跌扑伤痛。

【用法与用量】 6～12g。外用适量，研末调敷。

【使用注意】 风热自汗，外感不眠者禁服。孕妇慎服。

【附方】 ① 治蜘蛛咬疮：合欢皮，捣为末，和铛下墨，生油调涂。（《本草拾遗》）

② 治肺痈久不敛口：合欢皮、白蔹。二味同煎服。（《景岳全书》）

③ 治咳有微热，烦满，胸心甲错，是为肺痈：黄昏（是合昏皮也）手掌大一片。细切，以水三升，煮取一升，分三服。（《千金方》）

【现代研究】 **1. 化学成分研究：** 合欢皮主要含有三萜类、木脂素、黄酮、甾醇等化合物。

2. 药理作用研究： ① 抗肿瘤作用：合欢皮总皂苷可以通过诱导 HepG2 细胞停止期和通过线粒体依赖半胱天冬酶凋亡信号通路激活，增加亲凋亡蛋白 bax 的表达，降低抗凋亡蛋白 bcl-2 的表达，抑制肝癌细胞增殖。研究应用 HP-20 大孔树脂分离的合欢皮 70% 乙醇洗脱组分能显著抑制 EGF 诱导的 HMEC-1 增殖、迁移和成管，下调 HMEC-1 的 p-Akt 和 p-Erk1/2 蛋白水平，并抑制小鼠 Matrigel 小室内皮细胞的侵入和血管形成起到抗肿瘤作用。合欢皮中分离得到的布木柴胺 K、9- 去甲布木柴胺 K、邻苯二甲酸二丁酯、邻苯二甲酸二（2- 乙基 - 己基）酯均可显著诱导 K562 细胞凋亡，在低浓度时还将细胞周期抑制在 G0/G1 期。研究发现合欢皮中合欢皂苷 J25 和合欢皂苷 J22 在体外对 4 种人癌细胞（人乳腺癌 MDA-MB-435、人肝癌 Bel-7402、人前列腺癌 PC-3MIE8 和人宫颈癌 Hela）增殖有明显的抑制作用。

② 抗菌作用：研究发现合欢皮乙醇提取物对金黄色葡萄球菌和黑曲霉具有良好抑制效果，且证实正丁醇萃取物是抑制黑曲霉的有效成分。

③ 抗焦虑、抗抑郁作用：研究发现正丁醇萃取部位通过提高小鼠脑内 GABA 含量，降低小鼠脑内 Glu 和 5-HT 含量发挥抗焦虑作用。

④ 增强免疫作用：试验发现合欢皮多糖组和皂苷组的红细胞 C3bRR、红细胞对白细胞的吞噬促进率、红细胞 SOD 活性、红细胞免疫促进因子等指标明显优于正常组，且多糖组优于皂苷组。还发现总皂苷能明显提高小鼠 NK 细胞的杀伤活性，且具有剂量差异性。研究发现，合欢皮总皂苷可调节 T 细胞免疫功能。同时，其可使 IL-2 水平明显升高，提示合欢皮可促进细胞分泌 IL-2，从而间接增强 NK 细胞、单核 / 巨噬细胞的免疫作用，而 TNF-α 水平无明显变化。

⑤ 抗炎作用：应用 LC-MS/MS 进行靶分析，研究合欢皮对小鼠耳肿胀模型抗炎的物质基础，发现有效部位成分主要为丁香树脂酚的糖苷类和其他类型木脂素成分。

⑥ 抗氧化作用：研究发现，纯度 86.71% 合欢皮总多糖可清除超氧根离子和 ABTS 自由基，抗氧化活性为超氧根离子大于 ABTS 自由基，且对浓度具有依赖性。

⑦ 抗生育作用：实验研究发现含 1.2% 合欢皂苷的颗粒剂对高原鼠兔抗生育率可达 70%，解剖可见输精管充血及睾丸肿大、充血等现象。

【参考文献】

[1] 杨磊，李棣华 . 合欢皮化学成分与药理活性及毒理学研究进展 [J]. 中国中西医结合外科杂志，2019，25（6）：1061-1064.

[2] 国家中医药管理局《中华本草》编委会 . 中华本草：第 4 卷 [M]. 上海：上海科学技术出版社，1999：319-322.

（二）合欢花 Hehuanhua
《本草衍义》

【别名】 夜合花、乌绒。

【来源】本品为豆科植物合欢 *Albizia julibrissin* Durazz. 的干燥花序或花蕾。

【性状】**1. 合欢花**：头状花序，皱缩成团。总花梗长 3～4cm，有时与花序脱离，黄绿色，有纵纹，被稀疏茸毛。花全体密被茸毛，细长而弯曲，长 0.7～1cm，淡黄色或黄褐色，无花梗或几无花梗。花萼筒状，先端有 5 小齿；花冠筒长约为萼筒的 2 倍，先端 5 裂，裂片披针形；雄蕊多数，花丝细长，黄棕色至黄褐色，下部合生，上部分离，伸出花冠筒外。气微香，味淡。

2. 合欢米：呈棒槌状，长 2～6mm，膨大部分直径约 2mm，淡黄色至黄褐色，全体被茸毛，花梗极短或无。花萼筒状，先端有 5 小齿；花冠未开放；雄蕊多数，细长并弯曲，基部连合，包于花冠内。气微香，味淡。

【炮制方法】取原药材，除去杂质，筛除灰屑。

【性味与归经】甘，平。归心、肝经。

【功能与主治】解郁安神。用于心神不安，忧郁失眠。

【用法与用量】5～10g。

【使用注意】脾胃虚寒者慎用；孕妇慎用。

【附方】① 治腰脚疼痛久不瘥：夜合花四两，牛膝一两（去苗），红蓝花一两，石盐一两，杏仁半两（汤浸去皮，麸炒微黄），桂心一两。上药捣罗为末，炼蜜和捣百余杵，丸如梧桐子大。每日空心，以温酒下三十丸，晚食前再服。（《太平圣惠方》）

② 治心肾不交失眠：合欢花、肉桂、黄连、首乌藤。煎服。（《四川中药志》）

③ 治打损疼痛：夜合花末，酒调服二钱匕。（《子母秘录》）

【现代研究】**1. 化学成分研究**：合欢花含有黄酮类化合物，主要包括槲皮苷、山柰酚、槲皮素、木犀草素、异鼠李素等。挥发油类主要包括 2,6- 二叔丁基对苯酚、4,6- 二甲基月桂烷等。其他化学成分还包括甾体类、葡萄糖苷、单萜类、三萜皂苷类、油橄榄酸型皂苷、鞣质类、多糖及多酚。

2. 药理作用研究：① 镇静催眠作用：研究表明合欢花水煎液对在外界刺激下的小鼠具有镇静催眠的功效。研究发现其乙酸乙酯和正丁醇提取的部分可改善大脑皮质神经递质因子的表达，减少神经元细胞深染固缩现象，增加神经元细胞数量，改善神经细胞形态和结构，使之趋于正常状态。合欢花总黄酮类成分中槲皮苷、异槲皮苷、槲皮素和山柰酚对镇静催眠药效的贡献最大。

② 抗焦虑作用：合欢花总黄酮具有抗焦虑作用，其中黄酮类成分槲皮苷为其药效物质基础，其作用机制为通过激动 5- 羟色胺（5-HT）受体产生抗焦虑抑郁作用。合欢皮水提液、醇提液及正丁醇萃取部位均能增加小鼠高架十字迷宫 OE% 值和 OT% 值（$P<0.05$），提高小鼠脑内 GABA 含量，降低小鼠脑内 Glu 和 5- HT 含量，从而发挥抗焦虑作用。

③ 抗抑郁作用：结合现代网络药理学技术，构建合欢花组分 - 靶标 - 通路网络，通过对活性组分及其关键靶标进行分子对接也验证了其黄酮类成分槲皮素、芦丁、异鼠李素可通过促进单胺能神经递质的合成释放、cAMP 信号转导以及神经活性配体 - 受体相互作用途径发挥抗抑郁作用。现代药理学研究中，合欢花中黄酮类成分的抗抑郁机制主要通过减少氧化应激，抑制炎症产生，保护海马神经元，抑制单胺氧化酶活性等。其中槲皮素的抗抑郁机制主要为调节海马体中叉头转录因子 G1（FoxG1）、磷酸化的环磷腺苷反应元件结合蛋白（pCREB）和脑源性神经营养因子（BDNF）的表达水平，促进海马神经元生成来发挥神经保护作用。

④ 保肝作用：合欢花具有减轻对乙酰氨基酚（APAP）诱导的急性肝损伤作用。研究结果表明槲皮苷对 APAP 诱导的小鼠急性肝损伤有明显的减毒作用，主要机制是通过维持细胞线粒体复合物 I 的表达并恢复其活性，从而减少活性氧（ROS）的产生，保护线粒体免受

氧化应激的影响，对肝脏产生保护作用。槲皮素可以通过抑制Ⅱ相代谢酶升高而减少胆汁毒性蓄积，同时可以逆转胆汁酸排泄转运体表达减少，从而促进胆汁酸排泄水平，起到改善肝功能的保护作用。

⑤ 抗炎和抗氧化作用：合欢花可有效清除·OH和·NO_2自由基，且合欢花的清除能力随着浓度的升高而增强。合欢花中的槲皮素和槲皮苷具有较强的抗氧化和抗炎作用，槲皮素和槲皮苷均能显著抑制细胞毒性、降低NO的浓度，降低细胞的炎症因子水平和减少活性氧（ROS）的产生，从而发挥抑制细胞炎症和氧化应激的作用，且槲皮素比其糖苷具有更高的抗氧化活性和细胞渗透率。

3. 临床研究：① 治疗失眠：合欢花、肉桂、黄连各10g，首乌藤12g，水煎服，每日1剂，用于失眠，疗效明确。

② 治疗跌打损伤：合欢花15g，红花、伸筋草、当归、续断各10g，水煎服，每日1剂，可治疗跌打损伤。

③ 治疗神经官能症：合欢花、炒酸枣仁各15g，黄芪20g，茯苓、防风各10g，水煎服，每日1剂，用于神经官能症，疗效明确。

【参考文献】

[1] 李冉，田介峰，罗学军，等.合欢花的化学成分及其药理作用的研究进展[J].天津药学，2022，34（2）：66-71.

[2] 田硕，苗明三.合欢花现代研究分析[J].中医学报，2014，29（6）：859-861.

[3] 国家中医药管理局《中华本草》编委会.中华本草：第4卷[M].上海：上海科学技术出版社，1999：322-323.

第二章

灌木

一、刺五加

Acanthopanax senticosus（Rupr.etMaxim.）Harms

【别名】刺拐棒、坎拐棒子、一百针。

【形态】灌木，高1～6m；分枝多，一二年生的通常密生刺，稀仅节上生刺或无刺；刺直而细长，针状，下向，基部不膨大，脱落后遗留圆形刺痕，叶有小叶5，稀3；叶柄常疏生细刺，长3～10cm；小叶片纸质，椭圆状倒卵形或长圆形，长5～13cm，宽3～7cm，先端渐尖，基部阔楔形，上面粗糙，深绿色，脉上有粗毛，下面淡绿色，脉上有短柔毛，边缘有锐利重锯齿，侧脉6～7对，两面明显，网脉不明显；小叶柄长0.5～2.5cm，有棕色短柔毛，有时有细刺。伞形花序单个顶生，或2～6个组成稀疏的圆锥花序，直径2～4cm，有花多数；总花梗长5～7cm，无毛；花梗长1～2cm，无毛或基部略有毛；花紫黄色；萼无毛，边缘近全缘或有不明显的5小齿；花瓣5，卵形，长1～2mm；雄蕊5，长1.5～2mm；子房5室，花柱全部合生成柱状。果实球形或卵球形，有5棱，黑色，直径7～8mm，宿存花柱长1.5～1.8mm。花期6～7月，果期8～10月。

【分布】分布于黑龙江（小兴安岭、伊春市带岭）、吉林（吉林市、通化、安图、长白山）、辽宁（沈阳）、河北（雾灵山、承德、百花山、小五台山、内丘）和山西（霍州市、中阳、兴县）。

【入药部位及采收加工】根和根茎或茎：春、秋二季采收，洗净，干燥。

【中药名称】刺五加。

刺五加 Ciwujia
《全国中草药汇编》

【别名】刺拐棒。

【来源】五加科植物刺五加 *Acanthopanax senticosus*（Rupr.etMaxim.）Harms 的干燥根和根茎或茎。

【性状】根茎呈结节状不规则圆柱形，直径1.4～4.2cm，有分枝；表面灰棕色，有纵皱，弯曲处常有密集的横皱纹，皮孔横长，微突起而色淡。根圆柱形，多扭曲，直径0.3～1.5cm；表面灰褐色或黑褐色，皱纹明显，皮较薄，剥落处呈灰黄色。质硬，断面呈白色，纤维性。有特异香气，味微辛、稍苦、涩。

【炮制方法】取原药材，除去杂质，洗净，润透，切薄片，干燥。

【性味与归经】味微苦，辛，性温。归脾、肾、心经。

【功能与主治】益气健脾，补肾安神。用于脾肺气虚，体虚乏力，食欲不振，肺肾两虚，久咳虚喘，肾虚腰膝酸痛，心脾不足，失眠多梦。

【用法与用量】内服：煎汤，9～27g；或入丸、散；泡酒。外用：适量，研末调敷；或鲜品捣敷。

【使用注意】阴虚火旺者慎服。

【附方】治跌打损伤腰部痛。劳伤药酒：大血藤4两，小血藤4两，红牛膝3两，白牛膝3两，舒筋草4两，刺五加5两，白花草1两，白龙须4两，木通根3两，接骨丹根5两，随手香3两，老鹳草4两，骨碎补3两，红毛七3两，松节3两，见血飞3两，金腰带3两，红泽兰4两，猪毛七4两，伸筋草4两，破骨风4两，黄龙须4两，八爪龙1两，地胡椒5两，红酸浆草4两，筋骨草5两，乌骨鸡3两，石兰藤4两，还魂草4两。（《全国中药成药处方集》）

【现代研究】**1. 化学成分研究：**刺五加含苷类、黄酮类、木脂素类、多糖类等化学成分。

2. 药理作用研究：① 对心脑血管系统的作用。刺五加苷具有改善血液高黏状态以及降低血脂的作用。刺五加皂苷类成分不仅能够对机体的心肌缺血现象及其所引起的损伤起到改善作用，还能够促进机体微循环，增强脑组织供血而改善脑缺血现象。

② 对神经系统的作用：刺五加提取物 eleutheroside B、eleutheroside E 以及 isofraxidin 对 Aβ（25-35）诱导的轴突和树突萎缩具有明显的保护作用，并能够对神经元的损伤起到修复和重建作用。

③ 对内分泌系统的作用：刺五加提取物对内分泌系统有强大的调节作用，能够增强垂体 - 肾上腺皮质系统的功能，促进反应向有利于机体方面进行，进而增强机体抵御不良刺激的能力。

④ 对免疫功能的调节作用：高剂量刺五加提取物能够有效降低镉蓄积小鼠脾脏中镉的水平，同时，刺五加提取物还能够提高镉蓄积小鼠脾脏中巨噬细胞、B 淋巴细胞和 T 淋巴细胞的数量。

⑤ 抗癌作用：刺五加茎皮提取物对人乳腺癌细胞毒性的影响研究发现，刺五加茎皮提取物能够诱导人乳腺癌细胞，非凋亡性死亡。

3. 临床研究：① 治疗失眠：将110例顽固性失眠患者随机分为治疗组和对照组，治疗组给予刺五加注射液，对照组给予地西泮片，结果刺五加治疗组总有效率72.73%，对照组总有效率52.73%，表明刺五加注射液治疗顽固性失眠有较好疗效，且作用优于地西泮片。

② 治疗血管性痴呆：将82例血管性痴呆患者随机分为观察组和对照组，观察组在基础治疗之上加用刺五加注射液及盐酸多奈哌齐，在治疗前后进行瑞文测验联合型及临床记忆量表的检测。发现CRT评分显示出观察组治疗后在类同比较、比较推理、系列关系、抽象思维等方面比对照组疗效更显著；CMS评分表明观察组治疗后的联想学习、指向记忆、图形再认、人像特点回忆比对照组治疗效果更好。

③ 治疗帕金森病：应用刺五加注射液配合西药治疗可明显改善PD的临床症状。

④ 治疗抑郁症：将100例脑梗死伴抑郁症患者随机分为刺五加组与复方丹参组，治疗一个疗程后，两组相比，刺五加组的有效率明显高于复方丹参组，提示刺五加注射液为治疗脑梗死伴有抑郁表现的理想药物。

【参考文献】

[1] 潘景芝，金莎，崔文玉，等.刺五加的化学成分及药理活性研究进展[J].食品工业科技，2019，40（23）：353-360.

[2] 周蕾，王梦楠，朱霄，等.刺五加对中枢神经系统的活性成分、药理作用及临床应用[J].湖南中医药大学学报，2018，38（8）：961-964.

二、杜虹花

Callicarpa formosana Rolfe

【别名】粗糠仔、老蟹眼。

【形态】灌木，高1～3m；小枝、叶柄和花序均密被灰黄色星状毛和分枝毛。叶片卵状椭圆形或椭圆形，长6～15cm，宽3～8cm，顶端通常渐尖，基部钝或浑圆，边缘有细锯齿，表面被短硬毛，稍粗糙，背面被灰黄色星状毛和细小黄色腺点，侧脉8～12对，主脉、侧脉和网脉在背面隆起；叶柄粗壮，长1～2.5cm。聚伞花序宽3～4cm，通常4～5次分歧，花序梗长1.5～2.5cm；苞片细小；花萼杯状，被灰黄色星状毛，萼齿钝三角形；花冠紫色或淡紫色，无毛，长约2.5mm，裂片钝圆，长约1mm；雄蕊长约5mm，花药椭圆形，药室纵裂；子房无毛。果实近球形，紫色，径约2mm。花期5～7月，果期8～11月。

【分布】分布于江西（南部）、浙江（东南部）、台湾、福建、广东、广西、云南（东南部）。

【入药部位及采收加工】叶：7～8月采收，晒干。

【中药名称】紫珠。

紫珠叶 Zizhuye
《本草拾遗》

【别名】紫荆、紫珠草。

【来源】为马鞭草科植物杜虹花 *Callicarpa formosana* Rolfe）的干燥叶。

【性状】多皱缩卷曲，有的破碎。完整叶片展平后呈卵状椭圆形，长4～19cm，宽2.5～9cm；先端渐尖或钝圆，基部宽楔形或钝圆，边缘有细锯齿，近基部全缘，上表面灰绿色或棕绿色，被星状毛和短粗毛，下表面淡绿色或淡棕绿色，密被黄褐色星状毛和金黄色腺点，主脉和侧脉突起，侧脉8～12对，小脉伸入齿端；叶柄长0.5～1.5cm。气微，味微苦涩。

【炮制方法】除去杂质，洗净，切段，干燥。

【性味与归经】苦、涩，凉。归肝、脾、肺经。

【功能与主治】收敛止血，清热解毒。用于呕血，咯血，衄血，便血，尿血，牙龈出血，崩漏，皮肤紫癜，外伤出血，痈疽肿毒，毒蛇咬伤，烧伤。

【用法与用量】内服：煎汤，10～15g（鲜品30～60g）；或研末，1.5～3g。每日1～3次。外用：适量，鲜品捣敷；或研末撒。

【附方】① 治肠胃出血：干紫珠叶末三至五分。调冷开水，每四小时服一次；继用紫珠末二钱，水煎，代茶常饮。（《福建民间草药》）

② 治咯血：干紫珠叶末五至七分。调鸡蛋清，每四小时服一次；继用干紫珠叶末二钱，水煎，代茶常饮。（《福建民间草药》）

③ 治衄血：干紫珠叶二钱。调鸡蛋清服；外用消毒棉花蘸叶末塞鼻。（《福建民间草药》）

④ 治创伤出血：鲜紫珠叶，用冷开水洗净，捣匀后敷创口；或用干紫珠叶研末敷，外用消毒纱布包扎之。（《福建民间草药》）

⑤ 治跌打内伤出血：鲜紫珠叶和实各二两，冰糖一两。开水炖，分两次服。（《闽东本草》）

⑥ 治一切咽喉痛：取鲜紫珠叶一两。洗净，水二碗，煎一碗服，或煎作茶常服。（《闽东民间草药》）

⑦ 治拔牙后出血不止：用消毒棉花蘸紫珠叶末塞之。（《福建民间草药》）

⑧ 治赤眼：取鲜紫珠草头一两，洗净切细，水二碗，煎一碗服。（《闽南民间草药》）

【现代研究】**1. 化学成分研究**：紫珠属植物具有多种化学成分，主要有萜类、黄酮类、苯丙素类、苯乙醇苷类等。

2. 药理作用研究：从紫珠中分离得到三个五环三萜类化合物：α- 香树脂醇、白桦脂酸和白桦脂醛，这些化合物对 MRSA 和 MSSA 的对照菌株和临床菌株均表现出抗菌活性，最低抑菌浓度范围为 2～512μg/mL。

3. 临床研究：用紫珠、地稔各 15g，水煎并浓缩为 500mL 备用。治呕血或单纯黑便，每次 50mL，每日 3～4 次；治急性大出血，取本品放置冰箱至 3～4℃时，每次经胃管注入胃内 50mL，3 分钟后抽出，如此反复 2～3 次，抽尽胃内容物后再灌注 200mL，每日 1～3 次。共治疗上消化道出血 305 例，总治愈率为 93.1%，总有效率为 95.4%（中药通报，1988，8：48）。用紫珠叶制成 3∶1 水煎液，先清洁创面，后用单层纱布浸湿药液，覆盖创面，胶布固定，每日换药 1 次。共治疗化脓性皮肤溃疡 232 例，总治愈率为 98.25%，平均治愈天数为 9.87 天（中草药通讯，1972，2：42）。此外，还可治疗阴道炎、功能性子宫出血、拔牙后出血等，水煎剂也可用以代替碘酒、乙醇做皮肤黏膜消毒。

【参考文献】

[1] 占丽丽，叶先文，张敏，等 . 紫珠属植物化学成分及药理活性研究进展 [J]. 江西中医药，2020，51（8）：66-73.

三、佛手

Citrus medica L. var. *sarcodactylis* Swingle

【别名】佛手柑、飞穰、蜜罗柑、五指香橼、五指柑、十指柑。

【形态】常绿小乔木或灌木，高 3～4m。枝上有短而硬的刺，嫩枝幼时紫红色。叶大，互生；长椭圆形或矩圆形，长 8～15cm，宽 3.5～6.5cm，先端圆钝，基部阔楔形，边缘有锯齿；叶柄短，无翼；圆锥花序或为腋生的花束；雄花较多，丛生，直径 3～4cm，萼杯状，先端 5 裂；花瓣 5，内面白色，外面淡紫色，雄蕊 30 以上；雌花子房上部渐狭，10～13 室，花柱有时宿存。柑果卵形或矩圆形，长 10～25cm，顶端分裂如拳，或张开如指，外皮鲜黄色，有乳状突起，无肉瓤与种子。花期夏季。

【分布】我国浙江、江西、福建、广东、广西、四川、云南等地有栽培。

【入药部位及采收加工】果实：秋季果实尚未变黄或变黄时采收，纵切成薄片，晒干或低温干燥。

【中药名称】佛手。

佛手 Foshou
《滇南本草》

【别名】佛手柑、佛手香橼、手柑。

【来源】本品为芸香科植物佛手 *Citrus medica* L. var. *sarcodactylis* Swingle 的干燥果实。

【性状】本品为类椭圆形或卵圆形的薄片，常皱缩或卷曲，长 6～10cm，宽 3～7cm，厚 0. 2～0. 4cm。顶端稍宽，常有 3～5 个手指状的裂瓣，基部略窄，有的可见果梗痕。外皮黄绿色或橙黄色，有皱纹和油点。果肉浅黄白色或浅黄色，散在凹凸不平的线状或点状维管束。质硬而脆，受潮后柔韧。气香，味微甜后苦。

【炮制方法】除去杂质；或润透，切丝，干燥。

【性味与归经】辛、苦、酸，温。归肝、脾、胃、肺经。

【功能与主治】疏肝理气，和胃止痛，燥湿化痰。用于肝胃气滞，胸胁胀痛，胃脘痞满，食少呕吐，咳嗽痰多。

【用法与用量】3～10g。

【附方】① 治肝胃气痛：鲜佛手 12～15g，开水冲泡，代茶饮；或佛手、延胡索各 6g，水煎服。(《全国中草药汇编》)

② 治面寒痛，胃气痛：佛手柑（新瓦焙黄色），为末。每服三钱，烧酒送下。(《滇南本草》)

③ 治老年胃弱，胸闷气滞，消化不良，食欲不振，嗳气呕吐等：佛手柑 10～15g。上药煎汤去滓，再入粳米 50～100g，冰糖少许，同煮为粥。(《长寿药粥谱》佛手柑粥)

④ 治食欲不振：佛手、枳壳、生姜各 3g，黄连 0.9g。水煎服，每日 1 剂。(《全国中草药汇编》)

⑤ 治臌胀发肿：佛手四两，人中白三两。共为末。空腹白汤下。(《岭南采药录》)

【现代研究】**1. 化学成分研究**：佛手中含多种化学成分，包括黄酮类物质、香豆素、氨基酸等，主要成分为黄酮、挥发油两大类。

2. 药理作用研究：① 抗炎作用。佛手挥发油中的主要成分柠檬烯可抑制一种能刺激嗜酸性粒细胞趋化因子的活性氧的产生、核转录因子的激活，减少单核细胞趋化蛋白的产生。

② 抗肿瘤：研究发现佛手挥发油可抑制人乳腺癌细胞的生长。另有学者研究发现佛手挥发油中柠檬烯对胶质母细胞瘤、皮肤癌、人恶性胶质瘤等具有突出治疗功效。

③ 调节血糖作用：HepG2 细胞与高浓度胰岛素共同孵育可显著降低葡萄糖消耗和糖原生成。佛手柑内酯能逆转此情形，并增加雌激素受体 α、Src、Akt、糖原合成酶激酶 3β 和磷脂酰肌醇 3 激酶 p85 的 p85 调节亚基的磷酸化表达。佛手柑内酯可通过雌激素受体介导 PI3K/Akt 活化通路来提高胰岛素抵抗。

④ 降血脂、抗动脉硬化：佛手中黄酮类、多糖等都可在体外与胆酸盐结合，且佛手黄酮、佛手多酚的效果要好于佛手多糖。佛手提取物能上调人肝癌 HepG2 细胞中过氧化物酶体增殖物激活受体 α 的表达，进而提高胆固醇 7α 羟化酶的表达，从而表现出一定降血脂功效。

⑤ 杀虫抗螨活性：用触杀和熏杀两种毒理学模型评价以水蒸气蒸馏法、压榨法和超临界流体萃取法提取的金佛手挥发油的除螨效果，研究结果显示 3 种精油对朱砂叶螨均具有相似的致死毒性，水蒸气蒸馏油的除螨活性最强。

⑥ 抗焦虑作用：小鼠强迫游泳实验和小鼠悬尾实验证明佛手水蒸气蒸馏法提取挥发油具有一定的抗抑郁活性。

3. 临床研究：治疗抑郁症。将 7cm×7cm 大小的佛手放入香囊进行吸嗅，吸入 5 天，每天 1.5h，发现佛手可缓解全髋关节置换患者术后抑郁、焦虑症状。含佛手的解郁汤是临床治疗抑郁症的常用方剂，研究发现其疗效与氟西汀治疗抑郁症的效果相当，且失眠、嗜睡及口干等副作用显著减少，对伴有焦虑、失眠症状的轻、中度抑郁症患者的治疗效果更为明显。也有临床研究发现，以佛手为君药的复方佛手口服液治疗轻、中度抑郁症效果显著且不良反应较少。

【参考文献】

[1] 李春宇，袁贞，佘春洁，等．佛手化学成分和药理活性的研究进展 [J]. 食品与药品，2022，24（2）：187-193.

[2] 常军，边育红，徐欢，等．佛手治疗抑郁症的研究进展 [J]. 时珍国医国药，2021，32（8）：1971-1973.

四、华东覆盆子

Rubus chingii Hu

【别名】掌叶覆盆子、大号角公、母奶牛。

【形态】落叶灌木，高 2～3m。幼枝绿色，有白粉，有少数倒刺。单叶互生；叶柄长 3～4.5cm；托叶线状披针形；叶片近圆形，直径 5～9cm，掌状 5 深裂，中裂片菱状卵形，基部近心形，边缘有重锯齿，两面脉上有白色短柔毛；基生五出脉。花两性；单生于短枝的顶端，花萼宿存，卵状长圆形，萼裂片两面有短柔毛；花瓣白色，椭圆形或卵状长圆形，先端圆钝；直径 2.5～3.5cm；花梗长 2～3.5cm；雄蕊多数，花丝宽扁；花药丁字着生，2 室；雌蕊多数，具柔毛，着生在凸起的花托上。聚合果球形，直径 1.5～2cm，红色，下垂；小核果密生灰白色柔毛。花期 3～4 月，果期 5～8 月。

【分布】分布于江苏、安徽、浙江、江西、福建、广西等地。

【入药部位及采收加工】果实：夏初果实由绿变绿黄时采收，除去梗、叶，置沸水中略烫或略蒸，取出，干燥。

【中药名称】覆盆子。

覆盆子 Fupenzi
《名医别录》

【别名】覆盆、小托盘、山泡。

【来源】本品为蔷薇科植物华东覆盆子 *Rubus chingii* Hu 的干燥果实。

【性状】本品为聚合果，由多数小核果聚合而成，呈圆锥形或扁圆锥形，高 0.6～1.3cm，直径 0.5～1.2cm。表面黄绿色或淡棕色，顶端钝圆，基部中心凹入。宿萼棕褐色，下有果梗痕。小果易剥落，每个小果呈半月形，背面密被灰白色茸毛，两侧有明显的网纹，腹部有突起的棱线。体轻，质硬。气微，味微酸涩。

【炮制方法】筛去灰屑，拣净杂质，去柄。

【性味与归经】甘、酸，温。归肝、肾、膀胱经。

【功能与主治】益肾固精缩尿，养肝明目。用于遗精滑精，遗尿尿频，阳痿早泄，目暗昏花。

【用法与用量】6～12g。

【使用注意】肾虚有火，小便短涩者慎服。

【附方】① 治阳事不起：覆盆子，酒浸，焙研为末，每旦酒服三钱。(《濒湖集简方》)

② 添精补髓，疏利肾气，不问下焦虚实寒热，服之自能平：枸杞子八两，菟丝子八两（酒蒸，捣浆），五味子二两（研碎），覆盆子四两（酒洗，去目），车前子二两（扬净）。上药，俱择精新者，焙晒干，共为细末，炼蜜丸梧桐子大。每服，空心九十丸、上床时五十丸，白沸汤或盐汤送下，冬月用温酒送下。(《摄生众妙方》五子衍宗丸)

【现代研究】1. 化学成分研究：覆盆子含有多糖、黄酮、酚类、萜类化合物、生物碱及有机酸等多种活性成分。

2. 药理作用研究：① 抗氧化作用：质量浓度为 1mg/mL 的覆盆子多糖对 DPPH 自由基的清除率达 63.0%，而其所展现出的生理活性可能与其含量及组成比例相关。

② 抗肿瘤作用：覆盆子中的三萜类化合物对 NF-κB 具有较强的抑制活性，且覆盆子中的萜类物质对人肝癌、肺癌、乳腺癌、卵巢癌细胞均表现出良好的毒性。

③ 调节血脂代谢：覆盆子提取物可以有效减轻高脂饮食所引起的脂质代谢紊乱，减轻肝脏损伤，从而达到改善肥胖表型及高血脂的效果，同时其水提取物也具备降血脂的作用。

④ 调节胃肠道菌群作用：覆盆子提取物可有效抑制肠道沙门菌、大肠埃希菌等的活性，同时其多酚可作为益生元，达到调控小鼠肠道菌群的目的。

⑤ 控制血压：覆盆子提取物还可通过抑制血管紧张素转化酶 I、脂质代谢相关基因从而达到降血压、减少动脉粥样硬化的作用。

3. 临床研究：自拟覆盆子种子汤（覆盆子、枸杞子、菟丝子、肉苁蓉等）治疗 69 例男性不育症患者，治疗结果显示总有效率达 92.75%，提示覆盆子种子汤对不育有显著的治疗效果。

【参考文献】

[1] 陈奎霖，黄达荣，黄少杰，等．覆盆子活性成分及其综合利用研究进展 [J]. 食品与机械，2022，38（9）：219-226.

[2] 曾小艳，李永平，童丽．覆盆子在男性不育症中的应用 [J]. 中医药信息，2020，37（5）：110-113.

五、光叶菝葜

Smilax glabra Roxb.

【形态】攀援灌木。茎长 1～4m，枝条光滑，无刺。叶互生，狭椭圆形或狭卵披针形，基部圆形，全缘；叶柄长 8～14mm，枝条基部的叶柄一般有卷须。伞形花序腋生，具 10 余朵花；总花梗长 2～5mm；花序托膨大，具多数宿存的小苞片；花绿白色；雄花外花被扁圆形；花丝很短；雌花与雄花相似，但内花被片边缘无齿，具 3 枚退化雄蕊。浆果直径 6～8mm，熟时黑色。花期 5～11 月，果期 11 月至次年 4 月。

【分布】分布于广东、海南岛。生于海拔 500m 以下的林中。

【入药部位及采收加工】根茎：夏、秋二季采挖，除去须根，洗净，干燥；或趁鲜切成薄片，干燥。

【中药名称】土茯苓。

土茯苓 Tufuling
《滇南本草》

【别名】禹余粮、白余粮、草禹余粮、刺猪苓、过山龙、硬饭、冷饭团、仙遗粮、土萆薢、山猪粪。

【来源】本品为百合科植物光叶菝葜 *Smilax glabra* Roxb. 的干燥根茎。

【性状】本品略呈圆柱形，稍扁或呈不规则条块，有结节状隆起，具短分枝，长 5～22cm，直径 2～5cm。表面黄棕色或灰褐色，凹凸不平，有坚硬的须根残基，分枝顶端有圆形芽痕，有的外皮有不规则裂纹，并有残留的鳞叶。质坚硬。切片呈长圆形或不规则，厚 1～5mm，边缘不整齐；切面类白色至淡红棕色，粉性，可见点状维管束及多数小亮点；质略韧，折断时有粉尘飞扬，以水湿润后有黏滑感。气微，味微甘、涩。

【炮制方法】未切片者，浸泡，洗净，润透，切薄片，干燥。

【性味与归经】甘、淡，平。归肝、胃经。

【功能与主治】解毒，除湿，通利关节。用于梅毒及汞中毒所致的肢体拘挛，筋骨疼痛；湿热淋浊，带下，痈肿，瘰疬，疥癣。

【用法与用量】内服：煎汤，15～60g。外用：适量，研末调敷。

【使用注意】肝肾阴虚者慎服。

【附方】① 治杨梅疮毒：土茯苓一两或五钱，水酒浓煎服。（《滇南本草》）

② 治杨梅风十年二十年，筋骨风泡肿痛：土茯苓三斤，川椒二钱，甘草三钱，黑铅一斤，青藤三钱。将药用袋盛，以好酒煮服之妙。（《赤水玄珠》）

③ 治血淋：土茯苓、茶根各五钱。水煎服，白糖为引。（《江西草药》）

④ 治风湿骨痛，疮疡肿毒：土茯苓一斤，去皮，和猪肉炖烂，分数次连滓服。（《浙江民间常用草药》）

⑤ 治风气痛及风毒疮癣：土茯苓（不犯铁器）八两。石臼内捣为细末，糯米一斗，蒸熟，白酒药造成醇酒用，酒与糟俱可食。（《万氏家抄方》土茯苓酒）

【现代研究】1. 化学成分研究：土茯苓目

前已分离并鉴定了大约190个化合物，包括黄酮、苯丙素、甾体、有机酸、挥发油类等。

2.药理作用：① 抗炎作用：土茯苓中落新妇苷与多糖抑制LPS诱导PAW264.7巨噬细胞分泌炎症因子NO和TNF-α，抑制炎症基因*i NOS*和*TNF-α* mRNA的表达。

② 对心血管系统的作用：以异丙肾上腺素诱发急性心肌缺血的小鼠为模型小鼠，分别给予不同剂量的赤土茯苓苷，结果表明赤土茯苓苷具有抗异丙肾上腺素介导的脂质过氧化作用及缺血心肌的保护作用；土茯苓中黄酮类化合物对心血管系统具有保护作用。利用AngⅡ（2μmol/L）体外诱导大鼠心肌肥大，分别给予不同剂量的黄酮类化合物，其结果显示显著增加了JP2和Ry R2的蛋白表达，且呈剂量依赖性。提示土茯苓具有抗心肌肥厚的作用。

③ β受体阻滞作用：土茯苓醋酸乙酯提取物能预防静脉滴注肾上腺素引起的兔心律失常，拮抗异丙肾上腺素对离体大鼠心脏的正性肌力和正性变时作用，其作用与普萘洛尔相似。

④ 抗动脉粥样硬化作用：以原代培养的人脐静脉内皮细胞为研究对象，探讨土茯苓对白介素-1诱导的血管细胞黏附分子-1表达的影响，结果显示土茯苓可抑制HUVECs表达VCAM-1，进而具有抗动脉粥样硬化的作用。

⑤ 对免疫系统的作用：在土茯苓中提纯可得到杂多糖组分SGRP1，并证实SGRP1对RAW264.7巨噬细胞具有确定的免疫调节功能，从而提高机体免疫力，为多种疾病的防治提供了新策略。

⑥ 抗肿瘤作用：土茯苓提取液对人肝癌细胞Hep G2和Hep3B具有抗增殖作用，抑制Hep G2和Hep3B细胞的生长。

⑦ 保肝作用：对土茯苓的肝保护活性进行评估，研究发现土茯苓根茎中的类黄酮组分对CCl_4诱导的大鼠肝损伤具有肝保护作用。

3.临床研究：研究发现复方土茯苓颗粒可有效降低高尿酸血症患者血尿酸水平，对与痰湿阻滞相关的中医临床症状有改善作用，远期疗效及安全性好。

【参考文献】

[1] 程双，彭财英，潘玲玲，等.中药土茯苓的现代研究进展[J].江西中医药，2021，52（3）：69-76.

[2] 张娴娴，孙维峰，侯燕，等.复方土茯苓颗粒治疗高尿酸血症40例随机对照临床观察[J].中医杂志，2016，57（1）：41-45.

六、宁夏枸杞

Lycium barbarum L.

【别名】中宁枸杞、津枸杞、山枸杞。

【形态】灌木，或栽培因人工整枝而成大灌木，高0.8～2m，栽培者茎粗，直径达10～20cm；分枝细密，野生时多开展而略斜升或弓曲，栽培时小枝弓曲而树冠多呈圆形，有纵棱纹，灰白色或灰黄色，无毛而微有光泽，有不生叶的短棘刺和生叶、花的长棘刺。叶互生或簇生，披针形或长椭圆状披针形，顶端短渐尖或急尖，基部楔形，长2～3cm，宽4～6mm，栽培时长达12cm，宽1.5～2cm，略带肉质，叶脉不明显。花在长枝上1～2朵生于叶腋，在短枝上2～6朵同叶簇生；花梗长1～2cm，向顶端渐增粗。花萼钟状，长4～5mm，通常2中裂，裂片有小尖头或顶端有2～3齿裂；花冠漏斗状，紫堇色，筒部长8～10mm，自下部向上渐扩大，明显长于檐部裂片，裂片长5～6mm，卵形，顶端圆钝，基部有耳，边缘无缘毛，花开放时平展；雄蕊的花丝基部稍上处及花冠筒内壁生一圈密绒毛；花柱像雄蕊一样由于花冠裂片平展而稍伸出花冠。浆果红色或在栽培类型中也有橙色，果皮肉质，多汁液，形状及大小由于经长期人工培育或植株年龄、生境的不同而多变，广椭圆状、矩圆状、卵状或近球状，顶端有短尖头或平截，有时稍凹陷，长8～20mm，直径5～10mm。种子常20余粒，略呈肾脏形，扁压，棕黄色，长约2mm。花果期较长，一般从5月到10月边开花边结果，采摘果实时成熟一批采摘一批。

【分布】 原产于我国北部，河北北部、内蒙古、山西北部、陕西北部、甘肃、宁夏、青海、新疆有野生，现在除以上省区有栽培外，我国中部和南部不少省区也已引种栽培，尤其是宁夏及天津地区栽培多。

【入药部位及采收加工】 **1. 果实**：夏、秋二季果实呈红色时采收，热风烘干，除去果梗，或晾至皮皱后，晒干，除去果梗。

2. 根及根茎：春初或秋后采挖根部，洗净，剥取根皮，晒干。

【中药名称】 枸杞子、地骨皮。

（一）枸杞子 Gouqizi《名医别录》

【别名】 苟起子、枸杞红实、甜菜子、西枸杞、狗奶子、红青椒、枸蹄子、枸杞果、地骨子、枸茄茄、红耳坠、血枸子、枸杞豆、血杞子。

【来源】 本品为茄科植物宁夏枸杞 *Lycium barbarum* L. 的干燥成熟果实。

【性状】 本品呈类纺锤形或椭圆形，长6～20mm，直径3～10mm。表面红色或暗红色，顶端有小突起状的花柱痕，基部有白色的果梗痕。果皮柔韧，皱缩；果肉肉质，柔润。种子20～50粒，类肾形，扁而翘，长1.5～1.9mm，宽1～1.7mm，表面浅黄色或棕黄色。气微，味甜。

【炮制方法】 **1. 枸杞子**：取原药材，除去杂质，摘去残留果梗和蒂。

2. 炒枸杞子：取净枸杞子，用文火炒至表面有焦斑点，取出放凉。

3. 盐枸杞子：将食盐置锅内，用文火炒热后，再加入枸杞子炒至黄色发胀时，筛去盐即可。

【性味与归经】 甘，平。归肝、肾经。

【功能与主治】 滋补肝肾，益精明目。用于虚劳精亏，腰膝酸痛，眩晕耳鸣，阳痿遗精，内热消渴，血虚萎黄，目昏不明。

【用法与用量】 6～12g。

【使用注意】 脾虚便溏者慎服。

【附方】 ① 治肝肾不足，眼目昏暗，瞻视不明，茫茫漠漠，常见黑花，多有冷泪：枸杞子三两，巴戟天（去心）一两，甘菊花（拣）四两，肉苁蓉（酒浸，去皮，炒，切，焙）二两。上为细末，炼蜜丸，如梧桐子大。每服三十丸至五十丸，温酒或盐汤下，空心食前服。（《太平惠民和剂局方》菊睛丸）

② 治男子肾脏虚耗，水不上升，眼目昏暗，远视不明，渐成内障：枸杞子（酒蒸）四两，白茯苓（去皮）八两，当归一两，菟丝子（酒浸，蒸）四两，青盐（另研）一两。上为细末，炼蜜和丸，如梧桐子大。每服七十丸，食前用白汤送下。（《证治汇补》）

③ 治肾虚腰痛：枸杞子、地骨皮各一两，川萆薢、川杜仲各十两。俱晒燥，微炒，以好酒三斗，净罐内浸之，煮一日滤出渣。早晚随量饮之。（《千金方》）

④ 治虚劳烦渴不止：枸杞子（酒拌微炒）八两，地骨皮（微炒）十两，共研为末；麦门冬（去心）、熟地黄各四两，酒煮捣膏，和前药共为丸，梧子大。每早晚各服四钱，白酒下。

⑤ 安神养血，滋阴壮阳，益智，强筋骨，泽肌肤，驻颜色：枸杞子（去蒂）五升，龙眼肉五斤。上二味为一处，用新汲长流水五十斤，以砂锅桑柴火慢慢熬之，渐渐加水煮至杞圆无味，方去渣，再慢火熬成膏，取起，瓷罐收。不拘时频服二三匙。（《摄生秘剖》杞圆膏）

⑥ 治劳伤虚损：枸杞子三升，干地黄（切）一升，天门冬一升。上三物，细捣，曝令干，以绢罗之，蜜和作丸，大如弹丸。日二。（《古今录验》）

【现代研究】1. 化学成分研究：枸杞子中含有多种营养成分，主要包括生物碱类、黄酮及其苷类、挥发油类、蒽醌类、香豆素类、萜类、有机酸类、胡萝卜素类、多糖、氨基酸、蛋白质及无机元素等。

2. 药理作用研究：① 降血脂、降血糖。枸杞子能减少人体血清中胆固醇和甘油三酯的含量，可有效抑制体重过度增长，降低食物效价，降低肝脏中的脂质过氧化程度，使SOD活性提高，维持人体抗氧化系统的平衡，进而使组织细胞免受自由基的伤害，降低血脂含量。枸杞子多糖对糖尿病有预防和治疗作用，研究发现，枸杞子多糖具有降低血糖，增加胰岛素分泌，增强机体抗氧化能力和清除氧自由基的作用，且可降低自由基对胰岛β细胞的损伤，能显著增加糖尿病小鼠的肝糖原含量，对四氧嘧啶诱导的糖尿病具有良好的预防和治疗作用。

② 抗疲劳：研究表明枸杞子多糖可明显延长小鼠的运动时间，提高小鼠的运动能力，增强小鼠SOD和谷胱甘肽过氧化物酶（gSH-Px）的活性，降低小鼠丙二醛（MDA）和活性氧自由基（ROS）的含量，减少自由基的堆积，加快体内脂质过氧化物的清除，增加小鼠肝糖原和肌糖原的含量，减少氧化应激对机体的损伤，进而证明枸杞子多糖具有抗疲劳活性。

③ 抗肿瘤：枸杞子中的总黄酮能够抑制人胃癌SgC-7901细胞的增殖，阻滞细胞周期，诱导胃癌细胞凋亡。将人类肝癌细胞HepG2接种到BALB /C小鼠体内，建立肝癌恶病质小鼠模型，当小鼠的体重明显下降时，给予鲜枸杞子提取物，发现恶病质小鼠的体重降低明显减缓，可见鲜枸杞子提取物能够抑制小鼠恶病质的进程，其作用机制可能与其抑制促炎因子的分泌，从而调控p38 MAPK、NF-κB信号通路有关；网络药理学研究发现大豆黄素为枸杞子中治疗癌症的关键化合物，大豆黄素通过在初始阶段抑制基因损伤及细胞凋亡从而抑制癌症。大豆黄素还可抑制体外癌细胞或血淋巴细胞中的氧化还原敏感转录因子NF-κB的激活，其作用机制为通过抑制DNA拓扑异构酶Ⅰ和Ⅱ及核糖体S6激酶而导致蛋白质连锁的DNA链断裂，从而产生抗癌作用。

④ 抗氧化、抗衰老：枸杞子多糖对羟基自由基的清除效果较好，枸杞总黄酮也具有良好的抗氧化作用。同时，枸杞子乙醇提取物、枸杞子多糖能提高D-半乳糖致衰老小鼠的学习记忆能力，减少心、肝、脑组织脂褐质的含量，增强SOD和GSH-Px的活性。体外试验中，枸杞多糖也表现出直接清除羟自由基的作用，能抑制自发或由羟自由基引发的脂质过氧化反应。枸杞多糖还可提高老年和D-半乳糖致衰老小鼠脑内NOS的活性和NO的含量，抑制骨髓中*c-myc*基因表达，抑制细胞凋亡。枸杞子还可增强人体DNA的修复能力。其延缓衰老作用主要通过抗氧化、提高机体免疫功能、提高DNA修复能力、抑制细胞凋亡等多种途径实现。

⑤ 增强机体免疫力：外周血淋巴细胞IL-2的受体表达，并拮抗环磷酰胺对小鼠脾脏T细胞、NK细胞的抑制作用。枸杞子还能增强小鼠B细胞的活性，促进B细胞增殖分化，可增加小鼠血清IgG、IgM及补体C4的含量。枸杞子多糖还能拮抗环磷酰胺的抑制抗体形成作用。枸杞子能够增强机体免疫力，主要为对机体中的T淋巴细胞、B淋巴细胞有一定的激活作用，以增强细胞免疫为主，同时能增强机体的体液免疫功能，以及对腹腔中的巨噬细胞吞噬功能和对肿瘤细胞杀伤活性有明显的促进作用，对多种生物活性因子有明显的调节作用。

⑥ 保肝作用：枸杞多糖可以改善小鼠肝脏形态，小鼠肝脏指数及血清ALT、AST、TC、TG均呈下降趋势，肝组织中MDA及炎性因子TNF-α、IL-1β的含量显著降低，SOD、

GSH 显著升高，可见枸杞多糖对乙醇致酒精性肝损伤具保护作用，可能与通过清除体内多余自由基、增强体内抗氧化能力以及减轻炎症反应相关。

⑦ 保护视网膜：枸杞多糖对视网膜节细胞具有保护作用，其机制与调节视网膜小胶质细胞的免疫活性及增高视网膜 βB2-crystallin 蛋白表达有关。枸杞多糖还可对抗大脑中动脉闭塞导致的缺血性视网膜神经元凋亡，其神经元保护机制与抗氧化损伤和减少血 - 视网膜屏障的破坏有关。此外，枸杞子对光诱导的视网膜损伤也具有保护作用，枸杞子提取物能有效抑制光诱导损伤所致 ARPE-19 细胞活力降低，减少细胞内 ROS 的含量，提高 C57BL/6J 小鼠视网膜及血清的抗氧化能力，从而保护视网膜免受光诱导损伤。

3. 临床研究：① 治疗视物模糊、昏花、畏光、迎风流泪，多与菊花配伍，多用 15～25g。

② 治疗夜尿症，可配山茱萸、橘核，用量多在 15g 左右。

③ 治疗性功能障碍，可配菟丝子、巴戟天，用量多在 10～20g。

④ 滋肝阴，补血生津，可配白芍、当归、熟地黄，治疗慢性肝炎、肝纤维化、胁痛、强直性脊柱炎，用量多在 15～30g。

⑤ 补血生津，可配炙甘草汤、人参，治疗贫血消瘦、虚劳、外伤出血、放化疗后体质虚弱，用量多在 15～50g，对于虚痿重症者可用至 70g。

⑥ 滋阴生津，降血糖，可配桑叶、天花粉、知母，治疗糖尿病、甲状腺功能亢进等致消渴，用量多在 10～30g。

⑦ 枸杞子从阴引阳，多配仙茅、淫羊藿、巴戟天等，治疗激素水平低下、抑郁、慢性肾炎蛋白尿、肾阴阳俱损证，用量多在10～15g。

【参考文献】

[1] 宋艳梅，张启立，崔治家，等．枸杞子化学成分和药理作用的研究进展及质量标志物的预测分析 [J]. 华西药学志，2022，37（2）：206-213.

[2] 王翼天，赵林华，邸莎，等．枸杞子临床应用及其用量 [J]. 吉林中医药，2019，39（11）：1452-1455.

[3] 国家中医药管理局《中华本草》编委会．中华本草：第 7 卷 [M]. 上海：上海科学技术出版社，1999：267-273.

（二）地骨皮 Digupi
《大观本草》

【别名】杞根、地骨、地辅、地节、枸杞根、苟起根、枸杞根皮、山杞子根、甜齿牙根、红耳坠根、山枸杞根、狗奶子根皮、红榴根皮、狗地芽皮。

【来源】本品为茄科植物枸杞 *Lycium chinense* Mill. 或宁夏枸杞 *Lycium barbarum* L. 的干燥根皮。

【性状】本品呈筒状或槽状，长 3～10cm，宽 0.5～1.5cm，厚 0.1～0.3cm。外表面灰黄色至棕黄色，粗糙，有不规则纵裂纹，易呈鳞片状剥落。内表面黄白色至灰黄色，较平坦，有细纵纹。体轻，质脆，易折断，断面不平坦，外层黄棕色，内层灰白色。气微，味微甘而后苦。

【炮制方法】除去杂质及残余木心，洗净，晒干或低温干燥。

【性味与归经】甘，寒。归肺、肝、肾经。

【功能与主治】凉血除蒸，清肺降火。用于阴虚潮热，骨蒸盗汗，肺热咳嗽，咯血，衄血，内热消渴。

【用法与用量】9～15g。

【使用注意】脾胃虚寒者慎服。

【附方】① 治虚劳，口中苦渴，骨节烦热或寒：枸杞根白皮（切）五升，麦门冬二升，小麦三升。上三味，以水二斗，煮麦熟，药成去滓。每服一升，日再。（《千金方》杞汤）

② 治热劳：地骨皮二两，柴胡（去苗）一两。上二味，捣罗为散。每服二钱，用麦门冬（去心）煎汤调下，不计时候。（《圣济总

录》地骨皮散）

③ 治肺脏实热，喘促上气，胸膈不利，烦躁鼻干：地骨皮二两，桑根白皮（锉）一两半，甘草（炙，锉），紫苏茎叶各一两。上四味，粗捣筛。每服三钱匕，水一盏，煎至七分，去滓，食后临卧温服。（《圣济总录》地骨皮汤）

④ 治小儿肺盛，气急喘咳：地骨皮、桑白皮（炒）各一两，甘草（炙）一钱。上锉散，入粳米一撮，水二小盏，煎七分。食前服。（《小儿药证直诀》）

⑤ 治消渴日夜饮水不止，小便利：地骨皮（锉）、瓜根（锉）、萎根（锉）、芦根（锉）各一两半，麦门冬（去心，锉）二两，枣七枚（去核）。上六味杵如麻豆。每服四钱，水一盏，取八分，去滓，温服。（《圣济总录》地骨皮饮）

【现代研究】1. 化学成分研究：地骨皮内含丰富的生物碱、木脂素、苯丙素、蒽醌、有机酸、黄酮类、萜类及甾醇类化合物。

2. 药理作用研究：① 降血糖：地骨皮水煎剂和醇提取物均可降低血糖，还可促进血清胰岛素、肝糖原含量增加，促进胰岛功能恢复，促进肝糖原合成、刺激胰岛 β 细胞分泌胰岛素。地骨皮中甜菜碱、山柰酚可抑制肾小球系膜细胞增殖、改善肾小球系膜细胞形态，并降低 Col-Ⅳ、MCP-1 含量，甜菜碱与山柰酚的作用机制可能与平衡肾小球系膜细胞增殖和 Emm 分泌有关。

② 降血压：地骨皮中的有机酸类、苷类及黄酮类化学成分均具有降血压的作用，地骨皮水提液可通过作用于肾素 - 血管紧张素 - 醛固酮信号通路，下调肿瘤坏死因子（TNF-α）和内皮素 -1（ET-1）mRNA 的表达水平，上调内皮素一氧化氮合酶（eNOS）mRNA 的表达，起到降低血压的作用。也有研究表明地骨皮甲素、地骨皮甲醇提取物静脉注射均具有降血压的作用。

③ 美白：地骨皮中的总黄酮对酪氨酸酶具有显著的抑制作用，具有一定的美白功效。研究发现地骨皮乙醇提取物在高浓度（500μg/mL）时，可与浓度为 1mmol/L 的熊果苷对酪氨酸酶抑制作用相当（$P>0.05$）。地骨皮中总黄酮含量与其抑制酪氨酸酶活性的能力有关，总黄酮含量越高，酪氨酸酶活性抑制力越强。

④ 自由基清除：地骨皮中起抗氧化作用的主要成分为香豆素类、蒽醌类和黄酮类。有研究发现，地骨皮总黄酮、酚酰胺类成分对 DPPH 有一定强度的清除能力，同时地骨皮酚酰胺类成分具有清除 NBT 超氧自由基的能力并抑制多种疾病炎症反应中核转录因子 NF-κB，此外地骨皮水煎剂还可抑制体内氧自由基的生成，从而延缓皮肤老化。

⑤ 抑菌抗炎：地骨皮水提取物的炎症抑制作用最强，研究表明地骨皮的抗炎作用与其提取剂的选择有一定相关性。地骨皮水提取物和醇提取物不仅对皮肤炎症的治疗效果显著，对皮肤癣菌及常见细菌也具有较强的抑制作用。此外，地骨皮中主要发挥作用的香豆素类成分为东莨菪内酯、东莨菪苷，具有镇痛抗炎、祛痰平喘以及抑菌的作用。

⑥ 治疗皮肤损伤：研究发现地骨皮石油醚提取物可促进受损的皮肤成纤维细胞凋亡和正常细胞的生长，而地骨皮的水、正丁醇提取物可明显抑制大鼠皮肤成纤维细胞的增殖。地骨皮乙醇提取物可促进创面皮肤组织中羟脯氨酸的合成，帮助小鼠烫伤受损皮肤加速愈合。

3. 临床研究：① 治疗肺热咳嗽、低热、口腔溃疡：汤剂常用剂量为 10～20g，丸散剂常用剂量为 0.37～1.38g，外用剂中常用 12g。

② 治疗 IgA 肾病血尿、急性血崩、耳鸣：汤剂常用剂量为 15～30g，配伍黄连、黄柏、白芍等。

③ 治疗糖尿病、盗汗：配伍桑叶、天花粉、生地黄等，汤剂常用剂量为 20～30g。

【参考文献】

[1] 徐鹤然，赵乐，张晓娜，等. 地骨皮化学成分

及其生物学功效研究进展 [J]. 日用化学工业，2021，51（5）：450-456，467.

[2] 周琦，丁齐又，邵蒙苏，等 . 地骨皮的临床应用及其用量探究 [J]. 长春中医药大学学报，2021，37（6）：1208-1211.

[3] 国家中医药管理局《中华本草》编委会 . 中华本草：第 7 卷 [M]. 上海：上海科学技术出版社，1999：274-277.

七、杠柳

Periploca sepium Bunge

【别名】北五加皮、羊奶子、山五加皮、羊角条、羊奶条、羊角叶、臭加皮、香加皮、狭叶萝藦、羊角桃、羊角梢、立柳、阴柳、钻墙柳、狗奶子、桃不桃柳不柳。

【形态】落叶蔓形灌木，长可达 1.5m。主根圆柱状，外皮灰棕色，内皮浅黄色。具乳汁，除花外，全株无毛；茎皮灰褐色；小枝通常对生，有细条纹，具皮孔。叶卵状长圆形，长 5～9cm，宽 1.5～2.5cm，顶端渐尖，基部楔形，叶面深绿色，叶背淡绿色；中脉在叶面扁平，在叶背微凸起，侧脉纤细，两面扁平，每边 20～25 条；叶柄长约 3mm。聚伞花序腋生，着花数朵；花序梗和花梗柔弱；花萼裂片卵圆形，长 3mm，宽 2mm，顶端钝，花萼内面基部有 10 个小腺体；花冠紫红色，辐状，张开直径 1.5cm，花冠筒短，约长 3mm，裂片长圆状披针形，长 8mm，宽 4mm，中间加厚呈纺锤形，反折，内面被长柔毛，外面无毛；副花冠环状，10 裂，其中 5 裂延伸成丝状被短柔毛，顶端向内弯；雄蕊着生在副花冠内面，并与其合生，花药彼此粘连并包围着柱头，背面被长柔毛；心皮离生，无毛，每心皮有胚珠多个，柱头盘状凸起。蓇葖 2，圆柱状，长 7～12cm，直径约 5mm，无毛，具有纵条纹；种子长圆形，长约 7mm，宽约 1mm，黑褐色，顶端具白色绢质种毛；种毛长 3cm。花期 5～6 月，果期 7～9 月。

【分布】分布于吉林、辽宁、内蒙古、河北、山东、山西、江苏、河南、江西、贵州、四川、陕西和甘肃等省区。

【入药部位及采收加工】根皮：春、秋二季采挖，剥取根皮，晒干。

【中药名称】香加皮。

香加皮 Xiangjiapi
《中药志》

【别名】北五加皮、杠柳皮、香五加皮、臭五加、山五加皮。

【来源】为萝藦科植物杠柳 *Periploca sepium* Bunge 的干燥根皮。

【性状】本品呈卷筒状或槽状，少数呈不规则的块片状，长 3～10cm，直径 1～2cm，厚 0.2～0.4cm。外表面灰棕色或黄棕色，栓皮松软，常呈鳞片状，易剥落。内表面淡黄色或淡黄棕色，较平滑，有细纵纹。体轻，质脆，易折断，断面不整齐，黄白色。有特异香气，味苦。

【炮制方法】除去杂质，洗净，润透，切厚片，干燥。

【性味与归经】辛、苦，温。有毒。归肝、肾、心经。

【功能与主治】利水消肿，祛风湿，强筋骨。用于下肢浮肿，心悸气短，风寒湿痹，腰膝酸软。

【用法与用量】3～6g。

【使用注意】不宜过量服用。

【附方】① 治风湿性关节炎，关节拘挛疼痛：穿山龙、白鲜皮、香加皮各 15g。用白酒泡 24h，每日服 10mL。（《陕甘宁青中草药选》）

② 治水肿，小便不利：香加皮、陈皮、生姜皮、茯苓皮、大腹皮各9g。水煎服。(《陕甘宁青中草药选》)

③ 治阴囊水肿：香加皮 9g，仙人头 30g。水煎服。(《山东中草药手册》)

④ 治皮肤、阴部湿痒：北五加皮适量。煎汤外洗。(《青岛中草药手册》)

【现代研究】1. 化学成分研究： 香加皮主要含有 C_{21} 甾体类、强心苷类、三萜类、醛类以及低聚糖、小分子脂肪酸、黄酮等化合物。

2. 药理作用研究： ① 强心作用：香加皮具有明显的洋地黄类强心苷样作用，其有效成分杠柳苷的化学结构和药理作用与毒毛旋花苷 K 和 G 具有一定的相似性；杠柳毒苷抗心力衰竭可能是通过提高模型大鼠 Ca^{2+} - 三磷酸腺苷（ATP）mRNA 的表达，降低心肌受磷蛋白 mRNA 表达，进而调节心肌受磷蛋白 /Ca^{2+}-ATP 酶比值来实现的。

② 抗肿瘤作用：研究发现香加皮中的杠柳毒苷可通过改变死亡受体的表达和诱导 SW-872 细胞 DNA 双链断裂，对脂肪肉瘤细胞起到生长抑制作用并诱导其凋亡。香加皮中宝藿苷Ⅰ可能是通过调节 Cyclin B1 的表达，阻滞细胞周期来抑制 Eca-109 细胞增殖。杠柳苷可能是通过影响基因（*CDK4* 和 *CDK6*）的表达从而影响食管癌细胞的生长，且其抗淋巴瘤机制可能是抑制淋巴瘤细胞系 Jurkat 和 HuT 78 细胞在体外的增殖，促进其凋亡，并通过降低 CDK1 和 Cyclin B1 蛋白质的表达从而将细胞周期阻滞在 G2/M 期。香加皮杠柳苷能够通过抑制 IL-6 和 DDK1 表达，阻断 Wnt 信号来达到治疗小鼠骨髓瘤的作用。香加皮乙酸乙酯提取物（CPEAE）诱导人食管癌细胞 TE-13 凋亡的作用机制可能是通过调节 CDK4 基因的表达来实现的。CPEAE 可能通过下调 Survivin 基因，上调 Bax 基因的 mRNA 水平导致人乳腺癌细胞系 MCF-7 凋亡。香加皮中三萜类化合物能够抑制甲基苄基亚硝胺诱导的大鼠食管癌前病变，且该作用可能与其抑制 PCNA 的表达有关。

③ 抗炎作用：研究发现杠柳苷元对体外培养肥大细胞的组胺释放有显著的抑制作用，可使组胺释放浓度降低，且具有明显的剂量依赖性。因此，杠柳苷元应该是香加皮产生抗炎作用的物质基础。

④ 免疫调节作用：研究发现杠柳苷 A 灌胃，能够显著地减轻实验性自身免疫性脑脊髓炎小鼠该病的发生率及严重程度，其作用机制与抑制 IL-17 的生成和 Th17 细胞分化有关。糖链中含有过氧基团的孕甾烷苷类化合物能够抑制 T 淋巴细胞增殖；杠柳苷 A 能够预防刀豆球蛋白 A 诱导的小鼠肝炎，可以改善肝损伤，与抑制自然杀伤 T 细胞（NKT）有关；香加皮中的羽扇豆烷乙酸酯能够增强人外周血淋巴细胞和巨噬细胞的免疫功能。香加皮水提取物可以通过提高小鼠淋巴细胞的免疫功能来发挥其抗肿瘤作用。

3. 临床研究： 治疗慢性充血性心力衰竭，北五加皮粗苷提取物（强心苷总苷相对含量为 11.2%）制成片剂或装胶囊，每片（粒）10mg。每次口服 20mg，每日 3～4 次，服 2～3 天后改用维持量，每日 20～40mg。共治 21 例（风湿性心脏病 12 例，高血压心脏病 8 例，先天性心脏病 1 例），其中心力衰竭Ⅰ度 2 例，Ⅱ度 12 例，Ⅲ度 7 例。合并心房颤动 14 例。结果显效（心力衰竭控制，恢复正常，或心力衰竭减轻 1 度以上者）12 例，有效（心力衰竭基本控制或减轻）9 例。服药过程中，部分病例有轻度恶心、呕吐、腹泻。

【参考文献】

[1] 杨雪，李梦雨，颜昌钖，等. 香加皮的化学成分与药理作用研究进展及质量标志物的预测分析[J]. 中国中药杂志，2020，45（12）：277-278.

[2] 国家中医药管理局《中华本草》编委会. 中华本草：第 6 卷 [M]. 上海：上海科学技术出版社，1999：381-383.

八、胡颓子

Elaeagnus pungens Thunb.

【别名】蒲颓子、半含春、卢都子、雀儿酥、甜棒子、牛奶子根、石滚子、四枣、半春子、柿模、三月枣、羊奶子。

【形态】常绿直立灌木，高3～4m，具刺，刺顶生或腋生，长20～40mm，有时较短，深褐色；幼枝微扁棱形，密被锈色鳞片，老枝鳞片脱落，黑色，具光泽。叶革质，椭圆形或阔椭圆形，稀矩圆形，长5～10cm，宽1.8～5cm，两端钝形或基部圆形，边缘微反卷或皱波状，上面幼时具银白色和少数褐色鳞片，成熟后脱落，具光泽，干燥后褐绿色或褐色，下面密被银白色和少数褐色鳞片，侧脉7～9对，与中脉开展成50°～60°的角，近边缘分叉而互相连接，上面显著凸起，下面不甚明显，网状脉在上面明显，下面不清晰；叶柄深褐色，长5～8mm。花白色或淡白色，下垂，密被鳞片，1～3花生于叶腋锈色短小枝上；花梗长3～5mm；萼筒圆筒形或漏斗状圆筒形，长5～7mm，在子房上骤收缩，裂片三角形或矩圆状三角形，长3mm，顶端渐尖，内面疏生白色星状短柔毛；雄蕊的花丝极短，花药矩圆形，长1.5mm；花柱直立，无毛，上端微弯曲，超过雄蕊。果实椭圆形，长12～14mm，幼时被褐色鳞片，成熟时红色，果核内面具白色丝状棉毛；果梗长4～6mm。花期9～12月，果期次年4～6月。

【分布】分布于江苏、浙江、福建、安徽、江西、湖北、湖南、贵州、广东、广西。

【入药部位及采收加工】**1. 根**：夏、秋季采挖，洗净，切片晒干。

2. 叶：全年均可采，鲜用或晒干。

【中药名称】胡颓子叶、胡颓子根。

（一）胡颓子叶 Hutuiziye
《本草拾遗》

【别名】蒲颓叶。

【来源】本品为胡颓子科植物胡颓子*Elaeagnus pungens* Thunb. 的叶。

【性状】叶片椭圆形或长圆形，长4～9cm，宽2～4cm，先端钝尖，基部圆形，全缘或微波状缘，革质，上表面浅绿色或黄绿色，具光泽，散生少数黑褐色鳞片；叶背面被银白色星状毛，并散生多数黑褐色或浅棕色鳞片，主脉在叶背面突出，密生黑褐色鳞片，叶片常向背面反卷，有时呈筒状。叶柄粗短，长0.5～1cm，灰黑色。质稍硬脆，气微，味微涩。以叶大、色浅绿、上表面具光泽、无枝梗、无碎叶杂质者为佳。

【炮制方法】取原药材，除去杂质，洗净，切丝，干燥。

【性味与归经】酸，微温。归肺经。

【功能与主治】止咳平喘，止血，解毒。主治肺虚咳嗽，气喘，咯血，吐血，外伤出血，痈疽，痔疮肿痛。

【用法与用量】内服：煎汤，9～15g；或捣汁；或研末，每次2～3g。外用：适量，捣敷；或研末调敷；或煎汤熏洗。

【使用注意】阴虚内热、血虚风燥、无瘀血者、血虚发痉者不宜服用。

【附方】① 治一切肺喘剧甚者：蒲颓叶焙干研为细末。米饮调酒服二钱匕，并服取瘥。（《中藏经》）

② 治肺虚喘咳气短：胡颓子叶焙干研为细末，每次6g，米汤调和，加饴糖适量温服。（《安徽中草药》）

③ 治支气管哮喘：胡颓子叶15g，紫菀6g，百部9g。水煎服。（《青岛中草药手册》）

④ 治肺结核咯血：鲜胡颓子叶 24g（或干品 15g），冰糖 15g。开水冲炖，饭后服，每日 2 次，连服 1 星期。(《闽东本草》)

⑤ 治痈疽发背，金创出血：鲜胡颓子叶捣烂敷患处。(《泉州本草》)

⑥ 治痔疮肿痛：胡颓子茎叶 240g。煎水，先用蒸汽熏，水温后坐浴，每日 3 次，每次 10min。(《湖南农村常用中草药手册》)

⑦ 治蜂、蛇咬伤：鲜胡颓子叶捣烂绞汁和酒服，渣敷患处。(《泉州本草》)

【现代研究】1. 化学成分研究： 胡颓子叶中含有 3,3- 二甲基 -5- 氧代 -2- 己醇烯丙酸酯、*β*- 谷甾醇、水杨酸、香草酸、没食子酸、山柰酚、槲皮素、银椴苷、芦丁、葛花苷、山柰酚 -7-*O*-*β*-D- 吡喃葡萄糖苷、3′-*O*- 甲基鞣花酸 -4-*O*-*α*-L- 吡喃鼠李糖苷、3′- 甲氧基槲皮素等化学成分。

2. 药理作用研究： 镇咳祛痰平喘。胡颓子叶的平喘机制很可能是通过抑制过敏递质的释放来实现的。

3. 临床研究： ① 治疗慢性气管炎。胡颓子叶、鬼针草各 15g，水煎，分 2 次服，10 天为一疗程。共治 87 例，经 1 疗程后，近期控制 1 例，显效 14 例，好转 59 例；2 个疗程后，近期控制 16 例，显效 29 例，好转 33 例。对气喘、咳嗽、咳痰均有一定效果，尤其是平喘作用更明显。鲜胡颓子叶 30g，金樱子 15g，五味子 15g。先制成浸膏后制成糖衣片 15 片，相当于成人 1 天量。每日分 3 次服，10 天为一疗程。共治老年慢性气管炎 90 例。结果：单纯型 75 例近控 7 例，显效 33 例；喘息型 15 例近控 1 例，显效 6 例。用胡颓子叶制成“定喘灵”注射液，每支 2mL，每 1mL 内含胡颓子叶生药 2g。采用穴位注射或口腔内喷雾吸入法，共治 100 例慢性喘息性气管炎，总有效率为 91%，显效以上者占 73%。其中 48 例老年病例经治疗后，完全缓解 30 例，显效 12 例，好转 4 例，总有效率为 95.8%，显效以上者占 87.5%。有 1 例穴注时发生畏寒、战栗副反应，给予盐酸异丙嗪 25mg 肌内注射即好转。

② 治疗哮喘：胡颓子叶晒干，文火炒至微黄，研末。每次用热米汤送服 3g，早晚各 1 次，连续 15 天，必要时可服数星期。共治 100 余例，一般 10～15 天后症状即显著好转，部分患者发作次数明显减少，尤其对虚寒型患者疗效较好。

【参考文献】

[1] 黄丽杰，刘伟，崔永霞. 胡颓子叶化学成分的研究 [J]. 中成药，2015，37（4）：796-800.

[2] 李广胜，鲁光华，陈宁，等. 胡颓子叶不同提取物药理活性的比较研究 [J]. 中国药理学通报，2014，30（8）：1181-1182.

[3] 国家中医药管理局《中华本草》编委会. 中华本草：第 5 卷 [M]. 上海：上海科学技术出版社，1999：437-439.

（二）胡颓子根 Hutuizigen 《本草拾遗》

【别名】 牛奶根、贯榨根、叶刺头。

【来源】 本品为胡颓子科植物胡颓子 *Elaeagnus pungens* Thunb. 的根。

【性状】 根呈圆柱形，弯曲，多截成 30～35cm 长的段，粗细不一，粗根约 3cm，细根约 1cm。表面土黄色，根皮易脱落；露出黄白色的木部。质坚硬，横断面纤维性强，中心色较深。气微，味淡。

【性味与归经】 苦、酸，平。归肝、肺、胃经。

【功能与主治】 活血止血，祛风利湿，止咳平喘，解毒敛疮。主治吐血，咯血，便血，月经过多，风湿关节痛，黄疸，水肿，泻痢，小儿疳积，咳喘，咽喉肿痛，疮疥，跌扑损伤。

【用法与用量】 内服：煎汤，15～30g；或浸酒。外用：适量，煎汤洗；或捣敷。

【附方】 ① 治吐血，咯血，便血，月经过

多：胡颓子根30～60g，煎服。（苏医《中草药手册》）

② 治衄血：胡颓子根30g，楮树木30g，铁马鞭嫩尖15g。水煎，兑甜酒服。（《湖南药物志》）

③ 治风湿痛：胡颓子根150g，黄酒60g，猪脚500g。加水煮一时许，取汤一碗，连同猪脚服。（《福建民间草药》）

④ 治黄疸：胡颓子根15～24g。水煎服。（《浙江民间草药》）

⑤ 治产后伤风、腹痛、下痢：胡颓子根60g，红糖30g。水煎服。（《闽东本草》）

⑥ 治产后伤风浮肿：胡颓子根、益母草各9～15g。水煎至半碗，加红糖适量温服。（《福建民间草药》）

⑦ 治脾虚久泻：胡颓子根30g，桂圆肉15g。水煎服。（《安徽中草药》）

⑧ 治小儿食积、疳积：胡颓子根15g。水煎服。（《浙江民间草药》）

【现代研究】化学成分研究：胡颓子根中的化合物主要为黄酮和萜类，主要为槲皮素、山柰酚和柚皮素。

【参考文献】

[1] 邹菊英，陈卫红，苏维，等. 胡颓子根的化学成分分离鉴定[J]. 中国实验方剂学杂志，2018，24（9）：59-63.

[2] 国家中医药管理局《中华本草》编委会. 中华本草：第5卷[M]. 上海：上海科学技术出版社，1999：439.

九、枸橼

Citrus medica L.

【别名】香橼、枸橼子。

【形态】不规则分枝的灌木或小乔木。新生嫩枝、芽及花蕾均暗紫红色，茎枝多刺，刺长达4cm。单叶，稀兼有单身复叶，则有关节，但无翼叶；叶柄短，叶片椭圆形或卵状椭圆形，长6～12cm，宽3～6cm，或更大，顶部圆或钝，稀短尖，叶缘有浅钝裂齿。总状花序有花达12朵，有时兼有腋生单花；花两性，有单性花趋向，则雌蕊退化；花瓣5片，长1.5～2cm；雄蕊30～50枚；子房圆筒状，花柱粗长，柱头头状，果椭圆形、近圆形或两端狭的纺锤形，重可达2000g，果皮淡黄色，粗糙，甚厚或颇薄，难剥离，内皮白色或略淡黄色，棉质，松软，瓢囊10～15瓣，果肉无色，近于透明或淡乳黄色，爽脆，味酸或略甜，有香气；种子小，平滑，子叶乳白色，多胚或单胚。花期4～5月，果期10～11月。

【分布】分布于台湾、福建、广东、广西、云南等省区。

【入药部位及采收加工】果实：秋季果实成熟时采收，趁鲜切片，晒干或低温干燥。

【中药名称】香橼。

香橼 Xiangyuan
《本草图经》

【别名】枸橼。

【来源】本品为芸香科植物枸橼 *Citrus medica* L. 或香圆 *Citrus wilsonii* Tanaka 的干燥成熟果实。

【性状】1. 枸橼：本品呈圆形或长圆形片，直径4～10cm，厚0.2～0.5cm。横切片外果皮黄色或黄绿色，边缘呈波状，散有凹入的油点；中果皮厚1～3cm，黄白色或淡棕黄色，有不规则的网状突起的维管束；瓤囊10～17室。纵切片中心柱较粗壮。质柔韧。气清香，味微甜而苦辛。

2. 香圆：本品呈类球形，半球形或圆片，直径 4～7cm。表面黑绿色或黄棕色，密被凹陷的小油点及网状隆起的粗皱纹，顶端有花柱残痕及隆起的环圈，基部有果梗残基。质坚硬。剖面或横切薄片边缘油点明显；中果皮厚约 0.5cm；瓤囊 9～11 室，棕色或淡红棕色，间或有黄白色种子。气香，味酸而苦。

【炮制方法】未切片者，打成小块；切片者润透，切丝，晾干。

【性味与归经】辛、苦、酸、温。归肝、肺、脾经。

【功能与主治】疏肝理气，宽中，化痰。用于肝胃气滞，胸胁胀痛，脘腹痞满，呕吐噫气，痰多咳嗽。

【用法与用量】3～10g。

【使用注意】虚人慎服。

【附方】① 治臌胀：陈香橼一枚（连瓤），大核桃肉二枚（连皮），缩砂仁二钱（去膜）。各煅存性为散，砂糖拌调。空心顿服。（《本经逢原》）

② 治嗽：香橼（去核）薄切作细片，以时酒同入砂瓶内，煮令熟烂，自昏至五更为度，用蜜拌匀。当睡中唤起，用匙挑服。（《养疴漫笔》）

③ 治气逆不进饮食或呕哕：陈极香橼二个，真川贝三两（去心），当归一两五钱（炒黑），白通草（烘燥）一两，陈西瓜皮一两，甜桔梗三钱。共研细末，用白檀香劈碎煎浓汁泛为丸，如桐子大，每服三钱，开水送下。大虚者酌用。（《梅氏验方新编》香橼丸）

【现代研究】1. 化学成分研究：其成分主要包括挥发油类、黄酮类、香豆素类、生物碱类和萜类。

2. 药理作用研究：① 抗氧化作用：枸橼精油有较强的 DPPH 自由基清除能力，其还原能力与质量浓度呈正相关，对 OH 自由基和 H_2O_2 均有较强的清除作用。黄酮有较强的给电子能力，其结构中的羟基与自由基结合成较稳定的半醌式自由基，可有效清除体内自由基或增强内源性抗氧化能力，常用作抗氧化剂。橙皮素和枸橼中特征性黄酮 - 橙皮苷可减弱 H_2O_2、酒精、脂多糖和 CCl_4 等外界化合物诱导的组织损伤，直接清除体内自由基，降低氧化损伤。

② 抗菌作用：枸橼精油对黑曲霉、青霉、酿酒酵母、大肠埃希菌、金黄色葡萄球菌、枯草芽孢杆菌等有良好的抑制作用。香橼精油中少量的单萜类化合物即可破坏细胞膜的渗透性，使蛋白质变性，破坏细菌的酶系统，抑制微生物生长。含量较高的成分柠檬烯有广谱抗菌作用，对面包酵母和黑曲霉的抑制作用强于化学防腐剂。此外含量较低的成分如枸橼中的异松油烯和香圆中的 α- 蒎烯、β- 蒎烯等对抑菌作用的发挥也有重要贡献。香橼中特征性黄酮柚皮素、芦丁、柚皮苷和橙皮苷具有直接抑制肺炎克雷伯菌生长和影响细菌生物膜形成的作用。多甲氧基黄酮 - 川陈皮素可破坏细菌的细胞壁，调节细胞内外钠、钾离子流动，从而发挥抗菌效应。

③ 抗炎、抗过敏作用：香橼中代表性三萜柠檬苦素及主要三萜成分诺米林可影响 CD_4^+T 细胞功能，调节血管平滑肌细胞 p38 促分裂原活化蛋白激酶信号级联，发挥抗炎作用。香橼水性制剂具有抗过敏活性，被用于治疗鼻腔过敏性疾病，可使嗜碱性细胞脱粒作用减少，抑制人肥大细胞产生 IL-8 和 TNF-α。

④ 抗肿瘤作用：香豆素类化合物抗肿瘤的主要机制是调节半胱天冬酶依赖性凋亡，减少各器官和组织中 Bcl-2 的表达。Bcl-2 可导致癌变和正常细胞中致癌突变的积累，香豆素类成分蛇床子素可减少其表达，从而促进神经胶质瘤细胞的凋亡。蛇床子素在前列腺癌、肾细胞癌和白血病的治疗中尤为适用，有着高生物活性和低毒性，能有效抵消放疗不良反应。柠檬苦素是香橼的主要活性三萜类成分，可剂量依赖性抑制人成神经细胞瘤细胞、人结

肠癌细胞、人白血病细胞、人乳腺癌细胞等增殖。

【参考文献】

[1] 严辉，高明亮，查玉玲，等．香橼化学成分和药理作用研究进展及其质量标志物预测分析 [J]. 中国现代应用药学，2022，39（7）：976-988.

[2] 国家中医药管理局《中华本草》编委会．中华本草：第 4 卷 [M]. 上海：上海科学技术出版社，1999：908-911.

十、檵木

Loropetalum chinense（R. Br.）Oliver

【别名】白花檵木、白彩木、继木、大叶檵木。

【形态】落叶灌木或小乔木，高 1～4m。树皮深灰色。新枝密被褐锈色星状毛。叶互生，叶柄长 2～5mm；叶片革质，卵形，长 2～5cm，宽 1.5～2.5cm，先端锐尖，基部钝，不对称，全缘，上面叶脉下陷，下面突起，密生星状柔毛，侧脉约 5 对。春夏间开花，花两性，3～8 朵簇生；苞片线形，长 3mm；萼筒有星状毛，萼齿 4；花瓣 4，淡黄白色，条形，长 12～16mm；雄蕊 4，花丝短，药隔伸出如刺，花药裂瓣内卷与药隔相接成 4 假室；雌蕊子房半下位，2 室，花柱 2，极短。蒴果球形木质，褐色，密生星状毛，顶端开裂，有 2 粒种子。种子长卵形，长 4～5mm，黑色，稍有光泽。

【分布】分布于全国大部分省区，北自山东、河南，南至广东及西南各省区。

【入药部位及采收加工】根、叶：全年可采，花于清明前后采，鲜用或晒干用。

【中药名称】檵木根、檵木叶。

（一）檵木根 Jimugen

《江西草药》

【别名】土酱香。

【来源】本品为金缕梅科植物檵木 *Loropetalum chinense*（R. Br.）Oliver 的根。

【性状】根圆柱形、拐状不规则弯曲或不规则分枝状，长短粗细不一。一般切成块状，表面灰褐色或黑褐色，具浅纵纹，有圆形的茎痕及支根痕；栓皮易呈片状剥落而露出棕红色的皮部。体重，质坚硬，不易折断，断面灰黄色或棕红色，纤维性。气微，味淡，微苦涩。

【炮制方法】拣去杂质，切成小片，筛去灰屑。

【性味与归经】味苦、涩，性微温。归肝、脾、大肠经。

【功能与主治】止血，活血，收敛固涩。主治咯血，吐血，便血，外伤出血，崩漏，产后恶露不尽，风湿关节疼痛，跌打损伤，泄泻，痢疾，白带，脱肛。

【用法与用量】内服：煎汤，15～30g。外用：适量，研末敷。

【附方】① 治咯血：檵木根 120g，水煎服。(《江西草药》)

② 治上消化道出血：檵木、紫珠草、蒲公英各 30g。每日 1 剂，上、下午二次分服。[《浙江中医学院学报》1982（6）：21]

③ 治产后恶露不畅：檵木根 120～150g。加水煎汁，冲黄酒 500g，红糖 180g，产后第 2 日起早晚饭前分服。(《天目山药用植物志》)

④ 治跌打吐血：檵木根或叶，煮猪精肉服。(《湖南药物志》)

⑤ 治脱肛：檵木根 30g，猪直肠 5 寸。炖汤，第 1 次喝汤，第 2 次连汤及肠内服。(江西《草药手册》)

⑥ 治妇女白带：檵木根60～90g。切片，露7个晚上后，入锅内焙干，再用酒炒3次，同未生过蛋的雌鸡1只（去肠杂），酌加红糖炖熟。分二三次服（喝汤食肉）。（《福建民间草药》）

⑦ 治齿痛：檵木根30g，鸡、鸭蛋各1枚。煮熟，兑红糖60g服。（《湖南药物志》）

⑧ 治痢疾、腹泻：檵木根30g，枫树根24g，石榴根15g。水煎服。（《福建药物志》）

【现代研究】药理作用研究：① 对子宫的作用：根的煎剂对大鼠、小鼠、豚鼠及家兔的离体子宫均有兴奋作用，使子宫的摆动、张力增加。

② 对血管的作用：在离体灌流实验中，根的煎剂能扩张大鼠后肢血管，并对抗组胺引起的水肿。

【参考文献】

[1] 国家中医药管理局《中华本草》编委会．中华本草：第三册 [M]. 上海：上海科学技术出版社，1999：750.

（二）檵木叶 Jimuye 江西《草药手册》

【别名】檵花叶。

【来源】本品为金缕梅科植物檵木 *Loropetalum chinense*（R. Br.）Oliver 的叶。

【性状】叶多皱缩卷曲，完整叶片展平后椭圆形或卵形，长1.5～3cm，宽1～2.5cm；先端锐尖，基部稍偏斜，全缘或有细锯齿；上面灰绿色或浅棕褐色，下面色较浅，两面疏被短茸毛；叶柄被棕色茸毛。气微，味涩、微苦。

【炮制方法】取原药材，除去杂质及细梢，筛去灰屑。

【性味与归经】苦、涩，凉。归肝、胃、大肠经。

【功能与主治】收敛止血，清热解毒。主治咯血，吐血，便血，崩漏，产后恶露不净，紫癜，暑热泻痢，跌打损伤，创伤出血，肝热目赤，喉痛。

【用法与用量】内服：煎汤，15～30g；或捣汁。外用：适量，捣敷，研末敷，煎水洗或含漱。

【附方】① 治暑泻，痢：檵木茎叶21g。水煎服。红痢加白糖，白痢加红糖15g，调服。（《江西民间草药》）

② 治闪筋：鲜檵花叶一握，加烧酒捣烂，绞汁1杯。每日服1～2次。（《福建民间草药》）

③ 治消化道出血：檵木叶、藕节、侧柏叶、花蕊石、血余炭各等量。研为细末。每服6g，每日3次，冷开水吞服（《湖北中草药志》）

④ 治外伤出血：鲜檵花叶一握，捣烂外敷。（《福建民间草药》）

⑤ 治紫斑病：檵木鲜叶30g。捣烂，酌加开水擂取汁服。（江西《草药手册》）

【现代研究】1. 化学成分研究：化学成分包括挥发油、鞣质、黄酮、木脂素类和萜类等。

2. 药理作用研究：① 抑菌：研究表明檵木叶提取物对大肠埃希菌、志贺菌属和金黄色葡萄球菌有较明显的抑制作用。

② 抗炎：在大鼠切除伤模型实验中发现白花檵木粗提物处理伤口愈合速度明显加快，瘢块脱落时间明显缩短，表明伤口愈合更快；同时，新生皮肤HE染色和CD34新生血管IH染色结果表明，白花檵木粗提物处理可使胶原纤维沉积增多，上皮生成完全，成纤维细胞明显增加，新生血管增多，炎症细胞减少，伤口愈合更充分。

③ 抗氧化：从檵木叶中分离得到的具有生物活性的黄酮类化合物，具有清除自由基、抗氧化等作用。通过体外抗氧化活性研究发现，当提取液浓度为27.84 mg/L时，提取液对DPPH自由基清除率达到了50%，且随浓度的增加自由基清除作用增强。

④ 促愈合：研究发现白花檵木粗提物能

缩短大鼠皮肤伤口的愈合时间，提高伤口愈合效果，增强愈合后皮肤的抗拉能力，促进伤口处细胞和血管的再生。

【参考文献】

[1] 张杨，任凤霞，杨郁，等．檵木的化学成分及生物活性研究进展 [J]. 国际药学研究杂志，2014，41（3）：307-312.

[2] 肖珑，岳勇志，陈靖宇，等．檵木药用活性成分及药理作用研究进展 [J]. 湖南农业科学，2017（6）：119-121，126.

[3] 国家中医药管理局《中华本草》编委会．中华本草：第 3 卷 [M]. 上海：上海科学技术出版社，1999：750-751.

十一、金樱子
Rosa laevigata Michx.

【别名】刺梨子、山石榴、山鸡头子、和尚头、唐樱竻、油饼果子。

【形态】常绿攀援灌木，高可达 5m；小枝粗壮，散生扁弯皮刺，无毛，幼时被腺毛，老时逐渐脱落减少。小叶革质，通常 3，稀 5，连叶柄长 5～10cm；小叶片椭圆状卵形、倒卵形或披针状卵形，长 2～6cm，宽 1.2～3.5cm，先端急尖或圆钝，稀尾状渐尖，边缘有锐锯齿，上面亮绿色，无毛，下面黄绿色，幼时沿中肋有腺毛，老时逐渐脱落无毛；小叶柄和叶轴有皮刺和腺毛；托叶离生或基部与叶柄合生，披针形，边缘有细齿，齿尖有腺体，早落。花单生于叶腋，直径 5～7cm；花梗长 1.8～2.5cm，偶有 3cm 者，花梗和萼筒密被腺毛，随果实成长变为针刺；萼片卵状披针形，先端呈叶状，边缘羽状浅裂或全缘，常有刺毛和腺毛，内面密被柔毛，比花瓣稍短；花瓣白色，宽倒卵形，先端微凹；雄蕊多数；心皮多数，花柱离生，有毛，比雄蕊短很多。果梨形、倒卵形，稀近球形，紫褐色，外面密被刺毛，果梗长约 3mm，萼片宿存。花期 4～6 月，果期 7～11 月。

【分布】分布于陕西、安徽、江西、江苏、浙江、湖北、湖南、广东、广西、台湾、福建、四川、云南、贵州等省区。

【入药部位及采收加工】果实：10～11 月果实成熟变红时采收，干燥，除去毛刺。

【中药名称】金樱子。

金樱子 Jinyingzi
《雷公炮炙论》

【别名】刺榆子、刺梨子、金罂子、山石榴、山鸡头子、糖罐、糖莺子、糖果、刺兰棵子、灯笼果、蜂糖罐、槟榔果、金壶瓶、糖橘子、黄茶瓶、螳螂果、糖刺果、刺橄榄。

【来源】本品为蔷薇科植物金樱子 *Rosa laevigata* Michx. 的干燥成熟果实。

【性状】本品为花托发育而成的假果，呈倒卵形，长 2～3.5cm，直径 1～2cm。表面红黄色或红棕色，有突起的棕色小点，系毛刺脱落后的残基。顶端有盘状花萼残基，中央有黄色柱基，下部渐尖，质硬。切开后，花托壁厚 1～2mm，内有多数坚硬的小瘦果，内壁及瘦果均有淡黄色绒毛。气微，味甘、微涩。

【炮制方法】金樱子肉：取净金樱子，略浸，润透，纵切两瓣，除去毛、核，干燥。

【性味与归经】酸、甘、涩，平。归肾、膀胱、大肠经。

【功能与主治】固精缩尿，固崩止带，涩肠止泻。用于遗精滑精，遗尿尿频，崩漏带下，久泻久痢。

【用法与用量】6～12g。

【使用注意】有实火、邪热者慎服。

【附方】① 治小便频数，多尿小便不禁：金樱子（去净外刺和内瓤）和猪小肚一个。水煮服。（《泉州本草》）

② 治男子下消、滑精，女子白带：金樱子（去毛、核）一两。水煎服，或和猪膀胱，或和冰糖炖服。（《闽东本草》）

③ 治久虚泄泻下痢：金樱子（去外刺和内瓤）一两，党参三钱。水煎服。（《泉州本草》）

【现代研究】**1. 化学成分研究：**金樱子的化学成分主要包括黄酮类、三萜类、鞣质类、苯丙素类、甾体类、多糖类等。

2. 药理作用研究：① 收涩止泻。金樱子可用于脾胃虚弱导致的久泻久痢，可浓煎服单用，也可与芡实、白术等同用。

② 调节免疫：金樱子具有调节免疫的作用，包括体液免疫和细胞免疫，金樱子中的酸性多糖可识别巨噬细胞的模式识别受体，通过激活丝裂原活化蛋白激酶和NF-κB信号通路，增强巨噬细胞RAW264.7的吞噬和分泌能力，还可增强细胞因子mRNA的表达。金樱子及其根的提取物可以增加小鼠的胸腺指数，提高小鼠淋巴细胞的生成速度，还可以促进小鼠血清溶血素的生成，从而增强小鼠的免疫功能。

③ 抗氧化：与生金樱子相比，蜜炙和麸炒后的金樱子总皂苷、总多酚、总多糖等均有升高，且抗氧化活性增强。金樱子水提液对H_2O_2氧化诱导的人角质形成细胞具有一定的抗氧化保护作用。

④ 抗炎：研究发现金樱子提取物能够明显减弱PM10染毒的人肺上皮细胞的炎性反应；其还可抑制PM10诱导的A549细胞丝裂原活化蛋白激酶和NF-κB通路及其下游信号环氧化物酶-2的表达水平，下调炎性细胞因子（肿瘤坏死因子-α，白细胞介素-1β，白细胞介素-6，白细胞介素-13和白细胞介素17）的mRNA表达水平；金樱子中的Rosanortriterpenes A和B可以抑制被激活的NF-κB通路，从而缓解炎症反应；金樱子提取物通过减少炎症细胞、免疫球蛋白E和相关细胞因子的分泌，以剂量依赖的方式减轻小鼠过敏性气道炎症反应。

⑤ 保肾：金樱子提取物能够通过提高超氧化物歧化酶活性和总抗氧化能力，降低丙二醛和活性氧的水平，抑制NF-κB p65和单核细胞趋化蛋白mRNA的表达，增加NF-κB抑制蛋白-α的表达，而对糖尿病肾病造成的肾脏损伤起到保护作用。金樱子提取物能调节肾病大鼠肾组织免疫球蛋白A的表达，提高肌酐的清除率和肾功能。金樱子醇提物对系膜增生性肾小球肾炎大鼠的肾脏损伤具有保护和修复作用。

⑥ 保肝：研究发现金樱子总黄酮可降低血清天冬氨酸转氨酶、丙氨酸转氨酶、髓过氧化物酶和乳酸脱氢酶活性，改善肝组织病理及超微结构，还可减轻由肝脏缺血/再灌注损伤所致的氧化应激反应。金樱子提取物能够显著降低天冬氨酸转氨酶、丙氨酸转氨酶、总甘油三酯、总胆固醇的水平，且降低小鼠肝脏的相对重量，改善肝脏病理改变。金樱子总黄酮对高脂饮食诱导的非酒精性脂肪性肝病大鼠，通过抑制脂肪酸合成途径中一些关键分子的表达，促进*β*-脂肪酸氧化而抑制肝脏中脂质的积累，从而对肝脏起到保护作用，还可防止线粒体膜电位失调和超微结构改变。

⑦ 保护神经：研究发现金樱子中的2α,3β,19α,23-四羟基熊果-12-烯-28-酸和2α,3β,19α,23-四羟基熊果-28-*O*-*β*-D-吡喃葡萄糖苷和富硒多糖，可改善H_2O_2诱导的SHSY5Y神经母细胞瘤细胞氧化应激和凋亡的状态，从而达到保护神经的作用。此外，金樱子醇提物能够提高大鼠嗜铬细胞瘤细胞的存活率，且能改善*β*-淀粉样多肽引起的大鼠学习和记忆障碍，表明金樱子醇提物具有预防阿尔茨海默病的潜在功效。

【参考文献】

[1] 武建发，蒋汤轩，李蕾，等.金樱子植物化学成分、药理作用及临床应用的研究进展 [J]. 中国野生植物源，2022，41（6）：54-63.

[2] 国家中医药管理局《中华本草》编委会.中华本草：第 4 卷 [M]. 上海：上海科学技术出版社，1999：223-226.

十二、连翘

Forsythia suspensa（Thunb.）Vahl

【别名】连壳、黄花条、黄链条花、黄奇丹、青翘、落翘。

【形态】落叶灌木。枝开展或下垂，棕色、棕褐色或淡黄褐色，小枝土黄色或灰褐色，略呈四棱形，疏生皮孔，节间中空，节部具实心髓。叶通常为单叶，或 3 裂至三出复叶，叶片卵形、宽卵形或椭圆状卵形至椭圆形，长 2～10cm，宽 1.5～5cm，先端锐尖，基部圆形、宽楔形至楔形，叶缘除基部外具锐锯齿或粗锯齿，上面深绿色，下面淡黄绿色，两面无毛；叶柄长 0.8～1.5cm，无毛。花通常单生或 2 至数朵着生于叶腋，先于叶开放；花梗长 5～6mm；花萼绿色，裂片长圆形或长圆状椭圆形，长（5～）6～7mm，先端钝或锐尖，边缘具睫毛，与花冠管近等长；花冠黄色，裂片倒卵状长圆形或长圆形，长 1.2～2cm，宽 6～10mm；在雌蕊长 5～7mm 花中，雄蕊长 3～5mm；在雄蕊长 6～7mm 的花中，雌蕊长约 3mm。果卵球形、卵状椭圆形或长椭圆形，长 1.2～2.5cm，宽 0.6～1.2cm，先端喙状渐尖，表面疏生皮孔；果梗长 0.7～1.5cm。花期 3～4 月，果期 7～9 月。

【分布】分布于河北、山西、陕西、山东、安徽西部、河南、湖北、四川。

【入药部位及采收加工】果实：秋季果实初熟尚带绿色时采收，除去杂质，蒸熟，晒干，习称“青翘”；果实熟透时采收，晒干，除去杂质，习称“老翘”。

【中药名称】连翘。

连翘 Lianqiao
《神农本草经》

【别名】旱莲子、大翘子、空翘、空壳、落翘。

【来源】为木犀科植物连翘 *Forsythia suspensa*（Thunb.）Vahl 的干燥果实。

【性状】本品呈长卵形至卵形，稍扁，长 1.5～2.5cm，直径 0.5～1. 3cm。表面有不规则的纵皱纹和多数突起的小斑点，两面各有 1 条明显的纵沟。顶端锐尖，基部有小果梗或已脱落。青翘多不开裂，表面绿褐色，突起的灰白色小斑点较少；质硬，种子多数，黄绿色，细长，一侧有翅。老翘自顶端开裂或裂成两瓣，表面黄棕色或红棕色，内表面多为浅黄棕色，平滑，具一纵隔；质脆；种子棕色，多已脱落。气微香，味苦。

【炮制方法】取原药材，除去杂质及果柄，清水洗净晒干。筛除脱落的心及灰屑。

【性味与归经】苦，微寒。归肺、心、小肠经。

【功能与主治】清热解毒，消肿散结，疏散风热。用于痈疽，瘰疬，乳痈，丹毒，风热感冒，温病初起，温热入营，高热烦渴，神昏发斑，热淋涩痛。

【用法与用量】6～15g。

【使用注意】脾胃虚弱者慎服。

【附方】① 治舌破生疮：连翘五钱，黄柏三钱，甘草二钱。水煎含漱。（《玉樵医令》）

② 治赤游癍毒：连翘一味，煎汤饮之。

（《玉樵医令》）

③ 治小儿一切热：连翘、防风、甘草（炙）、山栀子各等份。上捣罗为末，每服二钱，水一中盏，煎七分，去滓温服。（《类证活人书》）

【现代研究】1. 化学成分研究：连翘中含有苯乙醇苷类、木脂素类、黄酮类、萜类等化学成分。

2. 药理作用研究：① 抑菌作用：连翘苯乙醇苷类抑菌效果显著，抑菌谱广，对 G^+、G^- 菌抑制效果明显。连翘酯苷等几种化合物具有明显的抑菌效果，对大肠埃希菌、变形杆菌、铜绿假单胞菌、金黄色葡萄球菌等抑制效果显著。研究发现连翘能影响金黄色葡萄球菌的代谢酶，通过改变金黄色葡萄球菌细胞膜的通透性达到抑制金黄色葡萄球菌活性的目的。

② 抗炎作用：研究发现口服连翘水提物，能够降低角叉菜胶诱导的炎症模型小鼠血清中肿瘤坏死因子 -α（TNF-α）和白介素 -6（IL-6）的含量，提示连翘水提物具有抗炎作用。连翘酯苷 A 通过抑制 NF-κB 和 Nrf2/HO-1 信号通路的激活，抑制脂多糖（LPS）诱导的 BV2 小胶质细胞和原代小胶质细胞的炎症反应；连翘脂素通过调控 MAPK、HO-1、iNOS 3 条炎症通路抵御由脂多糖（LPS）引起的肺损伤。

③ 抗病毒作用：连翘酯苷 A 可以抑制鸡传染性支气管炎病毒（IBV）在细胞内的复制，提高抗病毒基因的表达。连翘不仅可以抑制腺病毒、疱疹病毒等 DNA 病毒，还可以抑制呼吸道合胞病毒、流感病毒等 RNA 病毒。

④ 保肝作用：高脂血症小鼠口服连翘水提物可以降低血清中 TC、TG、LDL 含量，升高 HDL 含量；此外，连翘水提物还降低肝脏丙二醛（MDA）含量，提高超氧化物歧化酶（SOD）活性，调节血清总胆红素（TBIL）代谢，从而达到保肝作用。

⑤ 抗肿瘤作用：连翘中分离的牛蒡子苷元、连翘苷都具有明显的抗肿瘤作用；实验验证了连翘乙醇提取物可以抑制人宫颈癌 HeLa 细胞增殖，且具有剂量依赖性，在凋亡过程中诱导 caspase-8 酶原的裂解，升高半胱氨酸天冬氨酸蛋白酶 3（caspase-3）活性，加速了癌细胞的凋亡，并且连翘是一味广谱抗肿瘤中药，对乳腺癌、前列腺癌、食管癌等癌细胞均有抑制作用，因此连翘可以成为治疗癌症的潜力药物。

⑥ 免疫调节作用：连翘酯苷 A 有明显的免疫调节作用，实验证明连翘酯苷 A 对全身内毒素血症小鼠 T 细胞具有调节性从而达到免疫调节的功能，但其机制尚不明确，可能与连翘酯苷 A 抑制 TNF-α，促进 IL-10 分泌和 Foxp3mRNA 表达有关。

⑦ 抗氧化作用：连翘中含有苯乙醇苷类以及黄酮类成分，其具有清除体内自由基的功能。连翘酯苷 A 以及具有 3′,4′- 邻二羟基、C_3-OH、C_2-C_3 和 C-4 羰基结构的天然化合物作用最强，苯乙醇苷类的连翘酯苷 A 能显著清除 DPPH 自由基、羟基自由基、超氧阴离子自由基。

【参考文献】

[1] 张旭，邵思远，冯子明，等 . 连翘化学成分研究 [J]. 中药材，2021，44（9）：2095-2099.

[2] 齐丽娜，陈炫好，金华，等 . 中药连翘化学成分及药理活性研究进展 [J]. 天津中医药大学学报，2021，40（2）：168-175.

[3] 国家中医药管理局《中华本草》编委会 . 中华本草：第 6 卷 [M]. 上海：上海科学技术出版社，1999：155-159.

十三、雷公藤

Tripterygium wilfordii Hook. f.

【别名】 黄藤、黄腊藤、菜虫药、红药、水莽草。

【形态】 藤本灌木，高 1～3m，小枝棕红色，具 4～6 细棱，被密毛及细密皮孔。

叶椭圆形、倒卵椭圆形、长方椭圆形或卵形，长4～7.5cm，宽3～4cm，先端急尖或短渐尖，基部阔楔形或圆形，边缘有细锯齿，侧脉4～7对，达叶缘后稍上弯；叶柄长5～8mm，密被锈色毛。圆锥聚伞花序较窄小，长5～7cm，宽3～4cm，通常有3～5个分枝，花序、分枝及小花梗均被锈色毛，花序梗长1～2cm，小花梗细长达4mm；花白色，直径4～5mm；萼片先端急尖；花瓣长方卵形，边缘微蚀；花盘略5裂；雄蕊插生花盘外缘，花丝长达3mm；子房具3棱，花柱柱状，柱头稍膨大，3裂。翅果长圆状，长1～1.5cm，直径1～1.2cm，中央果体较大，约占全长1/2～2/3，中央脉及2侧脉共5条，分离较疏，占翅宽2/3，小果梗细圆，长达5mm；种子细柱状，长达10mm。

【分布】 分布于台湾、福建、江苏、浙江、安徽、湖北、湖南、广西。

【入药部位及采收加工】根： 秋季挖取根部，抖净泥土，晒干，或去皮晒干。

【中药名称】 雷公藤。

雷公藤 Leigongteng
《本草纲目拾遗》

【别名】 震龙根、蒸龙草、莽草、水莽子、水莽兜、黄藤、大茶叶、水莽、黄藤草、红柴根、菜虫药、断肠草、黄藤根、黄药、水脑子根、南蛇根、三棱花、早禾花、红紫根、黄腊藤、水莽草、红药、山砒霜、黄藤木。

【来源】 本品为卫矛科植物雷公藤干燥根或根的木质部。皮部毒性太大，常刮去之。亦有带皮入药者。

【性状】 根圆柱形，扭曲，常具茎残基。直径0.5～3cm，商品常切成长短不一的段块。表面土黄色至黄棕色，粗糙，具细密纵向沟纹及环状或半环状裂隙；栓皮层常脱落，脱落处显橙黄色。皮部易剥离，露出黄白色的木部。质坚硬，折断时有粉尘飞扬，断面纤维性；横切面木栓层橙黄色，显层状；韧皮部红棕色；木部黄白色，密布针眼状孔洞，射线较明显。根茎多平直，有白色或浅红色髓部。气微、特异，味苦微辛。有大毒。

【炮制方法】 取原药材，除去杂质，用清水洗净，润透，切厚片，干燥。

【性味与归经】 苦、辛，凉，大毒。归肝、肾经。

【功能与主治】 祛风除湿，活血通络，消肿止痛，杀虫解毒。用于类风湿关节炎，风湿性关节炎，肾小球肾炎，肾病综合征，红斑狼疮，干燥综合征，白塞病，湿疹，银屑病，麻风病，疥疮，顽癣。

【用法与用量】 内服：煎汤，去皮根木质部分6～15g；带皮根5～10g。均需文火煎0.5～1h。也可制成糖浆、浸膏片等。若研粉装胶囊服，每次0.5～1.5g，每日3次。外用：适量，研粉或捣烂敷；或制成酊剂、软膏涂擦。

【使用注意】 凡有心、肝、肾器质性病变，白细胞减少者慎服；孕妇禁服。

【附方】 ① 治风湿性关节炎：雷公藤根、叶，捣烂外敷，半小时后即去，否则起疱。（江西《草药手册》）

② 治皮肤发痒：雷公藤叶，捣烂，搽敷。（《湖南药物志》）

③ 治腰带疮：雷公藤花、乌药，研末调擦患处。（《湖南药物志》）

【现代研究】1. 化学成分研究： 从雷公藤中分离得到的单体化合物有200多种，主要包括倍半萜、二萜、三萜、木质素、生物碱类、黄酮类等。

2. 药理作用研究： ① 治疗紫癜性肾炎：雷公藤及其制剂通过影响炎症细胞因子、p38MAPK信号通路，西罗莫司靶蛋白（mTOR）通路，Toll样受体4（TLR4）/NF-κB信号通路，NF-κB受体活化因子、（RANK）/NF-κB受体活化因子配体（RANKL）等发挥作用；也可通过抑制TLR4/NF-κB信号通路，改善上皮间质转化（EMT），降低肾小管间质纤维化；还可通过调节肾小球内免疫异常并促进肾组织内细胞因子的释放而修复足细胞损伤，达到抗炎、降低肾性蛋白尿及免疫抑制作用；雷公藤内酯醇能抑制淋巴细胞的增殖，IL-2能介导T细胞扩增，而雷公藤内酯醇能抑制IL-2，从而促使T细胞凋亡，最终达到免疫抑制的作用。

② 治疗类风湿关节炎：雷公藤总生物碱能降低炎症因子IL-6、IL-8、NF-κB和TNF-α的表达，还可以上调白细胞介素-10（IL-10）及$CD4^+$、$CD25^+$调节性T细胞（Treg）水平，增加叉形头转录因子（FoxP3）的表达，下调肿瘤坏死因子-α（TNF-α）、内皮素-1（ET-1）水平从而抑制足跖肿胀，还可降低胶原诱导的关节炎模型大鼠血清中HMGB1和IL-17的表达；此外，雷公藤内酯醇可通过抑制佐剂型关节炎大鼠病变关节组织VEGF、血管内皮生长因子受体1（FLT1）和趋化因子受体5（CCR5）表达，减少关节滑膜上大量的淋巴细胞、单核细胞等浸润，进而抑制关节滑膜组织的损伤和破坏，还可靶向作用于RA小鼠的中性粒细胞，促进中性粒细胞凋亡、抑制中性粒细胞自噬和网状结构形成，从而减少组织损伤和炎症。

③ 治疗银屑病：雷公藤在银屑病治疗中取得良好疗效，其主要作用机制是雷公藤内酯醇能够调节树突状细胞和T细胞的活性，抑制产生$CD4^+$、Th17细胞，并能抑制Th17细胞的发展，雷公藤红素则能调节促炎细胞因子和趋化因子的产生，抑制Th17细胞诱导，还可显著降低TNF-α及IFN-γ等炎性细胞因子的浸润程度，纠正机体免疫紊乱的；雷公藤多苷为非特异性细胞抑制剂，免疫调节功能比较强，能显著抑制角质形成细胞的增生，从而减轻机体血管内皮损伤。

④ 抗肿瘤：雷公藤内酯醇抗肿瘤活性具有广谱和高效的特点，其作用机制较为多样，如抑制肿瘤细胞增殖，诱导肿瘤细胞凋亡和自噬，阻滞肿瘤细胞周期，抑制肿瘤细胞迁移、侵袭和转移，逆转肿瘤多药耐药，调控肿瘤免疫和抑制肿瘤血管生成等。

⑤ 治疗糖尿病肾病：雷公藤多苷能显著降低糖尿病肾病蛋白尿、保护足细胞，减少微血管病变，改善肾脏病理。其主要作用机制可能是足细胞EMT是诱发糖尿病肾病纤维化的始动因素，而高糖状态下能诱导足细胞体外发生EMT，足细胞的重要信号调控通路之一的Wnt/β-catenin在EMT和肾脏纤维化过程中发挥着重要作用，雷公藤内酯醇可能通过抑制Wnt3α/β-catenin信号通路活性而改善高糖诱导的足细胞EMT。国内外也有学者报道，雷公藤内酯醇改善HG诱导的足细胞EMT，其作用机制可能是抑制Wnt3α/β-catenin信号通路的活性，因此，雷公藤内酯醇干预足细胞EMT可能是通过多条信号调控途径而发挥作用的。此外，也有研究认为，其作用机制可能是雷公藤多苷通过抑制甘露糖结合凝集素补体途径的过度激活，减少NF-κB介导的炎症因子MCP-1释放，从而减少蛋白尿，减轻糖尿病大鼠肾脏病理损伤。

【参考文献】

[1] 胡丹，丁同同，李江，等.雷公藤提取物中主要物质基础及其抗肿瘤活性研究[J].广西植物，2022，42（9）：1514-1521.

[2] 康冰亚，赵熙婷，杨亚蕾，等.雷公藤的药理作用及临床应用[J].中华中医药学刊，2021，39（6）：102-106.

[3] 国家中医药管理局《中华本草》编委会.中华本草：第5卷[M].上海：上海科学技术出版社，1999：206-215.

十四、蔓荆

Vitex trifolia L.

【别名】白背木耳、白背杨、水捻子、白布荆。

【形态】落叶灌木，罕为小乔木，高1.5～5m，有香味；小枝四棱形，密生细柔毛。通常三出复叶，有时在侧枝上可有单叶，叶柄长1～3cm；小叶片卵形、倒卵形或倒卵状长圆形，长2.5～9cm，宽1～3cm，顶端钝或短尖，基部楔形，全缘，表面绿色，无毛或被微柔毛，背面密被灰白色绒毛，侧脉约8对，两面稍隆起，小叶无柄或有时中间小叶基部下延成短柄。圆锥花序顶生，长3～15cm，花序梗密被灰白色绒毛；花萼钟形，顶端5浅裂，外面有绒毛；花冠淡紫色或蓝紫色，长6～10mm，外面及喉部有毛，花冠管内有较密的长柔毛，顶端5裂，二唇形，下唇中间裂片较大；雄蕊4，伸出花冠外；子房无毛，密生腺点；花柱无毛，柱头2裂。核果近圆形，径约5mm，成熟时黑色；果萼宿存，外被灰白色绒毛。花期7月，果期9～11月。

【分布】分布于福建、台湾、广东、广西、云南。

【入药部位及采收加工】果实：秋季果实成熟时采收，除去杂质，晒干。

【中药名称】蔓荆子。

蔓荆子 Manjingzi
《本草经集注》

【别名】蔓荆实、荆子、万荆子、蔓青子。

【来源】本品为马鞭草科植物单叶蔓荆 *Vitex trifolia* L. var. *simplicifolia* Cham. 或蔓荆 *Vitex trifolia* L. 的干燥成熟果实。

【性状】本品呈球形，直径4～6mm。表面灰黑色或黑褐色，被灰白色粉霜状茸毛，有纵向浅沟4条，顶端微凹，基部有灰白色宿萼及短果梗。萼长为果实的1/3～2/3，5齿裂，其中2裂较深，密被茸毛。体轻，质坚韧，不易破碎，横切面可见4室，每室有种子1枚。气特异而芳香，味淡、微辛。

【炮制方法】1. 蔓荆子：除去杂质。

2. 炒蔓荆子：取净蔓荆子，清炒法微炒。用时捣碎。

【性味与归经】辛、苦，微寒；归膀胱、肝、胃经。

【功能与主治】疏散风热，清利头目。用于风热感冒头痛，齿龈肿痛，目赤多泪，目暗不明，头晕目眩。

【用法与用量】5～10g。

【使用注意】胃虚者慎服。

【附方】① 治头风：蔓荆子二升（末），酒一斗。绢袋盛，浸七宿，温服三合，日三。（《千金方》）

② 治风寒侵目，肿痛出泪，涩胀羞明：蔓荆子三钱，荆芥、白蒺藜各二钱，柴胡、防风各一钱，甘草五分。水煎服。（《本草汇言》）

③ 治劳役饮食不节，内障眼病：黄芪、人参各一两，炙甘草八钱，蔓荆子二钱半，黄柏三钱（酒拌炒四遍），白芍药三钱。上㕮咀，每服三五钱，水煎服。（《兰室秘藏》）

【现代研究】1. 化学成分研究：蔓荆子包含环烯醚萜类和五环三萜等萜类成分，以及黄酮类、木质素、酚酸类、蒽醌类、甾醇及挥发油等化学成分。

2. 药理作用研究：① 抗氧化作用。蔓荆果实中的挥发油和总黄酮对羟基自由基和超氧自由基清除能力与其浓度呈正相关；生物碱对羟基自由基清除能力与其浓度呈正相关，对超氧自由基清除能力与其浓度呈负相关；蔓荆中分离得到的环烯醚萜苷对DPPH自由基和NO自由基具有较强的清除活性。

② 解热镇痛作用：挥发油和总黄酮是主要镇痛成分，且总黄酮的作用优于挥发油；实验证明蔓荆子生品可以显著降低大鼠体温。

③ 抗肿瘤作用：研究发现蔓荆中的5个半日花烷型二萜和6个黄酮类化合物对人慢性髓性白血病K562细胞和小鼠乳腺癌tsFT210

细胞均具有不同程度的细胞周期抑制作用，能够诱导肿瘤细胞凋亡。蔓荆中的 vitexicarpin 对人多种癌细胞均有较强的抑制作用，其中 K562 细胞加药处理后呈典型凋亡状态，机制研究表明其是通过激活线粒体调控的凋亡通路诱导 K562 细胞凋亡。蔓荆子总黄酮能抑制人小细胞肺癌 NCI-H466 细胞的自我更新，其机制与下调 p-Akt 蛋白表达和抑制细胞自我更新转录因子 Bmil 有关。

【参考文献】

[1] 徐尧，何永志，李安平，等．蔓荆子化学成分的研究 [J]. 国际药学研究杂志，2019，46（11）：848-854.

[2] 房士明，樊官伟，姚进龙，等．蔓荆的化学成分及药理活性研究进展 [J]. 中草药，2015，46（24）：3757-3765.

[3] 国家中医药管理局《中华本草》编委会．中华本草：第 6 卷 [M]. 上海：上海科学技术出版社，1999：604-608.

十五、密蒙花

Buddleja officinalis Maxim.

【别名】蒙花、蒙花珠、老蒙花、羊耳朵尖、小锦花、黄花醉鱼草。

【形态】灌木，高 1～4m。小枝略呈四棱形，灰褐色；小枝、叶下面、叶柄和花序均密被灰白色星状短绒毛。叶对生，叶片纸质，狭椭圆形、长卵形、卵状披针形或长圆状披针形，长 4～19cm，宽 2～8cm，顶端渐尖、急尖或钝，基部楔形或宽楔形，有时下延至叶柄基部，通常全缘，稀有疏锯齿，叶上面深绿色，被星状毛，下面浅绿色；侧脉每边 8～14 条，上面扁平，干后凹陷，下面凸起，网脉明显；叶柄长 2～20mm；托叶在两叶柄基部之间缢缩成一横线。花多而密集，组成顶生聚伞圆锥花序，花序长 5～15（～30）cm，宽 2～10cm；花梗极短；小苞片披针形，被短绒毛；花萼钟状，长 2.5～4.5mm，外面与花冠外面均密被星状短绒毛和一些腺毛，花萼裂片三角形或宽三角形，长和宽 0.6～1.2mm，顶端急尖或钝；花冠紫堇色，后变白色或淡黄白色，喉部橘黄色，长 1～1.3cm，张开直径 2～3mm，花冠管圆筒形，长 8～11mm，直径 1.5～2.2mm，内面黄色，被疏柔毛，花冠裂片卵形，长 1.5～3mm，宽 1.5～2.8mm，内面无毛；雄蕊着生于花冠管内壁中部，花丝极短，花药长圆形，黄色，基部耳状，内向，2 室；雌蕊长 3.5～5mm，子房卵珠状，长 1.5～2.2mm，宽 1.2～1.8mm，中部以上至花柱基部被星状短绒毛，花柱长 1～1.5mm，柱头棍棒状，长 1～1.5mm。蒴果椭圆状，长 4～8mm，宽 2～3mm，2 瓣裂，外果皮被星状毛，基部有宿存花被；种子多颗，狭椭圆形，长 1～1.2mm，宽 0.3～0.5mm，两端具翅。花期 3～4 月，果期 5～8 月。

【分布】分布于山西、陕西、甘肃、江苏、安徽、福建、河南、湖北、湖南、广东、广西、四川、贵州、云南和西藏。

【入药部位及采收加工】花：春季花未开放时采收，除去杂质，干燥。

【中药名称】密蒙花。

密蒙花 Mimenghua
《开宝本草》

【别名】小锦花、羊耳朵、蒙花、黄饭花、疙瘩皮树花、鸡骨头花、蒙花珠、老蒙花、羊耳朵尖、水锦花、染饭花、米汤花。

【来源】本品为马钱科植物密蒙花 *Buddleja officinalis* Maxim. 的干燥花蕾和花序。

【性状】本品多为花蕾密聚的花序小分枝，呈不规则圆锥状，长 1.5～3cm。表面灰黄色或棕黄色，密被茸毛。花蕾呈短棒状，上端略大，长0.3～1cm，直径0.1～0.2cm；花萼钟状，先端4齿裂；花冠筒状，与萼等长或稍长，先端4裂，裂片卵形；雄蕊4，着生在花冠管中部。质柔软。气微香，味微苦、辛。

【性味与归经】甘，微寒。归肝经。

【功能与主治】清热泻火，养肝明目，退翳。用于目赤肿痛，多泪羞明，目生翳膜，肝虚目暗，视物昏花。

【用法与用量】3～9g。

【使用注意】阳虚肝寒胃弱者慎服。

【附方】①治眼障翳：密蒙花、黄柏根（洗锉）各一两。上二味，捣罗为末，炼蜜和丸，如梧桐子大。每服十丸至十五丸，食后。临卧熟水下，或煎饧汤下。(《圣济总录》)

②治眼羞明，肝胆虚损，瞳仁不清：密蒙花、羌活、菊花、蔓荆子、青葙子、木贼、石决明、蒺藜、枸杞子。上各等份，为末，每服三钱，食后清茶送下。(《银海精微》)

【现代研究】1. 化学成分研究：主要含有黄酮类、苯乙醇类、三萜类、单萜类、生物碱类和挥发油类成分。

2. 药理作用研究：①抗氧化。研究发现密蒙花总黄酮的浓度与抗氧化活性呈正相关，当浓度为4.8mg/L时，对自由基ABTS、DPPH、O_2^-、OH清除率分别为85.08%、77.88%、56.91%、35.42%。密蒙花总黄酮对大豆脂氧合酶也有一定抑制作用；密蒙花多糖清除OH和ABTS能力均强于维生素E，清除OH能力强于维生素C。

②保护心血管：研究发现密蒙花环烯醚萜对大鼠主动脉血管平滑肌细胞增殖有较强抑制作用；密蒙花水提物可抑制氧化应激和核因子（NF)-κB的激活以抵抗脂多糖诱导的血管炎症过程，表明密蒙花可能在抗动脉粥样硬化中具有潜在作用；蒙花苷具有对心肌细胞缺氧复氧损伤的保护作用。

③免疫调节：研究发现密蒙花总黄酮可以提高D-半乳糖所致的衰老模型小鼠的免疫能力，提高衰老小鼠的脾脏指数和胸腺指数；密蒙花多糖通过提高脾脏细胞处于S期的比例，刺激脾细胞体外增殖并上调脾细胞转化活力，提高小鼠的免疫功能；密蒙花煎提液对环磷酰胺的损伤有一定拮抗作用，并可增强小鼠T淋巴细胞活性。

④抑菌抗炎：在对密蒙花总提取物和其中5个单体化合物进行抑菌实验测定后，发现其对金黄色葡萄球菌和乙型溶血性链球菌均有不同程度抑制作用。密蒙花乙醇提取液和丙酮提取液对蜡样芽孢杆菌的生长具有一定的抑制作用。密蒙花花蕾水提取物可通过NF-κB和ERK1/2途径的负调节而抑制BV-2小胶质细胞一氧化氮产生和促炎基因表达；密蒙花总黄酮和雄激素均为杂环多酚类结构，能起到拟雄激素作用，与雄激素受体（AR）结合可产生抑制泪腺细胞凋亡和抑制炎症反应作用，这是密蒙花作为眼科要药的物质基础。

⑤神经保护：密蒙花富含苯乙醇苷类化合物。研究显示，苯乙醇苷类化合物具有良好的抗高原认知损伤和神经保护作用，其机制可能与稳定机体抗氧化酶平衡、抑制组织损伤、减轻体内氧化应激、激活PI3K/Akt/mTOR-HIF-1α信号通路、抑制细胞凋亡有关。

⑥抗肿瘤：蒙花苷对人乳腺癌细胞具有抗增殖作用，毛蕊花糖苷对胶质母细胞瘤和人结肠癌细胞有抑制作用；研究发现，密蒙花水提液在625nmLED光照条件下可有效诱导头颈癌肿瘤细胞发生凋亡，其作用机制可能是诱导多聚ADP-核糖聚合酶（PARP）激活，导致促凋亡蛋白Bax表达增加，抗凋亡蛋白Bcl-2表达减少。

⑦降血糖：密蒙花正丁醇提取物具有降血糖和抑制醛糖还原酶活性，其中从密蒙花甲醇提取物分离得到的芹菜素、蒙花苷对醛糖还原酶的IC_{50}值分别为0.58、0.75μmol/L。

【参考文献】

[1] 陈旭飞，袁利邦，古小平，等.密蒙花化学成分、药理活性研究进展及质量标志物预测分析 [J]. 中国中医药信息杂志，2022，29（11）：141-148.

[2] 国家中医药管理局《中华本草》编委会.中华本草：第 6 卷 [M].上海：上海科学技术出版社，1999：210-212.

十六、牡丹

Paeonia suffruticosa Andr.

【别名】木芍药、洛阳花、富贵花、鹿韭。

【形态】落叶灌木。高可达 2m，分枝短而粗。叶通常为二回三出复叶，偶尔近枝顶的叶为 3 小叶；顶生小叶宽卵形，长 7～8cm，宽 5.5～7cm，3 裂至中部，裂片不裂或 2～3 浅裂，表面绿色，无毛，背面淡绿色，有时具白粉，沿叶脉疏生短柔毛或近无毛，小叶柄长 1.2～3cm；侧生小叶狭卵形或长圆状卵形，长 4.5～6.5cm，宽 2.5～4cm，不等 2 裂至 3 浅裂或不裂，近无柄；叶柄长 5～11cm，和叶轴均无毛。花单生枝顶，直径 10～17cm；花梗长 4～6cm；苞片 5，长椭圆形，大小不等；萼片 5，绿色，宽卵形，大小不等；花瓣 5，或为重瓣，玫瑰色、红紫色、粉红色至白色，通常变异很大，倒卵形，长 5～8cm，宽 4.2～6cm，顶端呈不规则的波状；雄蕊长 1～1.7cm，花丝紫红色、粉红色，上部白色，长约 1.3cm，花药长圆形，长 4mm；花盘革质，杯状，紫红色，顶端有数个锐齿或裂片，完全包住心皮，在心皮成熟时开裂；心皮 5，稀更多，密生柔毛。蓇葖长圆形，密生黄褐色硬毛。花期 5 月；果期 6 月。

【分布】全国各地多有栽培。

【入药部位及采收加工】**根皮：**秋季采挖根部，除去细根和泥沙，剥取根皮，晒干；或刮去粗皮，除去木心，晒干。前者习称“连丹皮”，后者习称“刮丹皮”。

【中药名称】牡丹皮。

牡丹皮 Mudanpi
《珍珠囊》

【别名】丹皮、丹根、牡丹根皮。

【来源】本品为毛茛科植物牡丹 *Paeonia suffruticosa* Andr. 的干燥根皮。

【性状】连丹皮：呈筒状或半筒状，有纵剖开的裂缝，略向内卷曲或张开，长 5～20cm，直径 0.5～1.2cm，厚 0.1～0.4cm。外表面灰褐色或黄褐色，有多数横长皮孔样突起和细根痕，栓皮脱落处粉红色；内表面淡灰黄色或浅棕色，有明显的细纵纹，常见发亮的结晶。质硬而脆，易折断，断面较平坦，淡粉红色，粉性。气芳香，味微苦而涩。

刮丹皮：外表面有刮刀削痕，外表面红棕色或淡灰黄色，有时可见灰褐色斑点状残存外皮。

【炮制方法】迅速洗净，润后切薄片，晒干。

【性味与归经】苦、辛，微寒。归心、肝、肾经。

【功能与主治】清热凉血，活血化瘀。用于热入营血，温毒发斑，吐血衄血，夜热早凉，无汗骨蒸，经闭痛经，跌扑伤痛，痈肿疮毒。

【用法与用量】6～12g。

【使用注意】孕妇慎用。

【附方】① 治伤寒热毒发疮：牡丹皮、山栀子仁、黄芩（去黑心）、大黄（锉、炒）、木香、麻黄（去根、节）。上六味等份，锉如麻豆大。每服三钱匕，水一盏，煎至七分，去滓，温服。(《圣济总录》)

② 治伤寒及温病应发汗而不发汗之内蓄血者，及鼻衄、吐血不尽，内余瘀血，面黄，大便黑；消瘀血：犀角一两，生地黄八两，芍药三两，牡丹皮二两。上四味，细切，以水九升，煮取三升，分三服。(《千金方》)

③ 治胎前衄血：丹皮、黄芩、蒲黄、白芍、侧柏叶。共为细末，早米糊为丸。空心白汤下百丸。(《秘传内府经验女科》)

【现代研究】1. 化学成分研究： 牡丹皮中含有多种化学成分，主要有苯乙酮类、萜类及其苷类、有机酸类以及其他类成分，其中苯乙酮类、萜类及其苷类含量较高，是牡丹皮的主要活性成分。

2. 药理作用研究： ① 抗炎。研究表明丹皮酚对由角叉菜、蛋清、甲醛、组胺、5-羟色胺和缓激肽致大鼠足肿胀、二甲苯性小鼠耳郭肿胀和内毒素所致腹腔毛细血管通透性升高，均有明显抑制作用；采用牡丹皮对由脂多糖诱导的肺炎损伤SD模型大鼠进行治疗，能使白细胞介素-1β等多种细胞因子明显降低，同时使白细胞浸润、肺泡蛋白渗出量也减轻，这表明牡丹皮能抑制炎症反应和凝血反应，可明显防治急性肺损伤；芍药苷可降低脂多糖诱导的急性炎性脑损伤小鼠血清肿瘤坏死因子-α和IL-1β含量，降低脑组织中髓过氧化物酶、一氧化氮合成酶活性及一氧化氮含量和TNF-α、IL-1β和诱导型一氧化氮合酶mRNA表达，可使脑组织中核转录因子磷酸化蛋白表达减少。没食子酸对蛋清、右旋糖酐、5-羟色胺诱发急性炎症及甲醛所引起的慢性炎症均有显著抵抗作用。

② 解热：研究发现牡丹皮中的丹皮酚具有解热作用，能降低正常小鼠体温，正常小鼠腹腔注射丹皮酚200mg/kg，30min后可使体温平均降低2.9℃，同时丹皮酚对口服伤寒、副伤寒菌苗引起的小鼠发热也有解热作用。

③ 抗血小板聚集：牡丹皮水提取物能抑制从花生烯酸AA至前列腺素H2的环氧化酶反应；丹皮酚能抑制凝血酶诱导的血小板聚集，使血小板内环磷酸腺苷含量升高，并能抑制凝血酶诱导的大鼠血小板5-羟色胺的释放；另外丹皮酚、苯甲酰芍药苷、苯甲酰氧化芍药苷对内毒素、胶原、二磷酸腺苷诱导的大鼠和人的血小板聚集也有抑制作用。

④ 抗血栓：丹皮酚与芍药苷配伍能显著降低大鼠实验性动脉血栓的湿/干质量，表明丹皮酚与芍药苷配伍对血小板黏附、聚集所形成的血栓具有一定的抑制作用。

3. 临床研究： ① 使用肌内注射丹皮酚注射液治疗皮肤瘙痒症：每次4mL，每日2次。

② 治疗原发性高血压：将牡丹皮30～45g，水煎120～150mL，每日3次分服。

③ 治疗慢性特发性血小板减少性紫癜：增板汤（生地黄、牡丹皮、当归、女贞子、枸杞子、丹参、制何首乌各20g，墨旱莲30g，仙鹤草30～50g，灵芝草15g，川牛膝10g，炙甘草6～10g，大枣5枚）水煎服，每日1剂，每日2次。

【参考文献】

[1] 张树蓉，赵宏苏，佟沫儒，等.牡丹皮化学成分、药理作用及其质量标志物（Q-Marker）的预测分析[J].中草药，2022，53（16）：5215-5224.

[2] 周永军，魏尊喜.牡丹皮的研究概况[J].中国药业，2012，21（16）：111-112.

[3] 国家中医药管理局《中华本草》编委会.中华本草：第3卷[M].上海：上海科学技术出版社，1999：528-535.

十七、玫瑰

Rosa rugosa Thunb.

【别名】 滨茄子、滨梨、刺玫。

【形态】 直立灌木，高可达2m；茎粗壮，丛生；小枝密被绒毛，并有针刺和腺毛，有直立或弯曲、淡黄色的皮刺，皮刺外被绒毛。小叶 5～9，连叶柄长 5～13cm；小叶片椭圆形或椭圆状倒卵形，长 1.5～4.5cm，宽 1～2.5cm，先端急尖或圆钝，基部圆形或宽楔形，边缘有尖锐锯齿，上面深绿色，无毛，叶脉下陷，有褶皱，下面灰绿色，中脉突起，网脉明显，密被绒毛和腺毛，有时腺毛不明显；叶柄和叶轴密被绒毛和腺毛；托叶大部贴生于叶柄，离生部分卵形，边缘有带腺锯齿，下面被绒毛。花单生于叶腋，或数朵簇生，苞片卵形，边缘有腺毛，外被绒毛；花梗长 5～22.5mm，密被绒毛和腺毛；花直径 4～5.5cm；萼片卵状披针形，先端尾状渐尖，常有羽状裂片而扩展成叶状，上面有稀疏柔毛，下面密被柔毛和腺毛；花瓣倒卵形，重瓣至半重瓣，芳香，紫红色至白色；花柱离生，被毛，稍伸出萼筒口外，比雄蕊短很多。果扁球形，直径 2～2.5cm，砖红色，肉质，平滑，萼片宿存。花期 5～6 月，果期 8～9 月。

【分布】我国各地均有栽培。

【入药部位及采收加工】花蕾：春末夏初花将开放时分批采收。及时低温干燥。

【中药名称】玫瑰花。

玫瑰花 Meiguihua
《食物本草》

【别名】徘徊花、笔头花、湖花、刺玫花。

【来源】本品为蔷薇科植物玫瑰 *Rosa rugosa* Thunb. 的干燥花蕾。

【性状】本品略呈半球形或不规则团状，直径 0.7～1.5cm。残留花梗上被细柔毛，花托半球形，与花萼基部合生；萼片 5，披针形，黄绿色或棕绿色，被有细柔毛；花瓣多皱缩，展平后宽卵形，呈覆瓦状排列，紫红色，有的黄棕色；雄蕊多数，黄褐色；花柱多数，柱头在花托口集成头状，略突出，短于雄蕊。体轻，质脆。气芳香浓郁，味微苦涩。

【炮制方法】拣去杂质，摘除花柄及蒂。

【性味与归经】甘、微苦，温。归肝、脾经。

【功能与主治】行气解郁，和血，止痛。用于肝胃气痛，食少呕恶，月经不调，跌扑伤痛。

【用法与用量】内服：煎汤；浸酒或泡茶饮。3～6g。

【附方】① 治肝郁吐血，月经不调：玫瑰花三百朵，初开者，去心蒂；新汲水砂铫内煎取浓汁，滤去渣，再煎，白冰糖一斤收膏，早晚开水冲服。瓷瓶密收，切勿泄气。如专调经，可用红糖收膏。（《饲鹤亭集方》玫瑰膏）

② 治新久风痹：玫瑰花（去净心蒂，阴干）三钱，红花、全当归各一钱。水煎去滓，好酒和服七剂。（《百草镜》）

③ 治肝风头痛：玫瑰花四至五朵，合蚕豆花三至四钱，泡开水代茶频饮。（《泉州本草》）

④ 治乳痈初起，郁证：玫瑰花初开者，阴干、燥者三十朵。去心蒂，陈酒煎，食后服。（《百草镜》）

⑤ 治乳痈：玫瑰花七朵，母丁香七粒。无灰酒煎服。（《本草纲目拾遗》）

⑥ 治肿毒初起：玫瑰花去心蒂，焙为末一钱。好酒和服。（《百草镜》）

【使用注意】阴虚火旺者慎服。

【现代研究】

1. 化学成分研究：① 挥发油：单萜类化合物，如芳樟醇、香茅醇、牻牛儿醇等醇类；单萜类含氧化合物，如玫瑰醚；倍半萜含氧化合物、倍半萜烯；苯衍生物；脂肪族化合物，如庚醛、丁香酚、金合欢醇、甲基丁香酚等。

② 黄酮类化合物：单花青素、双花青素、聚合花青素等。

③ 可溶性多糖以及糖蛋白复合物。

④ 氨基酸：天冬氨酸、苏氨酸、谷氨酸等 18 种氨基酸。

⑤ 无机元素：钾、钙、钠、镁、铁、锰、铜、锌等。

2. 药理作用研究：玫瑰花乙醇提取物有中枢抑制活性；玫瑰花有扩张血管作用；玫瑰花抗糖尿病的作用可能是通过抑制碳水化合物从肠道吸收实现的，使餐后高血糖有所降低；玫瑰花水煎液可抑制伤寒杆菌、金黄色葡萄球菌及结核分枝杆菌；其提取物也可抑制 HIV（人类免疫缺陷病毒）、T 细胞白血病病毒和白血病病毒等。

3. 临床研究：① 治疗产后抑郁：玫瑰花茶具有镇静、安抚、抗抑郁的作用；通过对食用玫瑰花的产妇进行随访发现，玫瑰花茶对产后抑郁具有治疗作用，且安全性较好。

② 治疗心血管疾病：心血管疾病患者服玫瑰花口服液后自觉症状明显好转，心慌、胸闷、心前区不适等症状消失，出院后继续服药治疗 2 周，症状未见复发。可见玫瑰花口服液在治疗心血管疾病方面疗效显著。

③ 辅助治疗严重脓毒症：由大黄、玫瑰花为主药组成的祛瘀解毒益气方（大黄、玫瑰花、赤芍、牡丹皮、大血藤、金银花、连翘、丹参、人参等），可提高严重脓毒症的临床疗效，降低病死率。

【参考文献】

[1] 张璐，季巧遇，吕红 . 玫瑰花概述及研究进展 [J]. 江西中医药，2012，43（1）：64-66.

[2] 徐春生，李明，李光明 . 中药玫瑰花的药理研究进展 [J]. 中国医药指南，2012，10（15）：82-84.

[3] 贾佼佼，苗明三 . 玫瑰花的化学、药理及应用分析 [J]. 中医学报，2014，29（9）：1337-1338，1350.

十八、木槿

Hibiscus syriacus L.

【别名】木棉、荆条、朝开暮落花、喇叭花。

【形态】落叶灌木，高 3～4m，小枝密被黄色星状绒毛。叶菱形至三角状卵形，长 3～10cm，宽 2～4cm，具深浅不同的 3 裂或不裂，先端钝，基部楔形，边缘具不整齐齿缺，下面沿叶脉微被毛或近无毛；叶柄长 5～25mm，上面被星状柔毛；托叶线形，长约 6mm，疏被柔毛。花单生于枝端叶腋间，花梗长 4～14mm，被星状短绒毛；小苞片 6～8，线形，长 6～15mm，宽 1～2mm，密被星状疏绒毛；花萼钟形，长 14～20mm，密被星状短绒毛，裂片 5，三角形；花钟形，淡紫色，直径 5～6cm，花瓣倒卵形，长 3.5～4.5cm，外面疏被纤毛和星状长柔毛；雄蕊柱长约 3cm；花柱枝无毛。蒴果卵圆形，直径约 12mm，密被黄色星状绒毛；种子肾形，背部被黄白色长柔毛。花期 7～10 月。

【分布】分布于台湾、福建、广东、广西、云南、贵州、四川、湖南、湖北、安徽、江西、浙江、江苏、山东、河北、河南、陕西等省区。

【入药部位及采收加工】茎皮、根皮：春、夏砍伐茎枝，剥皮晒干；秋季挖根，剥皮晒干。

【中药名称】木槿皮。

木槿皮 Mujinpi

《本草纲目》

【别名】川槿皮、槿皮、白槿皮、芦树皮、槿树皮、碗盖花皮。

【来源】为锦葵科植物木槿 *Hibiscus syriacus* L. 的茎皮或根皮。

【性状】茎皮或根皮多内卷成长槽状或单筒状。外表面土灰色，有细而略弯曲纵皱纹，皮孔点状散在。内表面淡黄绿色，平滑，具细致的纵纹理。体质轻泡，难折断，断面纤维性强，类白色。气微，味淡。

【炮制方法】取原药材，除去杂质，洗净，润透，切丝，干燥。

【性味与归经】甘、苦，微寒。归大肠、肝、脾经。

【功能与主治】清热利湿，杀虫止痒。用于湿热泻痢，肠风泻血，脱肛，痔疮，赤白带下，阴道滴虫，皮肤疥癣，阴囊湿疹。

【用法与用量】内服：煎汤，3～9g。外用：酒浸搽或煎水熏洗。

【使用注意】无湿热者不宜服。

【附方】① 治癣疮：川槿皮煎，入肥皂浸水，频频擦之；或以槿皮浸汁磨雄黄（擦之）。（《简便单方》）

② 治赤白带下：槿根皮二两，切，以白酒一碗半，煎一碗，空心服之。（《奇方纂要》）

③ 治大肠脱肛：槿皮或叶煎汤熏洗，后以白矾、五倍子末敷之。（《救急方》）

【现代研究】1. 化学成分研究：主要含辛二酸、1-二十八醇、*β*-谷甾醇、1,22-二十二碳二醇、白桦脂醇、古柯三醇、肉豆蔻酸等成分。

2. 药理作用研究：木槿皮具有如下作用。

① 抗炎抑菌作用。

② 有抗氧化作用：木槿中分离到皂草苷、紫杉叶素3-*O*-*β*-葡萄吡喃糖、芹菜素7-*O*-*β*-葡萄吡喃糖和3个异黄酮6-*O*-乙酰大豆苷元、6″-*O*-乙酰染料木苷、3′-*O*-羟基大豆苷元，这3个异黄酮能显著抑制鼠肝微粒体脂质过氧化。

③ 抗肿瘤作用：从木槿皮中分离出的3β,23,28-三羟基-12-齐墩果烷-23-*O*-咖啡酸酯对人体癌细胞株（ACNN、SW 620、HCT15、SF 539）有显著细胞毒性；3*β*,23,28-三羟基-12-齐墩果烷-3*β*-*O*-咖啡酸酯对人体癌细胞株（SW 620、HCT 15）有显著细胞毒性。

【参考文献】

[1] 肖耀军 . 木槿皮、川槿皮、紫荆皮和土荆皮的鉴别使用 [J]. 北京中医药，2012，31（9）：710-712.

[2] 曾颂，韩秀奇，李书渊 . 木槿皮、土荆皮、水翁皮的本草考证及现代研究 [J]. 广东药学院学报，2011，27（2）：207-210.

十九、欧李

Prunus humilis Bge.

【别名】乌拉奈、酸丁。

【形态】灌木，高0.4～1.5m。小枝灰褐色或棕褐色，被短柔毛。冬芽卵形，疏被短柔毛或几无毛。叶片倒卵状长椭圆形或倒卵状披针形，长2.5～5cm，宽1～2cm，中部以上最宽，先端急尖或短渐尖，基部楔形，边缘有单锯齿或重锯齿，上面深绿色，无毛，下面浅绿色，无毛或被稀疏短柔毛，侧脉6～8对；叶柄长2～4mm，无毛或被稀疏短柔毛；托叶线形，长5～6mm，边缘有腺体。花单生或2～3花簇生，花叶同开；花梗长5～10mm，被稀疏短柔毛；萼筒长宽近相等，约3mm，外面被稀疏柔毛，萼片三角卵圆形，先端急尖或圆钝；花瓣白色或粉红色，长圆形或倒卵形；雄蕊30～35枚；花柱与雄蕊近等长，无毛。核果成熟后近球形，红色或紫红色，直径1.5～1.8cm；核表面除背部两侧外无棱纹。花期4～5月，果期6～10月。

【分布】分布于黑龙江、吉林、辽宁、内蒙古、河北、山东、河南。

【入药部位及采收加工】种子：夏、秋季采收成熟果实，除去果肉及核壳，取出种子，干燥。

【中药名称】郁李仁。

郁李仁 Yuliren
《神农本草经》

【别名】小李仁、郁子、李仁肉。

【来源】本品为蔷薇科植物欧李 *Prunus humilis* Bge.、郁李 *Prunus japonica* Thunb. 或长柄扁桃 *Prunus pedunculata* Maxim. 的干燥成熟种子。前二种习称“小李仁”，后一种习称“大李仁”。

【性状】小李仁：呈卵形，长 5～8mm，直径 3～5mm。表面黄白色或浅棕色，一端尖，另端钝圆。尖端一侧有线形种脐，圆端中央有深色合点，自合点处向上具多条纵向维管束脉纹。种皮薄，子叶 2，乳白色，富油性。气微，味微苦。

大李仁：长 6～10mm，直径 5～7mm。表面黄棕色。

【炮制方法】除去杂质。用时捣碎。

【性味与归经】辛、苦、甘，平。归脾、大肠、小肠经。

【功能与主治】润肠通便，下气利水。用于津枯肠燥，食积气滞，腹胀便秘，水肿，脚气，小便不利。

【用法与用量】煎汤，或入丸、散。6～10g。

【使用注意】孕妇慎服。

【附方】

① 治风热气秘：郁李仁（去皮、尖，炒）、陈橘皮（去白，酒一盏煮干）、京三棱各一两。上三味，捣罗为散。每服三钱匕，空心煎熟水调下。（《圣济总录》郁李仁散）

② 治产后肠胃燥热，大便秘涩：郁李仁（研如膏）、朴硝（研）各一两，当归（切、焙）、生干地黄（焙）各二两。上四味，将二味粗捣筛，与别研者二味和匀。每服三钱匕，水一盏，煎至七分，去滓温服，未通更服。（《圣济总录》郁李仁饮）

③ 治肿满，小便不利：陈皮、郁李仁、槟榔，茯苓、白术各一两，甘遂五钱。上为末，每服二钱，姜枣汤下。（《世医得效方》郁李仁散）

④ 治香港脚，肿满，喘促，大小便涩：郁李仁半两（去皮研），粳米三合，蜜一合，生姜汁一蚬壳。上先煮粥，临欲熟，入三味搅令匀，更煮令熟，空心食之。（《太平圣惠方》郁李仁粥）

⑤ 治水肿胸满气急：郁李仁（炒）、桑根白皮（炙锉），赤小豆（炒）各三两，陈橘皮（汤浸去白，炒）二两，紫苏一两半，茅根（切）四两。上六味，粗捣筛。每服五钱匕，水三盏，煎至一盏，去渣温服。（《圣济总录》郁李仁汤）

⑥ 治血分、气血壅涩，腹胁胀闷，四肢浮肿，坐卧气促：郁李仁、牵牛子各一两，槟榔、干地黄各三分，桂、木香、青橘皮、延胡索各半两。上为细末，食前温酒调下二钱。（《鸡峰普济方》郁李仁散）

⑦ 治积年上气，咳嗽不得卧：郁李仁一两。用水一升，研如杏酪，去滓，煮令无辛气，次下酥一枣许，同煮热，放温顿服之。（《圣济总录》郁李仁煎）

⑧ 治血汗：郁李仁研细，每服一钱匕，研鹅梨汁调下。（《圣济总录》如圣散）

【现代研究】**1. 化学成分研究：** 黄酮类化合物是郁李仁的主要化学成分。郁李仁油中的脂肪酸有 5 种，分别为棕榈酸、棕榈烯酸、硬脂酸、油酸和亚油酸，其中 90% 以上为不饱和脂肪酸，主要为油酸和亚油酸。郁李仁中蛋白质含量丰富，氨基酸种类齐全，其中必需氨基酸占总氨基酸的 24%，主要有亮氨酸、苯丙氨酸、缬氨酸、异亮氨酸。郁李仁中含有苦杏仁苷、郁李仁苷 A、郁李仁苷 B 等苷类成分，为郁李仁的主要有效成分。郁李仁中含有丰富的矿物元素，包括锰、铜、钾、镁、磷等，其来源之一的欧李含有大量钙、铁、锌、硒等元素。

2. 药理作用研究：郁李仁具有明显的促进肠蠕动作用，郁李仁提取物促进肠蠕动的作用强弱依次为水提物、脂肪油、醇提物、醚提物。郁李仁中含有的皂苷与有机酸类成分具有祛痰作用，含有的苦杏仁苷能在 β-D- 葡萄糖苷酶的作用下产生氢氰酸，氢氰酸可对呼吸中枢产生抑制作用，使呼吸运动趋于平缓，从而起到镇静呼吸中枢、止咳平喘的作用，但是氢氰酸剂量过大则可能会引起中毒。郁李仁中苦杏仁苷由两种葡萄糖分子组成，其中一种是抗肿瘤化合物氢氰酸，另一种是苯甲醛，具有镇痛作用。其他作用：郁李仁果肉含钙多，故亦有补钙作用。

3. 临床研究：郁李仁作为一种常用的泻下药，目前对其的研究主要集中在治疗便秘的作用上，含有郁李仁的小郁子油穴位贴敷可以明显改善羟考酮（奥施康定）所致的便秘，并明显改善下肢骨折卧床患者的便秘。

【参考文献】

[1] 刘星劼，张永清，李佳．中药郁李仁本草考证及化学成分研究 [J]. 辽宁中医药大学学报，2017，19（12）：100-103.

[2] 刘湉，李烨，张春红，等．郁李仁化学成分及药理学研究进展 [J]. 安徽中医药大学学报，2020，39（6）：93-96.

[3] 田硕，武晏屹，白明，等．郁李仁现代研究进展 [J]. 中医学报，2018，33（11）：2182-2183，2190.

二十、紫金牛

Ardisia japonica（Thunb.）Blume

【别名】矮地茶、矮爪、老勿大、凉伞盖珍珠、矮脚樟茶、不出林、短脚三郎、矮茶、小青。

【形态】小灌木或亚灌木，近蔓生，具匍匐生根的根茎；直立茎长达 30cm，稀达 40cm，不分枝，幼时被细微柔毛，以后无毛。叶对生或近轮生，叶片坚纸质或近革质，椭圆形至椭圆状倒卵形，顶端急尖，基部楔形，长 4～7cm，宽 1.5～4cm，边缘具细锯齿，多少具腺点，两面无毛或有时背面仅中脉被细微柔毛，侧脉 5～8 对，细脉网状；叶柄长 6～10mm，被微柔毛。亚伞形花序，腋生或生于近茎顶端的叶腋，总梗长约 5mm，有花 3～5 朵；花梗长 7～10mm，常下弯，二者均被微柔毛；花长 4～5mm，有时 6 数，花萼基部连合，萼片卵形，顶端急尖或钝，长约 1.5mm 或略短，两面无毛，具缘毛，有时具腺点；花瓣粉红色或白色，广卵形，长 4～5mm，无毛，具蜜腺点；雄蕊较花瓣略短，花药披针状卵形或卵形，背部具腺点；雌蕊与花瓣等长，子房卵珠形，无毛；胚珠 15 枚，3 轮。果球形，直径 5～6mm，鲜红色转黑色，多少具腺点。

【分布】分布于陕西及长江流域以南各省区，海南岛未发现。

【入药部位及采收加工】全草：全年可采收，除去杂质，干燥。

【中药名称】矮地茶。

矮地茶 Aidicha
《本草图经》

【别名】平地木、老勿大、不出林、叶底珠。

【来源】本品为紫金牛科植物紫金牛 *Ardisia japonica*（Thunb.）Blume 的干燥全草。

【性状】本品根茎呈圆柱形，疏生须根。茎略呈扁圆柱形，稍扭曲，长 10～30cm，直径 0.2～0.5cm；表面红棕色，有细纵纹、叶痕及节；质硬，易折断。叶互生，集生于茎梢；叶片略卷曲或破碎，完整者展平后呈椭圆形，长3～7cm，宽1.5～3cm；灰绿色、棕褐色或浅红棕色；先端尖，基部楔形，边缘具细锯齿；近革质。茎顶偶有红色球形核果。气微，味微涩。

【炮制方法】除去杂质，洗净，切段，干燥。

【性味与归经】辛、微苦，平。归肺、肝经。

【功能与主治】化痰止咳，清利湿热，活血化瘀。用于新久咳嗽，喘满痰多，湿热黄疸，经闭瘀阻，风湿痹痛，跌打损伤。

【用法与用量】煎服，15～30g。

【使用注意】孕妇忌服。

【附方】① 治支气管炎：矮地茶20g，六月雪、肺经草各10g。每日1剂，水煎分2次服。(《中国民族药志》)

② 治慢性支气管炎：矮地茶12g，胡颓子叶、鱼腥草各15g，桔梗6g。水煎，分3次服，每日1剂。(《全国中草药汇编》)

③ 治肺痈：矮地茶30g，鱼腥草30g。水煎，分2次服。(《江西民间草药》)

④ 治急性黄疸型肝炎：矮地茶、阴行草、车前草各30g，白茅根15g。水煎服。(《安徽中草药》)

⑤ 治肾炎浮肿，尿血尿少：矮地茶、车前草、葎草、鬼针草各9g。水煎服。(《安徽中草药》)

⑥ 治白带：矮地茶30g，白扁豆、椿根白皮各12g，煎服。(《安徽中草药》)

⑦ 治肺结核：矮地茶30g，水煎服。(《草药彩色图集》)

【现代研究】1. 化学成分研究：岩白菜素是矮地茶中最主要的香豆素类化合物，又名矮茶素。矮地茶挥发油成分复杂，包括脂肪酸、芳香族、萜类、醇类、醛类、酚类、酮类、烯类、羧酸类等。矮地茶中黄酮苷类化合物有槲皮素、山柰酚等。矮地茶中含有丰富的对人体有益的Ca、Fe、Zn、Mn、Cu等元素。

2. 药理作用研究：① 对呼吸系统的作用：矮地茶有镇咳、祛痰作用，也有一定的平喘作用。

② 护肝作用：矮地茶水煎液有明显的保肝、抗肝纤维化作用，其作用机制可能与下调血清透明质酸和肿瘤坏死因子的表达、保护肝细胞、减轻肝脏炎症和抗脂质过氧化损伤有关。

③ 抗菌、抗病毒作用：矮地茶单味药和复方药（矮地茶、岗梅、枇杷叶、菊花）的水煎液对金黄色葡萄球菌、肺炎链球菌均具有一定的抑制作用，并且对流感病毒也有一定的抑制作用。

④ 抗炎、镇痛作用：矮地茶水提取物和醇提取物有抗炎、镇痛作用。

【参考文献】

[1] 曾令阳，王梓懿，何翠薇．矮地茶化学成分与药理作用研究进展[J]. 广西科学，2019，26（5）：484-489.

[2] 赵敬华．恩施地区矮地茶植物形态特征及临床应用[C].2003全国苗医药学术研讨会特辑.2003：234-235.

二十一、山鸡椒

Litsea cubeba（Lour.）Pers.

【别名】山胡椒、臭油果树、赛梓树、臭樟子、山姜子、豆豉姜、荜澄茄、澄茄子、毕澄茄、木姜子、山苍树、山苍子。

【形态】落叶灌木或小乔木，高达

8～10m；幼树树皮黄绿色，光滑，老树树皮灰褐色。小枝细长，绿色，无毛，枝、叶具芳香味。顶芽圆锥形，外面具柔毛。叶互生，披针形或长圆形，长 4～11cm，宽 1.1～2.4cm，先端渐尖，基部楔形，纸质，上面深绿色，下面粉绿色，两面均无毛，羽状脉，侧脉每边 6～10 条，纤细，中脉、侧脉在两面均突起；叶柄长 6～20mm，纤细，无毛。伞形花序单生或簇生，总梗细长，长 6～10mm；苞片边缘有睫毛；每一花序有花 4～6 朵，先叶开放或与叶同时开放，花被裂片 6，宽卵形；能育雄蕊 9，花丝中下部有毛，第 3 轮基部的腺体具短柄；退化雌蕊无毛；雌花中退化雄蕊中下部具柔毛；子房卵形，花柱短，柱头头状。果近球形，直径约 5mm，无毛，幼时绿色，成熟时黑色，果梗长 2～4mm，先端稍增粗。花期 2～3 月，果期 7～8 月。

【分布】分布于广东、广西、福建、台湾、浙江、江苏、安徽、湖南、湖北、江西、贵州、四川、云南、西藏。

【入药部位及采收加工】果实：在果实充分成长而未成熟仍呈青色时采收，连果枝摘下，晒干。

【中药名称】荜澄茄。

荜澄茄 Bichengqie
《雷公炮炙论》

【别名】澄茄、毗陵茄子、毕澄茄、毕茄。

【来源】本品为樟科植物山鸡椒 *Litsea cubeba*（Lour.）Pers. 的干燥成熟果实。

【性状】本品呈类球形，直径 4～6mm。表面棕褐色至黑褐色，有网状皱纹。基部偶有宿萼和细果梗。除去外皮可见硬脆的果核，种子 1，子叶 2，黄棕色，富油性。气芳香，味稍辣而微苦。

【炮制方法】拣去杂质，摘去果柄，洗净，晒干。

【性味与归经】辛，温。归脾、胃、肾、膀胱经。

【功能与主治】温中散寒，行气止痛。用于胃寒呕逆，脘腹冷痛，寒疝腹痛，寒湿郁滞，小便混浊。

【用法与用量】煎服，1～3g。

【使用注意】阴虚火旺及实热火盛者禁服。

【附方】① 治脾胃虚满，寒气上攻于心，心腹刺痛，两胁作胀，头昏，四肢困倦，吐逆，发热，泄泻，饱闷：荜澄茄、高良姜、肉桂、丁香、厚朴（姜汁炒）、桔梗（去芦）、陈皮、三棱（泡醋炒）、甘草各一两五钱，香附（制）三两。为细末。每服四钱，姜三片，水一盏，煎七分，和渣服。（《扁鹊心书》荜澄茄散）

② 治脾胃虚弱，胸膈不快，不进饮食：荜澄茄不拘多少。为细末，姜汁打神曲末煮糊为丸，如桐子大。每饭七十丸，食后淡姜汤下。（《济生方》荜澄茄丸）

③ 治中焦痞寒，气逆上攻，心腹㽲痛：荜澄茄半两，高良姜二两，神曲（炒）、青皮（去白）、官桂（去皮）各一两，阿魏半两（醋、面裹煨熟）。上为末，醋、面糊为丸如桐子大。每服二十丸，生姜汤下，不计时候。（《宣明论方》荜澄茄丸）

④ 治伤寒呃噫日夜不定者：荜澄茄三分，高良姜三分。二物捣罗为散。每服二钱，水六分，煎十余沸，入少许醋搅匀，和滓如茶，热呷。（《本草图经》）

⑤ 治噎食不纳：荜澄茄、白豆蔻等份，为末，干舐之。（《寿域神方》）

【现代研究】1. 化学成分研究：果实含挥发油和多种木脂素类化合物，已分得荜澄茄脂素、荜澄茄酸、荜澄茄内酯、荜澄茄脑、胡椒环己烯醇 A 和 B、长穗巴豆环氧素、锡兰紫玉盘环己烯醇等数十种化学成分。

2. 药理作用研究：① 解热、镇痛、镇静：荜澄茄的水提物对内毒素、干酵母和 2,4-二硝基苯酚所致的发热大鼠具有良好的解热作用。

② 广谱抗微生物作用：挥发油中柠檬醛有体外抗真菌（白色假丝酵母、黄曲霉、念珠菌）作用，并有一定的抗菌活性，还能抑制黄曲霉素的产生。

③ 消毒防腐作用：荜澄茄中的柠檬酸对淡色库蚊、阴道滴虫、异尖线虫的幼虫有良好的杀灭作用。

④ 抗心血管疾病：挥发油对心律失常、心肌缺血、脑血栓和冠心病有明显作用。

⑤ 抗胃溃疡、利胆：荜澄茄水提取物和醚提取物对治疗酸性胃溃疡有效果。将其醚提取物和水提取物给大鼠灌胃，能使胆汁分泌量明显增加，有明显利胆作用。

⑥ 平喘镇咳：挥发油中的柠檬醛有较好的平喘、镇咳和祛痰作用。

⑦ 抗腹泻作用：荜澄茄的水提物和醚提物都能对抗荨麻油和番泻叶引起的腹泻。

3. 临床研究：治疗阿米巴痢疾：将荜澄茄连皮研细，装入胶囊，治疗 60 例阿米巴痢疾，每次 1g，隔 2h 一次，每日连服 4 次，视病情轻重连服 3～5 天。54 例症状消失，其中 42 例复查大便，结果 38 例未再发现阿米巴原虫。

【参考文献】

[1] 国家中医药管理局《中华本草》编委会 . 中华本草：第三册 [M]. 上海：上海科学技术出版社，1999：276.

[2] 闫佳旭，刘慧，杜漠，等 . 荜澄茄药学研究概况 [J]. 安徽农业科学，2013，41（18）：7765-7767.

[3] 沈雅琴 . 荜澄茄的药理作用及其温里功效 [J]. 中西医结合杂志，1990（12）：751-753.

二十二、使君子

Quisqualis indica L.

【别名】留求子、四君子、史君子、西蜀使君子、毛使君子。

【形态】攀援状灌木，高 2～8m；小枝被棕黄色短柔毛。叶对生或近对生，叶片膜质，卵形或椭圆形，长 5～11cm，宽 2.5～5.5cm，先端短渐尖，基部钝圆，表面无毛，背面有时疏被棕色柔毛，侧脉 7 或 8 对；叶柄长 5～8mm，无关节，幼时密生锈色柔毛。顶生穗状花序，组成伞房花序式；苞片卵形至线状披针形，被毛；萼管长 5～9cm，被黄色柔毛，先端具广展、外弯、小型的萼齿 5 枚；花瓣 5，长 1.8～2.4cm，宽 4～10mm，先端钝圆，初为白色，后转淡红色；雄蕊 10，不突出冠外，外轮着生于花冠基部，内轮着生于萼管中部，花药长约 1.5mm；子房下位，胚珠 3 颗。果卵形，短尖，长 2.7～4cm，径 1.2～2.3cm，无毛，具明显的锐棱角 5 条，成熟时外果皮脆薄，呈青黑色或栗色；种子 1 颗，白色，长 2.5cm，径约 1cm，圆柱状纺锤形。花期初夏，果期秋末。

【分布】四川、贵州至南岭以南各处，长江中下游以北无野生记录。分布于福建、台湾（栽培）、江西南部、湖南、广东、广西、四川、云南、贵州。

【入药部位及采收加工】果实：秋季果皮变紫黑色时采收，除去杂质，干燥。

【中药名称】使君子。

使君子 Shijunzi
《开宝本草》

【别名】留求子、史君子、五棱子、索子果、冬均子、病柑子。

【来源】本品为使君子科植物使君子 *Quisqualis indica* L. 的干燥成熟果实。

【性状】本品呈椭圆形或卵圆形，具 5 条纵棱，偶有4～9棱，长2.5～4cm，直径约2cm。表面黑褐色至紫黑色，平滑，微具光泽。顶端狭尖，基部钝圆，有明显圆形的果梗痕。质坚硬，横切面多呈五角星形，棱角外壳较厚，中间呈类圆形空腔。种子长椭圆形或纺锤形，长约2cm，直径约1cm；表面棕褐色或黑褐色，有多数纵皱纹；种皮薄，易剥离；子叶2，黄白色，有油性，断面有裂隙。气微香，味微甜。

【炮制方法】除去杂质。用时捣碎。

【性味与归经】甘，温。归脾、胃经。

【功能与主治】杀虫消积。用于蛔虫病，蛲虫病，虫积腹痛，小儿疳积。

【用法与用量】使君子9～12g，捣碎入煎剂；使君子仁6～9g，多入丸散或单用，作1～2次分服。小儿每岁1～1.5粒，炒香嚼服，1日总量不超过20粒。

【使用注意】服量过大或与热茶同服，可引起呃逆、眩晕、呕吐等反应。

【附方】① 治小儿疳蛔：使君子十个（瓦上炒，为末），甘草（胆汁浸一夕）、白芜荑各一分，苦楝子五个（炮，去核）。上末之，每服一钱，水煎服。（《幼科准绳》使君子散）

② 治小儿五疳，脾胃不和，心腹膨胀，时复㽲痛，不进饮食，渐致羸瘦：厚朴（去皮，姜汁炙）、陈皮（去白）、川芎各一分，使君子仁（浸，去黑皮）一两。上为细末。炼蜜丸如皂子大。三岁以上一粒，三岁以下半粒，陈米饮化下。（《太平惠民和剂局方》使君子丸）

③ 治小儿痞块腹大，肌瘦面黄，渐成疳疾：使君子仁三钱，木鳖子仁五钱。为末，水丸龙眼大。每以一丸，用鸡子一个破顶，入药在内，饭上蒸热，空心食。（《简便单方》）

④ 治黄病爱吃生米、茶叶、桴炭、泥土、瓦屑之类：使君子肉二两（切碎，微炒），槟榔二两，南星三两（俱用姜汁拌炒）。共为末，红曲打糊为丸，如梧桐子大。每服百余丸，乌梅，花椒汤送下。（《万病回春》）

【现代研究】1. 化学成分研究：① 种子含使君子氨酸、使君子氨酸钾、D-甘露醇；脂肪油，油中含肉豆蔻酸、棕榈酸、硬脂酸、油酸、亚油酸等脂肪酸；并含甾醇，以植物甾醇为主。果肉含胡芦巴碱、枸橼酸、琥珀酸、苹果酸、蔗糖、葡萄糖；脂肪油中含棕榈酸、油酸，另含甾醇。

② 从使君子乙醇提取物中分离鉴定出9个化合物，其中单宁类6个、甾体类3个，化合物3,3′-二甲基鞣花酸、3,3′,4′-三甲基鞣花酸、3,3′,4′-三甲基鞣花酸-4-*O*-吡喃葡萄糖苷、3-甲基鞣花酸-4′-*O*吡喃木糖苷、3-甲基鞣花酸-3′-*O*-吡喃木糖苷、豆甾醇-4,25-二烯-3-酮为从使君子属中首次分离得到。

2. 药理作用研究：① 杀虫作用：使君子氨酸（QA）的钾盐有明显驱除人体肠内蛔虫的作用；排虫率为82%，对蛲虫的排出率较蛔虫低；早期体外实验证明使君子对猪蛔虫有较强的驱除功效。

② 抗菌作用：实验表明使君子水浸剂用试管稀释法，1∶75～1∶15在体外对堇色毛癣菌、同心性毛癣菌、许兰黄癣菌、奥杜盎小芽孢癣菌、铁锈色小芽孢癣菌、羊毛状小芽孢癣菌、腹股沟表皮癣菌、星形奴卡菌等皮肤真菌有不同程度的抑制作用。

3. 临床研究：① 驱蛲虫：将百部、使君子、雄黄研磨成细末。用纱布包成小团，每晚放于肛门口，3～4次后可治愈。

② 驱绦虫：使用驱虫散（南瓜子、使君子、山楂肉、槟榔、芒硝）治疗绦虫病25例，成功驱虫25例，可以看出驱虫散驱绦虫疗效显著。

③ 滴虫性阴道炎：复方蛇床子浸出液（蛇床子为主药，配合苍耳子、苦参、黄柏、仙鹤草、百部）和使君子可杀死阴道毛滴虫。

④ 小儿厌食症：用由芦荟1g，胡黄连2g，苍术6g，使君子、党参、山楂、麦芽各8g组成的芦荟健胃汤治疗107例小儿厌食症

的患儿，治愈89例，显效10例，有效率达到92.5%。

【参考文献】

[1] 国家中医药管理局《中华本草》编委会.中华本草：第五册[M].上海：上海科学技术出版社，1999：615-618.

[2] 张悦，徐怀双，范冬立，等.使君子的化学成分[J].沈阳药科大学学报，2015，32（7）：515-518.

[3] 冯有劲.中药使君子药理作用[J].中国畜牧兽医文摘，2014，30（4）：189.

[4] 王慧，谢珍连，黄锁义.使君子的临床应用和毒副作用研究进展[J].世界最新医学信息文摘，2019，19（61）：107-108.

二十三、酸枣

Ziziphus jujuba Mill. var. *spinosa*（Bunge）Hu ex H.F.Chou

【别名】棘、酸枣树、角针、硬枣、山枣树。

【形态】常为灌木，叶较小，核果小，近球形或短矩圆形，直径0.7～1.2cm，具薄的中果皮，味酸，核两端钝。花期6～7月，果期8～9月。

【分布】分布于辽宁、内蒙古、河北、山东、山西、河南、陕西、甘肃、宁夏、新疆、江苏、安徽。

【入药部位及采收加工】种子：秋末冬初采收成熟果实，除去果肉和核壳，收集种子，晒干。

【中药名称】酸枣仁。

酸枣仁 Suanzaoren
《雷公炮炙论》

【别名】枣仁、酸枣核。

【来源】本品为鼠李科植物酸枣 *Ziziphus jujuba* Mill.var.*spinosa*（Bunge）Hu ex H.F.Chou的干燥成熟种子。

【性状】本品呈扁圆形或扁椭圆形，长5～9mm，宽5～7mm，厚约3mm。表面紫红色或紫褐色，平滑有光泽，有的有裂纹。有的两面均呈圆隆状突起；有的一面较平坦，中间有1条隆起的纵线纹；另一面稍突起。一端凹陷，可见线形种脐；另端有细小突起的合点。种皮较脆，胚乳白色，子叶2，浅黄色，富油性。气微，味淡。

【炮制方法】除去残留核壳。用时捣碎。

【性味与归经】甘、酸，平。归肝、胆、心经。

【功能与主治】养心补肝，宁心安神，敛汗，生津。用于虚烦不眠，惊悸多梦，体虚多汗，津伤口渴。

【用法与用量】10～15g，水煎服。研末吞服，每次1.5～3g。

【使用注意】有实邪及滑泻者慎服。

【附方】① 治虚劳虚烦，不得眠：酸枣仁二升，甘草一两，知母二两，茯苓二两，川芎二两。上五味，以水八升，煮酸枣仁得六升，诸药煮取三升，分温三服。（《金匮要略》酸枣仁汤）

② 治骨蒸，心烦不得眠：酸枣仁二两。以水二大盏半，研滤取汁，以米二合煮作粥，候临熟，入地黄汁一合，更微煮过，不计时候食之。（《太平圣惠方》酸枣仁粥）

③ 治胆虚睡卧不安，心多惊悸：酸枣仁一两。炒熟令香，捣细罗为散。每服二钱，以竹叶汤调下，不计时候。（《太平圣惠方》）

④ 治心脏亏虚，神志不守，恐怖惊惕，常多恍惚，易于健忘，睡卧不宁，梦涉危险，

一切心疾：酸枣仁（微炒，去皮）、人参各一两，辰砂（研细，水飞）半两，乳香（以乳钵坐水盆中研）一分，上四味研和匀，炼蜜丸如弹子大。每服一粒，温酒化下，枣汤亦得，空心临卧服。（《太平惠民和剂局方》宁志膏）

⑤ 治胆风毒气，虚实不调，昏沉睡多：酸枣仁一两（生用），头金腊茶二两，以生姜汁涂炙，令微焦，捣罗为散。每服二钱，水七分，煎六分，无时温服。（《简要济众方》）

⑥ 治睡中盗汗：酸枣仁、人参、茯苓各等份。上为细末，米饮调下半盏。（《普济方》）

【现代研究】1. 化学成分研究：从酸枣仁中已分离得到黄酮类化合物、皂苷及三萜类化合物、生物碱、脂肪油（大部分为不饱和脂肪酸）、甾体化合物、酚酸化合物、维生素C、多种氨基酸和微量元素等化学成分。

2. 药理作用研究：① 改善睡眠：对小鼠灌胃给予酸枣80%乙醇提取物，发现酸枣可显著减少小鼠的自主活动，增加戊巴比妥钠阈下剂量小鼠入睡率，显著缩短戊巴比妥钠阈上剂量睡眠潜伏期，延长睡眠时间。

② 抗氧化：酸枣多糖具有清除羟基自由基、超氧阴离子自由基和DPPH自由基能力，并具备铁离子还原能力，表明酸枣多糖具有一定的体外抗氧化活性。

③ 保肝：酸枣多糖抗CCl4诱导的肝损伤作用，实验结果显示其可降低ALT、AST、MDA水平，提高抗氧化酶和谷胱甘肽水平，同时逆转Nrf2核易位的抑制，上调肝损伤小鼠HO-1、GSTα、NQO1的蛋白表达，表明酸枣多糖对CCl_4诱导的肝损伤具有治疗作用。

④ 增强免疫力：从酸枣仁和果肉中分离出来的多糖有增强小鼠免疫功能的作用，对放射线引起的白细胞降低有明显的保护作用，且酸枣多糖效果更明显。

⑤ 抗肿瘤：发现五环三萜羽扇豆烷型化合物对直肠癌细胞、肝癌细胞和乳腺癌细胞等均具有明显的抑制作用。

⑥ 心脑血管疾病：酸枣具有降血压、降血脂、扩张血管等多种治疗心脑血管疾病作用。

⑦ 其他：酸枣还具有提高学习记忆能力、预防实验性炎症性肠病等药理作用。

3. 临床研究：① 神经衰弱：酸枣仁因其具有宁心安神、镇静催眠、敛汗的功效，临床上常用于治疗以失眠、耳鸣、盗汗、心神不安为特征的神经衰弱，如酸枣仁汤、枣仁甘草合剂、酸枣仁粉等。

② 围绝经期综合征：围绝经期综合征临床表现为烦躁不安、失眠多梦、头晕耳鸣等，临床上常用百合酸枣仁汤来改善患者的临床症状。

③ 各种疼痛症状：有研究表明，酸枣仁还能有效改善肢体酸痛、腰痛、胸胁痛、头痛等症状，且在虚证痛的效果优于实证，但用量较大。

【参考文献】

[1] 韩鹏，李冀，胡晓阳，等.酸枣仁的化学成分、药理作用及临床应用研究进展[J].中医药学报，2021，49（2）：110-114.

[2] 解玉军，李泽，崔小芳，等.酸枣化学成分及药理作用研究进展[J].中成药，2021，43（5）：1269-1275.

[3] 宁宏.中药酸枣仁的药理作用及现代临床应用[J].内蒙古中医药，2017，36（6）：98.

二十四、沙棘

Hippophae rhamnoides L.

【别名】醋柳、黄酸刺、酸刺柳、黑刺、酸刺。

【形态】落叶灌木或乔木，高1～5m，生长在高山沟谷中可达18m，棘刺较多，粗壮，顶生或侧生；嫩枝褐绿色，密被银白色而带褐色鳞片或有时具白色星状柔毛，老枝灰黑色，粗糙；芽大，金黄色或锈色。单叶通常近对生，与枝条着生相似，纸质，狭披针形或矩圆状披针形，长30～80mm，宽4～10（～13）mm，两端钝或基部近圆形，基部最宽，上面绿色，初被白色盾形毛或星状柔毛，下面银白色或淡白色，被鳞片，无星状毛；叶柄极短，几无或长1～1.5mm。果实圆球形，直径4～6mm，橙黄色或橘红色；果梗长1～2.5mm；种子小，阔椭圆形至卵形，有时稍扁，长3～4.2mm，黑色或紫黑色，具光泽。花期4～5月，果期9～10月。

【分布】分布于华北、西北及四川等地。

【入药部位及采收加工】果实：秋、冬二季果实成熟或冻硬时采收，除去杂质，干燥或蒸后干燥。

【中药名称】沙棘。

沙棘 Shaji
《内蒙古中草药》

【别名】醋柳果、醋柳柳、酸刺、黑刺、达尔。

【来源】本品系蒙古族、藏族习用药材。为胡颓子科植物沙棘 *Hippophae rhamnoides* L. 的干燥成熟果实。

【性状】本品呈类球形或扁球形，有的数个粘连，单个直径5～8mm。表面橙黄色或棕红色，皱缩，顶端有残存花柱，基部具短小果梗或果梗痕。果肉油润，质柔软。种子斜卵形，长约4mm，宽约2mm；表面褐色，有光泽，中间有一纵沟；种皮较硬，种仁乳白色，有油性。气微，味酸、涩。

【炮制方法】除去杂质，晒干。

【性味与归经】酸、涩，温。归脾、胃、肺、心经。

【功能与主治】健脾消食，止咳祛痰，活血散瘀。用于脾虚食少，食积腹痛，咳嗽痰多，胸痹心痛，瘀血经闭，跌扑瘀肿。

【用法与用量】内服：煎汤，3～10g；或入丸、散。外用：适量，捣敷或研末撒。

【使用注意】沙棘性温，体温热甚者不宜食用。

【附方】治经闭：天花粉18g，芒硝15g，沙棘、大黄各9g，全蝎6g，山柰1.5g，碱面1.5g。共为细末，每次1.5～3g，温开水送下。（《内蒙古中草药》）

【现代研究】1. 化学成分研究：① 黄酮类：黄酮类化合物共50多种，主要以异鼠李素、槲皮素、山柰酚为苷元，与葡萄糖、鼠李糖、阿拉伯糖、芸香糖等结合生成相应的糖苷。果实中主要含有异鼠李素、杨梅素、山柰酚、桑黄素、槲皮素等黄酮醇类化合物。

② 萜类和甾体类：沙棘中三萜类化合物有20多种，主要包括齐墩果酸、熊果酸、科罗索酸等五环三萜，沙棘果实中番茄红素、叶黄素和玉米黄质等成分的含量较高。

③ 多糖：主要是由葡萄糖、果糖、半乳糖、阿拉伯糖、甘露糖和鼠李糖组成的中性多糖。

④ 挥发油：主要为脂肪酸类、酯类、醇类及脂肪族化合物等，其中不饱和脂肪酸含量较高。

⑤ 维生素、氨基酸及多种元素：沙棘中含有丰富的类胡萝卜素、维生素B、维生素C、维生素E、维生素K等；还有钠、镁、铝、磷、钾、钙、铬、铁、锰、铜、锌等元素。

2. 药理作用研究：① 增强免疫功能：沙棘叶和果实的乙醇提取物能够抑制铬诱导的氧化损伤，且具有显著的细胞保护特性，证明了沙棘对机体具有抗氧化和免疫调节功效。

② 抗氧化：沙棘中所富含的维生素类、黄酮类及多酚类化合物等有效成分均具有较强的抗氧化作用，也是很有效的活性氧清除剂和脂质抗氧化剂。

③ 抗衰老：沙棘黄酮对D-半乳糖致衰老

大鼠具有抗衰老和提高机体非特异性免疫功能的作用。

④ 治疗心血管疾病：沙棘籽粕中提取的总黄酮通过改善胰岛素敏感性和阻断血管紧张素信号途径发挥其抗高血压作用，证明了沙棘籽粕可用于治疗心血管疾病非糖尿病患者的高胰岛素血症。

⑤ 降血糖：对沙棘叶粗多糖进行体外酶动力学研究、体内小鼠耐糖量模型和糖尿病小鼠模型实验研究，证明了沙棘叶粗多糖具有良好的降糖作用。

⑥ 保护肝脏：沙棘多糖和沙棘籽油在护肝方面有显著的药理作用。

⑦ 治疗胃肠道疾病：利用体外模拟肠道模型，研究并揭示了沙棘浆果汁中的多酚对结肠微生物组成和多样性具有一定的影响。

⑧ 其他作用：沙棘中的黄酮类化合物有消炎及促进毛细血管血液循环的作用，因此，沙棘对慢性咽炎、哮喘、咳嗽等呼吸系统疾病的治疗均有很好的作用，并且能显著地增强心脏的收缩和舒张功能，有明显的抗心肌缺血及抗心律失常作用。

3. 临床研究：① 急慢性支气管炎：用保鲜沙棘果每日 2 次，每次 50 粒嚼服，14 天为 1 个疗程，其间停用其他药物，治疗慢性支气管肺炎患者 40 例，有效率咳嗽为 70%，咳痰为 65%，喘息为 62.5%，哮鸣音为 62.5%。

② 反流性食管炎：单用沙棘油口服液，每日 3 次，每次 10mL，治疗反流性食管炎 100 例，并设气滞胃痛冲剂对照组 30 例，28 天为 1 个疗程。治疗后复查胃镜，结果，治疗组痊愈 19 例，显效 38 例，有效 35 例，总有效率 92%，对照组总有效率为 70%。

③ 急慢性肝炎：用沙棘冲剂每次 10mg，每日 3 次（10g 含天然维生素 C 0.3g，并含微量元素和多种氨基酸）同时服维生素 B_1、酵母。如有明显食欲不振，静脉滴注 10% 葡萄糖注射液 500mL 加肌苷 0.2g，连用 7 天。2 周为 1 个疗程，120 例小儿急性黄疸型肝炎，共治疗两个疗程，恶心、乏力、黄疸、肝区叩痛均有明显好转，肝脏肿大消退，肝功恢复正常，治愈率 100%。

【参考文献】

[1] 王宁宁，郑文惠，张凯雪，等. 沙棘的化学成分、药理作用研究进展及其质量标志物的预测分析 [J]. 中国中药杂志，2021，46（21）：5522-5532.

[2] 周浩楠，胡娜，董琦，等. 沙棘化学成分及药理作用的研究进展 [J]. 华西药学杂志，2020，35（2）：211-217.

[3] 杜毅，王林奎，赵培成. 沙棘的临床应用与药理研究 [J]. 中国中医药信息杂志，1999（4）：33-35.

二十五、石榴

Punica granatum L.

【别名】若榴木、丹若、山力叶、安石榴、花石榴。

【形态】落叶灌木或乔木；高 3～5m，稀达 10m；枝顶常生成尖锐长刺，幼枝具棱角，无毛，老枝近圆柱形；叶通常对生，长圆状披针形，长 2～9cm，先端短尖、钝尖或微凹，基部尖或稍钝，上面光亮；叶柄长 5～7mm；花大，1～5 朵生于枝顶或腋生；萼筒长 2～3cm，通常红或淡黄色，顶端 5～7 裂，裂片稍外展，卵状三角形，长 0.8～1.3cm，外面近顶端有一黄绿色腺体，边缘有小乳突；花瓣与萼裂片同数，红、黄或白色，长 1.5～3cm，宽 1～2cm，先端圆；花丝无毛，长达 1.3cm；花柱长，超过雄蕊；浆果近球形，径 5～12cm，通常淡黄褐或淡黄绿色，有时白色，稀暗紫色；种子多数，钝角形，肉质外种皮淡红色至乳白色；

【分布】原产于巴尔干半岛至伊朗及其邻近地区，全世界的温带和热带都有种植。

【入药部位及采收加工】果皮：秋季果实成熟后收集果皮，晒干。

【中药名称】石榴皮。

石榴皮 Shiliupi
《雷公炮炙论》

【别名】石榴壳、酸石榴皮、酸榴皮、西榴皮、安石榴酸实壳。

【来源】本品为石榴科植物石榴 *Punica granatum* L. 的干燥果皮。

【性状】本品呈不规则的片状或瓢状，大小不一，厚 1.5～3mm。外表面红棕色、棕黄色或暗棕色，略有光泽，粗糙，有多数疣状突起，有的有突起的筒状宿萼及粗短果梗或果梗痕。内表面黄色或红棕色，有隆起呈网状的果蒂残痕。质硬而脆，断面黄色，略显颗粒状。气微，味苦涩。

【炮制方法】除去杂质，洗净，切块，干燥。

临床上还有炒石榴皮、石榴皮炭。

【性味与归经】酸、涩，温。归大肠经。

【功能与主治】涩肠止泻，止血，驱虫。用于久泻，久痢，便血，脱肛，崩漏，带下，虫积腹痛。

【用法与用量】内服：煎汤，3～9g；或入丸、散。外用：适量，煎水熏洗，研末撒或调敷。

【附方】① 治久痢不瘥：陈石榴焙干，为细末，米汤调下三四钱。(《普济方》神授散)

② 治妊娠暴下不止，腹痛：安石榴皮二两，当归三两，阿胶二两（炙），熟艾如鸡子大二枚。上四物以水九升，煮取二升，分三服。(《产经方》石榴皮汤)

③ 治粪前有血，令人面黄：酢石榴皮，炙研末，每服二钱，用茄子枝煎汤服。(《千金方》)

④ 治脱肛：石榴皮、陈壁土，加白矾少许，浓煎熏洗，再加五倍子炒研敷托上之。(《医钞类编》)

⑤ 治诸虫心痛不可忍，多吐酸水：酸石榴皮一两（锉），桃符二两（锉），胡粉一两，酒二合，槟榔末二钱。以水二大盏，煎前二味至一盏，去滓，下胡粉、槟榔、酒，更煎一沸，稍热，分为三服。(《太平圣惠方》石榴皮散)

⑥ 驱绦虫、蛔虫：石榴皮、槟榔各等份，研细末，每次服二钱（小儿酌减），每日二次，连服两天。(《山东中草药手册》)

⑦ 预防稻田皮炎：石榴皮二两，五倍子二两，地榆二两，明矾五两。取清水五斤，将前三味药放入水内煎沸后，再煎 10 分钟，然后加入明矾，用木棒不断搅拌，至明矾全部溶于水中，再煎至剩下药液 3 斤左右，去渣冷却备用。用时须在下水前将手、脚在药液中浸泡一下；也可用棉花球蘸涂。待药液干后入水工作。每次出水休息，必须如前浸涂后再下水工作。[《上海中医药杂志》1966（6）：170]

【现代研究】1. 化学成分研究：石榴皮中含有大量的对人体健康有益的化学物质，如黄酮、鞣质、生物碱、氨基酸、糖类等。

2. 药理作用研究：① 抗菌、抗病毒作用：石榴皮中鞣质和黄酮类化合物体外对金黄色葡萄球菌、福氏痢疾杆菌、沙门菌、大肠埃希菌、铜绿假单胞菌和白色念珠菌均有不同程度的抑制作用；石榴皮鞣质对生殖器疱疹病毒（HSV-2）、乙型肝炎病毒（HBV）均具有灭活作用。

② 抗肿瘤作用：石榴皮中的多酚类物质，如石榴皮鞣质 B、2,3-(*S*)- 六羟基联苯二甲酰基 -D- 葡萄糖、逆没食子鞣质等，在体内可水解生成鞣花酸，被认为是其抗肿瘤的活性

成分。

③ 对消化系统作用：石榴皮中的没食子酸对乙醇致小鼠胃损伤具有保护作用，可抑制胃酸分泌。石榴皮水提物对用2,4-二硝基氯苯（DNcB）复合乙酸致溃疡性结肠炎模型大鼠具有治疗作用，可使结肠组织溃疡面积明显缩小、水肿缓解、组织坏死减轻。

④ 对心血管系统作用：石榴皮多酚是保护心血管系统的有效组分，其对在体蟾蜍心率和心肌收缩力均有抑制作用，对高脂血症模型大鼠有降低血脂作用。

⑤ 对免疫系统作用：石榴皮醇提物对环磷酰胺致免疫低下小鼠的体液免疫功能具有一定的提高作用，可显著提高抗体OD值（表示抗体在血清中的浓度）和血清溶血素水平（HC_{50}）。

⑥ 其他作用：石榴皮提取物具有保肝、抑制前列腺增生作用，石榴皮多酚提取物可抑制醛糖还原酶，石榴皮鞣质可降低尿毒症毒素、抑制人精子等。

3. 临床研究：① 治疗急性细菌性痢疾：干石榴皮30g，加水200～300mL，煎至30～50mL，一次服，每日1剂；或将煎剂浓缩烘干，制成0.5g的片剂，每次4片，日服4次。连服7～10日为1个疗程。治疗72例，用药1个疗程后，粪便镜检恢复率为97.22%，细菌阴转率为89.47%，治愈率为95.83%。

② 治疗阿米巴痢疾：用60%石榴皮煎液每次服20mL，每日3次，饭后服，连服6天为1个疗程。如无效可再服1～2个疗程，两疗程之间停药3天。40例患者1个疗程后随访半年，均无任何症状，其中36例连续粪检3次均为阴性。服药期间偶有恶心、耳鸣，可自行消失。

③ 治疗小儿消化不良：用鲜石榴果皮30g，捣烂敷肚脐，胶布固定，每日换药1次。经治24例（其中单纯性消化不良11例，中毒性消化不良13例），有效率100%。治疗1次而愈者12例；2次而愈者5例；3次而愈者4例；好转3例。

④ 治疗烧伤：石榴皮500g，加水500mL，文火煎至250mL，滤过后置瓶中备用（若夏天使用，可少加防腐剂）。根据创面大小，将$1cm^2$的纱布块用药液浸湿，一块一块贴于患处，直至痊愈，纱布块自行脱落。治疗45例，皆愈（深Ⅱ度10例，浅Ⅱ度34例，Ⅰ度1例）。

⑤ 治疗化脓性中耳炎：干石榴皮30g，冰片2g。先将石榴皮放在瓦或炉上烤焦，晾凉，捣碎并入冰片，共研细粉，储瓶密封备用。使用前，用双氧水把耳内脓液及分泌物洗净，用棉签擦干，再用一细纸筒取上药粉少许，吹入耳内，每日1次或隔日1次。治疗36例，痊愈28例，好转5例，无效3例。总有效率为91.7%。

【参考文献】

[1] 陈伟，刘瑞，韩振斌，等. 石榴皮的化学成分及药理作用 [J]. 北京农业，2015（17）：97.

[2] 林勇. 石榴皮的化学、药理与临床研究概述 [J]. 中药材，2010，33（11）：1816-1819.

[3] 国家中医药管理局《中华本草》编委会. 中华本草：第五册 [M]. 上海：上海科学技术出版社，1999：659-663.

二十六、山茱萸

Cornus officinalis Sieb. et Zucc.

【别名】山萸肉、肉枣、鸡足、萸肉、药枣、天木籽、实枣儿。

【形态】落叶乔木或灌木，高4～10m；树皮灰褐色；小枝细圆柱形，无毛或稀被贴生短柔毛，冬芽顶生及腋生，卵形至披针形，被黄褐色短柔毛。叶对生，纸质，卵状披针形或卵状椭圆形，长5.5～10cm，宽2.5～4.5cm，先端渐尖，基部宽楔形或近于圆形，全缘，上面绿色，无毛，下面浅绿色，稀被白色贴生短柔毛，脉腋密生淡褐色丛毛，中脉在上面明显，下面凸起，近于无毛，侧脉6～7对，弓形内弯；叶柄细圆柱形，长0.6～1.2cm，上面有浅沟，下面圆形，稍被贴生疏柔毛。伞形花序生于枝侧，有总苞片4，卵形，厚纸质至革质，长约8mm，带紫色，两侧略被短柔毛，开花后脱落；总花梗粗壮，长约2mm，微被灰色短柔毛；花小，两性，先叶开放；花萼裂片4，阔三角形，与花盘等长或稍长，长约0.6mm，无毛；花瓣4，舌状披针形，长3.3mm，黄色，向外反卷；雄蕊4，与花瓣互生，长1.8mm，花丝钻形，花药椭圆形，2室；花盘垫状，无毛；子房下位，花托倒卵形，长约1mm，密被贴生疏柔毛，花柱圆柱形，长1.5mm，柱头截形；花梗纤细，长0.5～1cm，密被疏柔毛。核果长椭圆形，长1.2～1.7cm，直径5～7mm，红色至紫红色；核骨质，狭椭圆形，长约12mm，有几条不整齐的肋纹。花期3～4月；果期9～10月。

【分布】分布于山西、陕西、甘肃、山东、江苏、浙江、安徽、江西、河南、湖南。

【入药部位及采收加工】果肉：秋末冬初果皮变红时采收果实，用文火烘或置沸水中略烫后，及时除去果核，干燥。

【中药名称】山茱萸。

山茱萸 Shanzhuyu
《神农本草经》

【别名】蜀枣、鸡足、山萸肉、肉枣、药枣。

【来源】本品为山茱萸科植物山茱萸 *Cornus officinalis* Sieb. et Zucc. 的干燥成熟果肉。

【性状】本品呈不规则的片状或囊状，长1～1.5cm，宽0.5～1cm。表面紫红色至紫黑色，皱缩，有光泽。顶端有的有圆形宿萼痕，基部有果梗痕。质柔软。气微，味酸、涩、微苦。

【炮制方法】山萸肉：除去杂质和残留果核。

【性味与归经】酸、涩，微温。归肝、肾经。

【功能与主治】补益肝肾，收涩固脱。用于眩晕耳鸣，腰膝酸痛，阳痿遗精，遗尿尿频，崩漏带下，大汗虚脱，内热消渴。

【用法与用量】煎服，6～12g，急救固脱可用至20～30g。

【使用注意】命门火炽、素有湿热、小便淋涩者禁用。

【附方】① 治五种腰痛，下焦风冷，腰脚无力：牛膝一两（去苗），山茱萸一两，桂心三分，上药捣细罗为散，每于食前，以温酒调下二钱。（《太平圣惠方》）

② 益元阳，补元气，固元精，壮元神：山茱萸（酒浸）取肉一斤，补骨脂（酒浸一日，焙干）半斤，当归四两，麝香一钱。上为细末，炼蜜丸如梧桐子大。每服八十一丸，临卧酒盐汤下。（《扶寿精方》草还丹）

③ 治脚气上入少腹不仁：干地黄八两，山茱萸、薯蓣各四两，泽泻、茯苓、牡丹皮各三两，桂枝、附子（炮）各一两。上八味，末之，炼蜜和丸梧子大，酒下十五丸，日再服。（《金匮要略》崔氏八味丸）

④ 治肾怯失音，囟开不合，神不足，目中白睛多，面色㿠白：熟地黄八钱，山萸肉、干山药各四钱，泽泻、牡丹皮、白茯苓（去皮）各三钱。上为末，炼蜜丸如梧子大。空腹服，温水化下三丸。（《小儿药证直诀》地黄丸）

⑤ 治老人自遗不禁：山茱萸肉二两，益

智子一两，人参、白术各八钱，分作十剂，水煎服。(《方龙潭家秘》)

⑥ 治寒温外感诸证，大病瘥后不能自复，寒热往来，虚汗淋漓；或但热不寒，汗出而热解，须臾又热又汗，目睛上窜。势危欲脱，或喘逆，或怔忡，或气虚不足以息：山萸肉二两(去净核)，生龙骨一两（捣细），生牡蛎一两（捣细），生杭芍六钱，野台参四钱，甘草三钱（蜜炙）。水煎服。(《医学衷中参西录》来复汤)

【现代研究】1. 化学成分研究：主要包括环烯醚萜类、鞣质类、黄酮类、三萜类、芳香酚酸类、多糖类、甾体类、生物碱类、有机酸类、挥发油类等，现代药理学研究表明，这些化合物具有神经保护、肝肾保护、降血糖、抗炎、抑菌、抗肿瘤、抗氧化、抗衰老等多种生物活性。

2. 药理作用研究：① 抗肿瘤：山茱萸多糖可诱导人宫颈癌 HeLa 细胞凋亡，抑制肿瘤细胞增殖，其作用机制可能与降低肿瘤细胞的 *Bcl-2* 基因表达有关。

② 保护心肌：山茱萸多糖有保护心肌缺血再灌注损伤的作用，其机制与减轻氧化应激刺激，减轻细胞内钙超载有关。

③ 降血糖：山茱萸总萜可以改善血脂代谢紊乱，对高血糖具有持续的控制效果，对机体的糖、脂等代谢过程起到调节作用，在一定程度上具有治疗糖尿病作用。

④ 调节骨代谢：山茱萸总苷对防治大鼠骨质疏松症有明确疗效，主要通过调控骨组织中 TRPV6、TRPV5 通道蛋白表达情况，优化 TRPV6/TRPV5 比值，改变成骨细胞、破骨细胞的增殖分化行为，使机体骨重建中成骨功能高于破骨功能，最终提高骨密度，发挥防治骨质疏松的作用。

⑤ 保护神经元：山茱萸环烯醚萜苷能够减少 APP/PS1/Tau 三转基因（3×Tg）模型小鼠 Aβ 在脑内的沉积，同时增加拟痴呆小鼠脑内 BDNF 的表达，抑制 Tau 蛋白的异常过度磷酸化，从而起到提高神经细胞合成蛋白质功能，减轻神经元损伤，发挥神经保护的作用。

⑥ 抗氧化：山茱萸叶多糖具有良好的抗氧化功能。山茱萸中的熊果酸具有良好的抗氧化活性。

⑦ 保护肝脏：山茱萸总苷对于免疫性肝损伤具有一定干预和治疗作用，在一定的范围内有显著的剂量依赖性，其保肝机制可能与清除自由基能力和抗氧化的增强、抑制炎症因子的表达及免疫调节有关。

⑧ 调控视黄醇：山茱萸水煎液具有明显改善苯扎氯铵导致的干眼症状作用，同时促进视黄醇吸收与利用，改善机体视黄醇缺少的状态，调节体内视黄醇转运相关蛋白的表达，纠正胞内 RBP 和其受体的低表达状态，起到保护泪腺上皮细胞的作用，最终达到抗干眼的目的。

⑨ 抗衰老：山茱萸环烯醚萜苷具有抵抗衰老，促进 ChAT 表达的功能，从而使 VD 大鼠的认知功能障碍得到改善。

⑩ 抗炎：山茱萸通过调节促炎因子和抗炎因子的平衡，降低梗死心肌组织中的炎症细胞浸润，抑制一系列炎症反应，减少心肌损伤面积，进而改善心脏功能，实现山茱萸对心肌缺血的保护作用。

3. 临床研究：以山茱萸为主，眩晕配杭菊或枸杞子，头痛配白芷，遗精配枸杞子，阳痿配韭子或肉苁蓉，心悸自汗配生黄芪，牙龈出血配枸杞子。每日山茱萸 10g，其他药 5～10g，用水 400mL 放火上煮沸即可。待服尽再用开水浸泡，反复几次，药尽时还可将山萸肉、枸杞子咀嚼咽下。也可开水直接浸泡 15min 后服，20 天为 1 个疗程。

【参考文献】

[1] 杨青，余永亮，许兰杰，等. 山茱萸化学成分研究进展 [J]. 安徽农业科学，2022，50（21）：

25-27.
[2] 周迎春，张廉洁，张燕丽. 山茱萸化学成分及药理作用研究新进展 [J]. 中医药信息，2020，37（1）：114-120.
[3] 汪锡尧. 山茱萸的临床运用 [J]. 江苏中医，1991（2）：18.

二十七、贴梗海棠
Chaenomeles speciosa（Sweet）Nakai

【别名】木瓜、楙、皱皮木瓜、贴梗木瓜、铁脚梨。

【形态】落叶灌木，高达 2m，枝条直立开展，有刺；小枝圆柱形，微屈曲，无毛，紫褐色或黑褐色，有疏生浅褐色皮孔；冬芽三角卵形，先端急尖，近于无毛或在鳞片边缘具短柔毛，紫褐色。叶片卵形至椭圆形，稀长椭圆形，长 3～9cm，宽 1.5～5cm，基部楔形至宽楔形，边缘具有尖锐锯齿，齿尖开展，无毛或在萌蘖上沿下面叶脉有短柔毛；叶柄长约 1cm；托叶大型，草质，肾形或半圆形，稀卵形，边缘有尖锐重锯齿，无毛。花先叶开放，3～5 朵簇生于二年生老枝上；花梗短粗，长约 3mm 或近于无柄；花直径 3～5cm；萼筒钟状，外面无毛；萼片直立，半圆形稀卵形长约萼筒之半，先端圆钝，全缘或有波状齿及黄褐色睫毛；花瓣倒卵形或近圆形，基部延伸成短爪，长 10～15mm，宽 8～13mm，猩红色，稀淡红色或白色；雄蕊 45～50，长约花瓣之半；花柱 5，基部合生，无毛或稍有毛，柱头头状，有不明显分裂，约与雄蕊等长。果实球形或卵球形，直径 4～6cm，黄色或带黄绿色，有稀疏不明显斑点，味芳香；萼片脱落，果梗短或近于无梗。花期 3～5 月，果期 9～10 月。

【分布】分布于陕西、甘肃、四川、贵州、云南、广东。

【入药部位及采收加工】果实：夏、秋二季果实绿黄时采收，置沸水中烫至外皮灰白色，对半纵剖，晒干。

【中药名称】木瓜。

木瓜 Mugua
《名医别录》

【别名】木瓜实、铁脚梨、皱皮木瓜、酸木瓜。

【来源】本品为蔷薇科植物贴梗海棠 *Chaenomeles speciosa*（Sweet）Nakai 的干燥近成熟果实。

【性状】本品长圆形，多纵剖成两半，长 4～9cm，宽 2～5cm，厚 1～2.5cm。外表面紫红色或红棕色，有不规则的深皱纹；剖面边缘向内卷曲，果肉红棕色，中心部分凹陷，棕黄色；种子扁长三角形，多脱落。质坚硬。气微清香，味酸。

【炮制方法】洗净，润透或蒸透后切薄片，晒干。

【性味与归经】酸，温。归肝、脾经。

【功能与主治】舒筋活络，和胃化湿。用于湿痹拘挛，腰膝关节酸重疼痛，暑湿吐泻，转筋挛痛，脚气水肿。

【用法与用量】煎服，6～9g，或入丸、散。外用：煎水熏洗。

【使用注意】胃酸过多者不宜服用。

【附方】① 治吐泻转筋：

木瓜一枚（大者，四破），陈仓米一合。以水二大盏，煎至一盏半，去滓，时时温一合服之。（《太平圣惠方》）

木瓜汁一盏，木香末一钱匕。上二味，以热酒调下，不拘时。（《圣济总录》）

木瓜干一两，吴茱萸半两，茴香一分，甘草（炙）一钱。上锉为散，每服四大钱，水

一盏半，姜三片，紫苏十叶，煎七分，去滓，食前服。(《三因极一病证方论》木瓜汤)

② 治风湿客搏，手足腰膝不能举动：木瓜一枚，青盐半两。上用木瓜去皮脐，开窍填吴茱萸一两，去枝，将线系定，蒸热细研，入青盐半两，研令匀，丸梧桐子大，每服四十丸，茶酒任下，以牛膝浸酒服之尤佳。(《杨氏家藏方》木瓜丸)

③ 治泻不止：米豆子二两，木瓜、干姜、甘草各一两。为细末，每服二钱，米饮调下，不以时。(《鸡峰普济方》木瓜汤)

【现代研究】1. 化学成分研究：木瓜果实主要包含黄酮类、有机酸类、三萜类、皂苷类、糖类、鞣质等。

2. 药理作用研究：① 抗氧化、抗炎、抗流感和抗微生物作用：木瓜中含有的多种成分具有抗氧化性，如木瓜多糖、对苯二酚、3,4- 二羟基苯甲酸和槲皮素对氧自由基具有明显的清除能力。

② 治疗腹泻：皱皮木瓜提取物的乙酸乙酯萃取部分是治疗腹泻的有效成分，产生药效作用的主要活性成分是该部位中的三萜类化合物（齐墩果酸、乌索酸和桦木酸）。

③ β_2- 肾上腺素受体激动作用：皱皮木瓜提取物具有 β_2- 肾上腺素受体激动作用，可以作为潜在的治疗哮喘的药物加以开发利用。

④ 抗癌和增强免疫活性：皱皮木瓜粗提物中齐墩果酸和熊果酸对小鼠移植性肿瘤 H22 的抑制以及对免疫力的促进作用。

⑤ 抗肝炎作用：齐墩果酸对 HBs Ag、HBe Ag 具有一定的抑制作用。

⑥ 抗类风湿关节炎（RA）作用：木瓜皂苷能显著减轻佐剂性关节炎大鼠（AA）足跖关节肿胀度、关节炎症指数，降低局部组织中 PGE2 含量，其药理机制与下调炎症因子 PGE2 和抑制 T 淋巴细胞增殖有关。

⑦ 镇痛作用：木瓜总黄酮对小鼠热板法、扭体法模型和兔耳皮下 K^+ 渗透外周致痛模型具有全身镇痛作用和外周镇痛作用，其镇痛作用机制可能与其抑制神经组织钙通道和非神经组织钙通道、减少致痛介质释放等因素有关。

⑧ 对胃肠平滑肌的松弛作用：其作用机制可能与黄酮松弛胃肠平滑肌、阻断 VDC、减少外钙内流和内钙释放作用有关。

3. 临床研究：① 治疗急性菌痢：木瓜片每片 0.25g，相当于生药 1.13g，成人每次口服 5 片，每天 3 次，5～7 天为 1 个疗程。治疗急性细菌性痢疾 107 例，结果有效率 96.28%，治愈率 85.98%，平均治愈时间为 4.67 天，未发现明显的副作用，与庆大霉素加 TMP 治疗痢疾比较无显著差异。

② 治疗风湿性及类风湿性关节炎：采用制川乌、制草乌、羌活、独活、制附子、乳香、没药、当归、川牛膝、木瓜等中药配伍制成风湿宁片剂，治疗风湿性关节炎 157 例，有效率 92.39%，类风湿关节炎 70 例，有效率 80%。

③ 治疗三叉神经痛：采用木瓜配以白芍、炙甘草、酸枣仁，水煎服，每日 1 剂，经服药 7～25 剂后疼痛全部缓解。

④ 治疗甲状腺功能亢进：60 例甲亢患者服用木瓜配以白芍、乌梅、沙参、麦冬、石斛、扁豆、莲肉等中药制成的甲亢煎，每日 1 剂，水煎 2 次，分 2 次服。待病情稳定后，按相同处方配制蜜丸，每日早晚各服 1 丸，巩固疗效，防止复发。总有效率 95%。

【参考文献】

[1] 林丹，郭素华 . 木瓜化学成分、药理作用研究进展 [J]. 海峡药学，2009，21（10）：85-87.

[2] 李云志，江洪波 . 皱皮木瓜化学成分与药理作用研究进展 [J]. 化工技术与开发，2018，47（6）：35-38.

[3] 孙连娜，洪永福 . 简述中药木瓜的化学、药理与临床应用研究 [J]. 药学实践杂志，1999（5）：281-284.

二十八、吴茱萸

Euodia rutaecarpa（Juss.）Benth.

【别名】茶辣、辣子、臭辣子。

【形态】小乔木或灌木，高3～5m，嫩枝暗紫红色，与嫩芽同被灰黄或红锈色绒毛，或疏短毛。叶有小叶5～11片，小叶薄至厚纸质，卵形、椭圆形或披针形，长6～18cm，宽3～7cm，叶轴下部的较小，两侧对称或一侧的基部稍偏斜。花序顶生；雄花序的花彼此疏离，雌花序的花密集或疏离；萼片及花瓣均5片，偶有4片，镊合状排列；雄花花瓣长3～4mm，腹面被疏长毛，退化雌蕊4～5深裂；雌花花瓣长4～5mm，腹面被毛。果序宽（3～）12mm，果密集或疏离，暗紫红色，有大油点，每分果瓣有1种子；种子近圆球形，一端钝尖，腹面略平坦，长4～5mm，褐黑色，有光泽。花期4～6月，果期8～11月。

【分布】分布于贵州、广西、云南、四川、陕西、湖南、湖北、福建、浙江、江西等地。

【入药部位及采收加工】果实：8～11月果实尚未开裂时，剪下果枝，晒干或低温干燥，除去枝、叶、果梗等杂质。

【中药名称】吴茱萸。

吴茱萸 Wuzhuyu
《神农本草经》

【别名】吴萸、茶辣、漆辣子、食茱萸。

【来源】本品为芸香科植物吴茱萸 *Euodia rutaecarpa*（Juss.）Benth.、石虎 *Euodia rutaecarpa*（Juss.）Benth. var. *officinalis*（Dode）Huang 或疏毛吴茱萸 *Euodia rutaecarpa*（Juss.）Benth. var. *bodinieri*（Dode）Huang 的干燥近成熟果实。

【性状】本品呈球形或略呈五角状扁球形，直径2～5mm。表面暗黄绿色至褐色，粗糙，有多数点状凸起或凹下的油点。顶端有五角星状的裂隙，基部残留被有黄色茸毛的果梗。质硬而脆，横切面可见子房5室，每室有淡黄色种子1粒。气芳香浓郁，味辛辣而苦。

【炮制方法】除去杂质。

【性味与归经】辛、苦，热；有小毒。归肝、脾、胃、肾经。

【功能与主治】散寒止痛，降逆止呕，助阳止泻。用于厥阴头痛，寒疝腹痛，寒湿脚气，经行腹痛，脘腹胀痛，呕吐吞酸，五更泄泻。

【用法与用量】煎服，2～5g。外用适量。

【使用注意】本品辛热燥烈，易耗气动火，故不宜多用、久服。无寒湿气滞及阴虚火旺者禁用。

【附方】① 治肾气上哕，肾气自腹中起上筑于咽喉，逆气连属而不能吐，或至数十声，上下不得喘息：茱萸（醋炒）、橘皮、附子（去皮）各一两。为末，面糊丸，梧子大。每姜汤下七十丸。（《仁存堂经验方》）

② 治醋心，每醋气上攻如酽醋：吴茱萸一合。水三盏，煎七分，顿服。纵浓，亦须强服。（《兵部手集》）

③ 治食已吞酸，胃气虚冷者：吴茱萸（汤泡七次，焙）、干姜（炮）等份。为末，汤服一钱。（《太平圣惠方》）

④ 治肝火：黄连六两，吴茱萸一两或半两。上为末，水丸或蒸饼丸。白汤下五十丸。（《丹溪心法》左金丸，一名回令丸）

⑤ 治呕而胸满，及干呕吐涎沫，头痛者：吴茱萸一升，人参三两，生姜六两，大枣十二枚。上四味，以水五升，煮取三升，温服七合，日三服。（《金匮要略》吴茱萸汤）

⑥ 治头风：吴茱萸三升。水五升，煮取三升，以绵拭发根。(《千金翼方》)

⑦ 治痰饮头疼背寒，呕吐酸汁，数日伏枕不食，十日一发：吴茱萸（汤泡七次）、茯苓等份。为末，炼蜜丸梧子大。每热水下五十丸。(《朱氏集验方》)

⑧ 治多年脾泄，老人多此，谓之水土同化：吴茱萸三钱。泡过，煎汁，入盐少许，通口服，盖茱萸能暖膀胱，水道既清，大肠自固，他药虽热，不能分解清浊也。(《仁存堂经验方》)

⑨ 治脾受湿气，泄痢不止，米谷迟化，脐腹刺痛；小儿有疳气下痢，亦能治之：黄连（去须）、吴茱萸（去梗，炒）、白芍各五两。上为细末，面糊为丸，如梧桐子大。每服二十丸，浓煎米饮下，空心日三服。(《太平惠民和剂局方》戊己丸)

⑩ 治脚气入腹，困闷欲死，腹胀：吴茱萸六升，木瓜两颗（切）。上二味，以水一斗三升，煮取三升，分三服，相去如人行十里久，进一服，或吐，或汗，或利，或大热闷，即瘥。(《千金方》苏长史茱萸汤)

⑪ 治脚气疼痛，如人感风湿流注，脚足痛不可忍，筋脉浮肿，宜服之：槟榔七枚，陈皮（去白）、木瓜各一两，吴茱萸、紫苏叶各三钱，桔梗（去芦）、生姜（和皮）各半两。上细切，水煎，次日五更，分作三五服，只是冷服。冬天略温服亦得。(《证治准绳》鸡鸣散)

⑫ 治远年近日小肠疝气，偏坠搐疼，脐下撮痛，以致闷乱，及外肾肿硬，日渐滋长，阴间湿痒成疮：吴茱萸（去枝梗）一斤（四两用酒浸，四两用醋浸，四两用汤浸，四两用童子小便浸，各浸一宿，同焙干），泽泻（去灰土）二两。上为细末，酒煮面糊丸如梧桐子大。每服五十丸，空心食前盐汤或酒吞下。(《太平惠民和剂局方》夺命丹)

⑬ 治小儿肾缩（乃初生受寒所致）：吴茱萸、硫黄各半两。同大蒜研涂其腹，仍以蛇床子烟熏之。(《太平圣惠方》)

⑭ 治阴下湿痒生疮：吴茱萸一升，水三升，煮三五沸，去滓，以洗疮。诸疮亦治之。(《古今录验方》)

【现代研究】1. 化学成分研究：① 生物碱类化合物：主要包含吴茱萸碱、吴茱萸次碱、去氢吴茱萸碱等。

② 黄酮类化合物：多为黄酮、黄酮醇、二氢黄酮等，常与葡萄糖、鼠李糖、木糖、半乳糖、阿拉伯糖等糖基结合，以黄酮苷的形式存在。

③ 萜类化合物：从吴茱萸中分离并鉴定出了 11 个柠檬苦素类化合物，其中 6α- 乙酰氧基 -12α- 羟基吴茱萸内酯醇为新化合物。

④ 挥发油类化合物：以吴茱萸烃和吴茱萸内酯为主。

⑤ 吴茱萸中还含有苯丙素类、醌类、甾体类等其他化合物。

2. 药理作用研究：① 对心血管的作用：吴茱萸次碱有降血压和松弛血管作用。其具体机制涉及一氧化氮 - 环磷酸鸟苷信号通路。

② 对消化系统的作用：吴茱萸次碱有保护胃黏膜、抗胃黏膜损伤的作用，作用机制与促进内源性降钙素相关基因多肽（CGRP）的释放和辣椒素受体的激活有关。

③ 对中枢神经系统的作用：吴茱萸中含有的吴茱萸碱、吴茱萸次碱、异吴茱萸碱和吴茱萸内酯等化学成分具有镇痛作用。

④ 对内分泌系统的药理作用：吴茱萸碱有抑制大鼠睾丸间质细胞分泌睾酮的作用。吴茱萸碱还可抑制大鼠肾上腺皮质球状带细胞醛固酮的分泌，既可降低基础醛固酮的水平，也可抑制由血管紧张素Ⅱ刺激引起的醛固酮释放。

3. 临床研究：① 肝寒犯胃型慢性浅表性胃炎：以党参、吴茱萸、生姜、大枣、佛手、延胡索、甘松、玫瑰花、厚朴、草豆蔻、砂仁为基本方，并随症加减，7 日为 1 个疗程，

150 例总有效率 93.3%。

② 慢性非特异性溃疡性结肠炎：药用吴茱萸 5g，党参 15g，焦白术 15g，赤芍、白芍各 10g，防风 10g，陈皮 6g，黄连 6g，广木香 10g，焦薏苡仁 30g，红豆蔻 8g，干姜 5g，大枣 10g，并随症加减，30 天为 1 个疗程。服药 1～2 个疗程，总有效率为 95%。

③ 2 型糖尿病性胃轻瘫：药用吴茱萸 9g，人参 9g，大枣 4 枚，生姜 18g，柴胡 10g，半夏 10g，并随症加减，每日 1 剂，1 个疗程 40 天。观察临床症状、胃排空率、胃电图，治疗 75 例，疗效优于多潘立酮组，且可减少复发。

④ 慢性胆囊炎：吴茱萸 10g，党参 30g，生姜 15g，大枣 10g，白芍 30g，生三七粉（兑服）6g，当归 15g，郁金 10g，柴胡 10g，金钱草 20g，鸡内金 10g，黄芪 15g，水煎取汁，分 3 次饭前服，每日 1 剂，30 天为 1 个疗程，服药期间进食低脂饮食。68 例治疗 1 个疗程总有效率 94.11%。

⑤ 偏头痛：用吴茱萸 18g，人参（另炖）15g，炙甘草 15g，川芎 20g，全蝎 10g，蜈蚣 2g，生姜 25g，大枣 9g。每日 1 剂，水煎分 3 次服，4 周为 1 个疗程，可明显缓解症状。

⑥ 输卵管粘连：用加味吴茱萸汤治愈 1 例输卵管粘连者，药用人参 12g，吴茱萸 6g，益母草 30g，白芥子 10g，穿山甲 6g，杜仲 15g，甘草 6g，生姜 4 片。认为人参与吴茱萸用量之比为 2∶1 时止痛效果更好。

【参考文献】

[1] 倪晓婷，李兆星，陈晨，等 . 吴茱萸的化学成分与生物活性研究进展 [J]. 中南药学，2022，20（3）：657-667.

[2] 朱瑄 . 吴茱萸现代药理研究 [J]. 光明中医，2011，26（6）：1282-1283.

[3] 王晓燕 . 吴茱萸汤的药理作用与临床应用 [J]. 河南中医，2009，29（1）：100-102.

二十九、乌药

Lindera aggregata（Sims）Kosterm.

【别名】香叶子、白叶子树、土木香、细叶樟、鲫鱼姜、白背树、斑皮柴、天台乌药、铜钱树。

【形态】常绿灌木或小乔木，高可达 5m，胸径 4cm；树皮灰褐色；根有纺锤状或结节状膨胀，一般长 3.5～8cm，直径 0.7～2.5cm，外面棕黄色至棕黑色，表面有细皱纹，有香味，微苦，有刺激性清凉感。幼枝青绿色，具纵向细条纹，密被金黄色绢毛，后渐脱落，老时无毛，干时褐色。顶芽长椭圆形。叶互生，卵形、椭圆形至近圆形，通常长 2.7～5cm，宽 1.5～4cm，有时可长达 7cm，先端长渐尖或尾尖，基部圆形，革质或有时近革质，上面绿色，有光泽，下面苍白色，幼时密被棕褐色柔毛，后渐脱落，偶见残存斑块状黑褐色毛片，两面有小凹窝，三出脉，中脉及第一对侧脉上面通常凹下，少有凸出，下面明显凸出；叶柄长 0.5～1cm，有褐色柔毛，后毛被渐脱落。伞形花序腋生，无总梗，常 6～8 花序集生于 1～2mm 长的短枝上，每花序有一苞片，一般有花 7 朵；花被片 6，近等长，外面被白色柔毛，内面无毛，黄色或黄绿色，偶有外乳白内紫红色；花梗长约 0.4mm，被柔毛。雄花花被片长约 4mm，宽约 2mm；雄蕊长 3～4mm，花丝被疏柔毛，第三轮的有 2 宽肾形具柄腺体，着生花丝基部，有时第二轮的也有腺体 1～2 枚；退化雌蕊坛状。雌花花被片长约 2.5mm，宽约 2mm，退化雄蕊长条片状，被疏柔毛，长约 1.5mm，第三轮基部着生 2 具柄腺体；子房椭圆形，长约 1.5mm，被褐色短柔毛，柱头头状。果卵形或有时近圆形，长 0.6～1cm，直径 4～7mm。花期 3～4 月，果期5～11月。

【分布】分布于浙江、江西、福建、安徽、湖南、广东、广西、台湾等省区。

【入药部位及采收加工】**块根：**全年均可采挖，除去细根，洗净，趁鲜切片，晒干，或直接晒干。

【中药名称】乌药。

乌药 Wuyao
《开宝本草》

【别名】天台乌药、旁其、矮樟、香桂樟、铜钱柴。

【来源】本品为樟科植物乌药 *Lindera aggregata*（Sims）Kosterm. 的干燥块根。

【性状】本品多呈纺锤状，略弯曲，有的中部收缩成连珠状，长6～15cm，直径1～3cm；表面黄棕色或黄褐色，有纵皱纹及稀疏的细根痕。质坚硬。切片厚0.2～2mm，切面黄白色或淡黄棕色，射线放射状，可见年轮环纹，中心颜色较深。气香，味微苦、辛，有清凉感。质老、不呈纺锤状的直根，不可供药用。

【炮制方法】除去杂质；未切片者，除去细根，大小分开，浸透，切薄片，干燥。

【性味与归经】辛，温。归肺、脾、肾、膀胱经。

【功能与主治】行气止痛，温肾散寒。用于寒凝气滞，胸腹胀痛，气逆喘急，膀胱虚冷，遗尿尿频，疝气疼痛，经寒腹痛。

【用法与用量】煎服，6～10g。

【使用注意】气虚及内热证患者禁服；孕妇及体虚者慎服。

【附方】① 治风气攻注四肢，骨节疼痛，遍身顽麻，头目眩晕；瘫痪，语言謇涩，筋脉拘挛；脚气步履艰难，脚膝软弱；妇人血风，老人冷气，上攻胸臆，两胁刺痛，心腹膨胀，吐泻肠鸣：麻黄（去根、节）、陈皮（去瓤）、乌药（去木）各二两，白僵蚕（去丝、嘴，炒）、川芎、枳壳（麸炒）、甘草、白芷、桔梗各一两，干姜（炮）半两。上为细末，每服三钱，水一盏，姜三片，枣一枚，煎至七分，温服。（《太平惠民和剂局方》乌药顺气散）

② 治心腹气痛：乌药，水磨浓汁一盏，入橘皮一片，紫苏一叶，煎服。（《濒湖集简方》）

③ 治干湿脚气：乌药一两，莳萝一分（二味炒令黄色）。同为末，温酒下二钱。若是干脚气，用苦楝子一个，柏浆水一升，煎至五合，调下。（《博济方》乌药散）

④ 治气厥头痛，妇人气盛头痛及产后头痛：川芎、天台乌药等份，为末。每服二钱，葱、茶调下。（《本草纲目》）

⑤ 治产后逆气，食滞胀痛：陈皮、藿香、枳壳各钱半，厚朴一钱，泽泻、乌药、香附各二钱，木香七分至一钱，煎服。（《沈氏尊生书》排气饮）

⑥ 治胎前产后血气不和，腹胀痛：乌药、香附、当归、川芎（俱酒炒）各三钱。水煎服。（《本草切要》）

⑦ 治小肠疝气：乌药一两，升麻八钱。水二钟，煎一钟，露一宿，空心热服。（《孙天仁集效方》）

【现代研究】**1. 化学成分研究：**主要化学成分为倍半萜、倍半萜二聚体、倍半萜三聚体、生物碱、酚酸类和黄酮类成分。

2. 药理作用研究：① 抗炎镇痛作用：乌药中起抗炎镇痛的主要成分为生物碱。

② 抗肿瘤作用：从乌药叶中分离出的secoaggregatalactone A，经细胞毒性测定结果表明，对人肝癌细胞系（HepG2细胞系）表现出显著的细胞毒性。

③ 对消化系统的作用：乌药根挥发油对豚鼠离体回肠具有一定调节作用。

④ 对心血管系统的作用：乌药水提取物具有明显的抗试验性心律失常作用，能对抗由三氯甲烷、氯化钙、肾上腺素等诱发的心律

失常。

⑤ 对中枢神经系统的作用：乌药热水提取物对活性氧和活性氮物质具有有效的清除活性，有效抑制脂质过氧化。

⑥ 防治糖尿病肾病作用：乌药的水提取物可使糖尿病小鼠肾小球面积扩大、细胞数量增多，肾小球纤维化指数下降。将肌酐清除率和血清肌酐水平作为肾功能评价指标，乌药可延缓糖尿病肾病的进展而不影响糖代谢和血压。

⑦ 保肝作用：乌药能提高小鼠免疫功能，对因喂饲高脂饲料致实验性脂肪肝大鼠有一定的降脂和护肝作用。

3. 临床研究：① 止遗尿：治以温肾缩泉，方用乌药30～50g，醋调成糊状，敷于神阙穴，治疗 1 周后，症状好转，2 周后，症状全部消失。

② 消腹胀：朱某，女，57 岁，腹胀如鼓，气短乏力，生气加重，肿痛难忍，舌淡、苔薄，脉沉弱。经多方治疗效果不佳，西医诊断胃神经功能紊乱。后采用乌药、槟榔散等份，每天各 15g，冲服，1 周为 1 个疗程。治疗 2 周，症状全部消失。

【参考文献】

[1] 陈芳有，刘洋，谢丹，等 . 乌药化学成分及生物活性研究进展 [J]. 中国中药杂志，2023，48（21）：5719-5726.

[2] 邢梦雨，田崇梅，夏道宗 . 乌药化学成分及药理作用研究进展 [J]. 天然产物研究与开发，2017，29（12）：2147-2151.

[3] 李智 . 乌药应用经验 [J]. 江西中医药，1994（4）：63.

三十、狭叶番泻

Cassia angustifolia Vahl

【别名】塞纳决明。

【形态】草本状小灌木，高达 1m。偶数羽状复叶，小叶 5～8 对，具短柄；托叶卵状披针形，长 2～4mm；小叶片卵状披针形至线状披针形，先端急尖，基部稍不对称，无毛或几无毛。总状花序腋生，有花 6～14 朵；花梗基部有一卵形苞片，易落；萼片 5，长卵形；花瓣 5，倒卵形，黄色；雄蕊 10，上部 3 枚小形，不育，中央 4 枚等长，最下面 3 枚向下弯曲，花药稍呈四方形，基部箭形，4 室；雌蕊弯曲如镰，子房具柄，被疏毛。荚果扁平长方形，长 4～6cm，宽 1～1.7cm，背缝顶端有明显尖突，果皮栗棕色，边缘带绿色，幼时有白毛。种子 4～7 枚，略呈长方形而扁，顶端平截而微凹，有点状皱纹，棕绿色，有线状种柄。花期 9～12 月。果期翌年 3 月。

【分布】野生或栽培，分布于热带非洲。我国台湾、广西、云南有引种栽培。

【入药部位及采收加工】叶：在开花前摘取叶，阴干或晒干。

【中药名称】番泻叶。

番泻叶 Fanxieye
《饮片新参》

【别名】旃那叶、泻叶、泡竹叶。

【来源】本品为豆科植物狭叶番泻 *Cassia angustifolia* Vahl 的干燥小叶。

【性状】呈长卵形或卵状披针形，长 1.5～5cm，宽 0.4～2cm，全缘，叶端急尖，叶基稍不对称。上表面黄绿色，下表面浅黄绿色，无毛或近无毛，叶脉稍隆起。革质。气微弱而特异，味微苦，稍有黏性。

【炮制方法】剔除枝梗，生用。

【性味与归经】甘、苦，寒。归大肠经。

【功能与主治】泻热行滞，通便，利水。用于热结积滞，便秘腹痛，水肿胀满。

【用法与用量】后下，或开水泡服，2～6g。

【使用注意】孕妇慎用。

【附方】① 肠粘连缓解汤：川朴3～5钱，木香3钱，乌药3钱，炒莱菔子3～5钱，桃仁3钱，赤芍3钱，芒硝2钱（冲服），番泻叶3钱（泡服）。(《新急腹症学》)

② 芙蓉膏：芙蓉叶10g，大黄10g，番泻叶10g，黄连10g，黄柏10g，冰片3g。(《中西医结合皮肤病学》)

③ 治胃弱消化不良，便秘腹胀，胸闷：番泻叶一钱，生大黄六分，橘皮一钱，黄连五分，丁香六分。沸开水温浸两小时，去渣滤过，一日三次分服。(《现代实用中药》)

【现代研究】**1. 化学成分研究**：番泻叶含番泻苷（A～D）、芦荟大黄素-8-*O*-葡萄糖苷、大黄酸、芦荟大黄素等化合物。

2. 药理作用研究：① 泻下：番泻叶中的蒽醌类化合物在临床上具有多种功效，该成分在积食、便秘、腹痛、水肿、胀满等方面疗效显著。

② 抗菌：番泻叶中的有效成分对大肠埃希菌、痢疾杆菌、变形杆菌等临床上常见的菌株抑制作用显著。

③ 止血：番泻叶在临床上也常用于止血，疗效显著，常用于胃十二指肠出血的治疗。

④ 对消化系统的影响：通过对豚鼠结肠平滑肌细胞的体外实验研究发现，番泻叶提取物在一定剂量范围内能增强平滑肌的收缩能力，表明其作用是直接作用于平滑肌细胞，而非通过间接机制实现。

⑤ 解痉：番泻叶中某些羟基蒽醌类成分具有一定的解痉作用。

3. 临床研究：① 清洁肠道：用于结肠镜检查前的肠道清洗，用于妇科手术（子宫肌瘤、卵巢囊肿切除等）前充分清洁肠道。

② 番泻叶袋泡茶治疗胃肠胀气也有较好的疗效，浸出液灌肠用于腹部术后的恢复，防止或减轻术后腹胀。

③ 治疗急性胃及十二指肠出血、急性胰腺炎、急性菌痢；有报道番泻叶配以心痛定服用具有松弛平滑肌痉挛的作用，用于治疗泌尿系结石有较好的疗效。

④ 番泻叶对催乳素有抑制作用。

【参考文献】

[1] 孙森凤，张颖颖. 番泻叶成分及药理作用研究进展[J]. 山东化工，2017，46（13）：44-45.

[2] 魏贤坤. 番泻叶的临床应用与不良反应[J]. 临床合理用药杂志，2011，4（6）：88-89.

三十一、细柱五加

Acanthopanax gracilistylus W.W.Smith

【别名】五叶木、白刺尖、五叶路刺、白簕树、五加皮、南五加、真五加皮、五加、柔毛五加、短毛五加、糙毛五加、大叶五加。

【形态】灌木，高2～3m；枝灰棕色，软弱而下垂，蔓生状，无毛，节上通常疏生反曲扁刺。叶有小叶5，稀3～4，在长枝上互生，在短枝上簇生；叶柄长3～8cm，无毛，常有细刺；小叶片膜质至纸质，倒卵形至倒披针形，长3～8cm，宽1～3.5cm，先端尖至短渐尖，基部楔形，两面无毛或沿脉疏生刚毛，边缘有细钝齿，侧脉4～5对，两面均明显，下面脉腋间有淡棕色簇毛，网脉不明显；

几无小叶柄。伞形花序单个稀2个腋生，或顶生在短枝上，直径约2cm，有花多数；总花梗长1～2cm，结实后延长，无毛；花梗细长，长6～10mm，无毛；花黄绿色；萼边缘近全缘或有5小齿；花瓣5，长圆状卵形，先端尖，长2mm；雄蕊5，花丝长2mm；子房2室；花柱2，细长，离生或基部合生。果实扁球形，长约6mm，宽约5mm，黑色；宿存花柱长2mm，反曲。花期4～8月，果期6～10月。

【分布】分布于西自四川西部（天全、屏山）、云南西北部（维西），东至海滨，北自山西西南部（永济）、陕西北部（延安），南至云南南部（蒙自）和东南海滨的广大地区内。

【入药部位及采收加工】根皮：夏、秋二季采挖根部，洗净，剥取根皮，晒干。

【中药名称】五加皮。

五加皮 Wujiapi
《神农本草经》

【别名】南五加皮、五谷皮、红五加皮。

【来源】为五加科植物细柱五加 *Acanthopanax gracilistylus* W.W.Smith 的干燥根皮。

【性状】本品呈不规则卷筒状，长5～15cm，直径0.4～1.4cm，厚约0.2cm。外表面灰褐色，有稍扭曲的纵皱纹和横长皮孔样斑痕；内表面淡黄色或灰黄色，有细纵纹。体轻，质脆，易折断，断面不整齐，灰白色。气微香，味微辣而苦。

【炮制方法】除去杂质，洗净，润透，切厚片，干燥。

【性味与归经】辛、苦，温。归肝、肾经。

【功能与主治】祛风除湿，补益肝肾，强筋壮骨，利水消肿。用于风湿痹病，筋骨痿软，小儿行迟，体虚乏力，水肿，脚气。

【用法与用量】内服：煎服，5～10g；或酒浸，入丸散服。

【使用注意】阴虚火旺者慎服。

【附方】① 治腰痛：五加皮、杜仲（炒）。上等份，为末，酒糊丸，如梧桐子大。每服三十丸，温酒下。(《卫生家宝方》五加皮散)

② 治鹤膝风：五加皮八两，当归五两，牛膝四两，无灰酒一斗。煮三炷香，日二服，以醺为度。(《外科大成》五加皮酒)

③ 治四五岁不能行：真五加皮、川牛膝（酒浸二日）、木瓜（干）各等份。上为末，每服二钱，空心米汤调下，一日二服，服后再用好酒半盏与儿饮之，仍量儿大小。(《保婴撮要》五加皮散)

④ 治虚劳不足：五加皮、枸杞根皮各一斗。上二味细切，以水一石五斗，煮取汁七斗，分取四斗，浸曲一斗，余三斗用拌饭，下米多少，如常酿法，熟压取服之，多少任性。(《千金方》五加酒)

⑤ 治妇人血风劳，形容憔悴，肢节困倦，喘满虚烦，吸吸少气，发热汗多，口干舌涩，不思饮食：五加皮、牡丹皮、赤芍药、当归（去芦）各一两。上为末，每服一钱，水一盏，将青铜钱一文，蘸油入药，煎七分，温服，日三服。(《太平惠民和剂局方》油煎散)

【现代研究】1. 化学成分研究：主要含有挥发油、萜类、甾醇类、脂肪酸、类苯丙素类、黄酮类、神经酰胺类和有机酸等成分。

2. 药理作用研究：① 抗应激作用：细柱五加的乙醇浸膏灌胃能明显延长45℃热应激小鼠的存活时间，南五加总皂苷小鼠灌胃给药可延长动物在1～2℃下的存活时间，细柱五加乙醇浸膏、五加皮总苷灌胃给药能显著延长小鼠持续游泳时间。

② 对消化系统的影响：南五加萜酸具有抗溃疡活性，剂量为50～100mg/kg时对大鼠幽门结扎型和无水乙醇型溃疡模型均具有良好的保护作用。

3. 临床研究：风湿痹痛可单用五加皮浸酒，也可与其他药物相配伍浸酒饮服；用于筋骨痿弱、小儿行迟，可配伍牛膝、黄柏、苍术，或与木瓜、牛膝等制成散药内服；用于跌打损伤与骨折，可配伍骨碎补、续断、威灵仙等；用于脚气水肿，可配伍茯苓皮、大腹皮、生姜皮等。单用五加皮煎汤熏洗或研末外敷，可以治疗阴囊湿痒、皮肤湿疹及妇女阴痒等症，亦可配合黄柏、蛇床子、苦参等药。

【参考文献】

[1] 杨建波，蔡伟，李明华，等．细柱五加的化学成分及药理活性研究概述 [J]. 中国现代中药，2020，22（4）：652-662.

[2] 高月来，沈烈行．五加皮成分和药理作用研究进展 [J]. 山东中医药大学学报，2000（5）：392-393.

[3] 周贻谋．祛风湿良药五加皮 [J]. 家庭医学，2010（5）：53.

三十二、兴安杜鹃

Rhododendron dauricum L.

【别名】达子香。

【形态】半常绿灌木，高 0.5～2m，分枝多。幼枝细而弯曲，被柔毛和鳞片。叶片近革质，椭圆形或长圆形，长 1～5cm，宽 1～1.5cm，两端钝，有时基部宽楔形，全缘或有细钝齿，上面深绿，散生鳞片，下面淡绿，密被鳞片，鳞片不等大，褐色，覆瓦状或彼此邻接，或相距为其直径的 1/2 或 1.5 倍；叶柄长 2～6mm，被微柔毛。花序腋生枝顶或假顶生，1～4 花，先叶开放，伞形着生；花芽鳞早落或宿存；花梗长 2～8mm；花萼长不及 1mm，5 裂，密被鳞片；花冠宽漏斗状，长 1.3～2.3cm，粉红色或紫红色，外面无鳞片，通常有柔毛；雄蕊 10，短于花冠，花药紫红色，花丝下部有柔毛；子房 5 室，密被鳞片，花柱紫红色，光滑，长于花冠。蒴果长圆形，长 1～1.5cm，径约 5mm，先端 5 瓣开裂。花期 5～6 月，果期 7 月。

【分布】分布于黑龙江（大兴安岭）、内蒙古（锡林郭勒盟、满洲里）、吉林。生于山地落叶松林、桦木林下或林缘。

【入药部位及采收加工】干燥叶：夏、秋二季采收，阴干。

【中药名称】满山红。

满山红 Manshanhong
《东北常用中草药手册》

【别名】映山红、迎山红、山崩子、靠山红、达子香、金达莱、东北满山红。

【来源】本品为杜鹃花科植物兴安杜鹃 *Rhododendron dauricum* L. 的干燥叶。

【性状】本品多反卷成筒状，有的皱缩破碎，完整叶片展平后呈椭圆形或长倒卵形，长 2～7.5cm，宽 1～3cm。先端钝，基部近圆形或宽楔形，全缘；上表面暗绿色至褐绿色，散生浅黄色腺鳞；下表面灰绿色，腺鳞甚多；叶柄长 3～10mm。近革质。气芳香特异，味较苦、微辛。

【炮制方法】去杂质，用水湿润，切制。

【性味与归经】辛、苦，寒。归肺、脾经。

【功能与主治】止咳祛痰。用于咳嗽气喘痰多。

【用法与用量】25～50g；6～12g，用 40% 乙醇浸服。

【附方】专治阳衰久痿滑精：紫梢花一两、甘草一两、甘遂一两、良姜一两、文蛤一两、母丁香一两、巴戟天一两、川乌一两、附子一两、吴茱萸一两、川椒一两、细辛一两、淫羊藿一两、蛇床子一两、楝树子一两、甘松一两、锁阳二两、苁蓉二两、官桂二两、羊皮二两、红蔗皮二两、满山红二两、罂粟壳（水泡、去筋）二两、红豆70粒（须择酒药内所用辣者）、白颈蚯蚓7条（炙）、倭铅八两（切薄片）。分七剂，每日一剂，瓦锅内煎汤，先熏后洗，以冷为度，晚重温药汤再洗，如此七日内禁房事。（《本草纲目拾遗》接气沐龙汤）

【现代研究】1. 化学成分研究： 主要有黄酮类、香豆素类、酚酸类和挥发油类化合物。其中黄酮类化合物主要有金丝桃苷、异金丝桃苷、槲皮素、杜鹃素、山柰酚、杨梅酮、8-去甲杜鹃素；香豆素类主要有莨菪亭（东莨菪素）和伞形酮（伞形花内酯）；酚酸类主要有香草酸、对羟基苯甲酸、没食子酸等；挥发油类主要有杜松脑。

2. 药理作用研究： 杜鹃素具有止咳祛痰之功效，可直接作用在呼吸道的黏膜上促进纤毛的运动，增强支气管机械清除异物的功能并使痰液黏度下降使痰变稀而易于咳出；金丝桃苷具有很强的抗氧化作用；槲皮素具有一定的抗炎活性；杨梅素具有抗血栓、抗心肌缺血、改善微循环、降血糖、抗氧化、保肝护肝等多方面的药理作用；山柰酚是很好的天然抗氧化剂，具有抗癌、抑制生育、抗癫痫、抗炎、利胆利尿、降低血脂等作用，并具有抗菌和止咳的功效，能抑制黄色葡萄球菌及铜绿假单胞菌，也可用来治疗支气管炎和糖尿病白内障。

3. 临床研究： 杜鹃素对金黄色葡萄球菌有抑制活性，其最小抑菌浓度为25μg/mL。杜鹃素通过抑制α-溶血素编码基因*hla*的转录，从而降低α-溶血素的表达，抑制其溶血活性，进而发挥抗菌作用。从兴安杜鹃中分离得到的一些化合物具有抗炎、抗补体和抗肿瘤的作用。

【参考文献】

[1] 胡栋宝，赵剑雄．中药满山红中4个黄酮类化合物结构及其抗氧化活性的理论研究[J]。中国中杂，2016，41（14）：2675-2679.

[2] 赵宝琴，高陆．满山红化学成分和药理学研究进展[J]. 人参研究，2015，27（1）：42-44.

三十三、越南槐

Sophora tonkinensis gagnep.

【别名】 桑枝槐。

【形态】 小灌木，高1～2m。根圆柱状，根皮黄褐色。茎分枝少，密被短柔毛。奇数羽状复叶，互生；小叶片11～19，椭圆形或长圆状卵形，长1～2.5cm，宽0.5～1.5cm，顶端小叶较大，先端急尖或短尖，基部圆形，上面疏被短柔毛，背面密被灰棕色短柔毛。总状花序顶生，长12～15cm，密被短毛；花萼阔钟状，先端5裂；花冠黄白色，旗瓣卵圆形，先端凹，基部具短爪，翼瓣长于旗瓣，基部具三角形耳；雄蕊10，离生；子房具柄，圆柱形。荚果密被长柔毛，种子间呈念珠状。种子3～5颗，黑色，有光泽。花期5～6月，果期7～8月。

【分布】 分布于江西、广东、广西、贵州、云南等地。

【入药部位及采收加工】根和根茎： 秋季采挖，除去杂质，洗净，干燥。

【中药名称】 山豆根。

山豆根 Shandougen
《开宝本草》

【别名】 广豆根、山大豆根、苦豆根。

【来源】 本品为豆科植物越南槐*Sophora tonkinensis* gagnep. 的干燥根和根茎。

【性状】 本品根茎呈不规则的结节状，顶端常残存茎基，其下着生根数条。根呈长圆柱形，常有分枝，长短不等，直径 0.7～1.5cm。表面棕色至棕褐色，有不规则的纵皱纹及横长皮孔样突起。质坚硬，难折断，断面皮部浅棕色，木部淡黄色。有豆腥气，味极苦。

【炮制方法】除去残茎及杂质，浸泡，洗净，润透，切厚片，干燥。

【性味与归经】苦，寒；有毒。归肺、胃经。

【功能与主治】清热解毒，消肿利咽。用于火毒蕴结，乳蛾喉痹，咽喉肿痛，齿龈肿痛，口舌生疮。

【用法与用量】3～6g。

【使用注意】脾胃虚寒泄泻者忌服。

【现代研究】1. 化学成分研究：山豆根的化学成分复杂，主要含有生物碱、黄酮类、三萜类、酚酸类、多糖类等多种化合物。目前对山豆根中生物碱、黄酮及多糖类化合物的药理作用及其作用机制报道较多，缺乏对其他成分的研究。

2. 药理作用研究：随着现代研究的不断深入，发现山豆根还具有保护心血管系统、抗肿瘤、保肝、升血糖等作用。

3. 临床研究：山豆根中的槲皮素可以降低关节炎小鼠的关节肿胀度、炎症指数，通过减轻炎性细胞浸润、关节滑膜增生、血管翳形成和骨侵蚀，减轻关节的破坏，证实其是治疗 RA 的有效活性成分。

【参考文献】

[1] 周思雨，陈金鹏，刘志东，等 . 山豆根的化学成分和药理作用的研究进展 [J]. 中草药，2021，52（5）：1510-1521.

[2] 祝盼盼，戚明珠，杨京航，等 . 基于网络药理学和实验验证探讨山豆根治疗类风湿性关节炎的作用机制 [J]. 中国中药杂志，2022，47（19）：5327-5335.

三十四、月季

Rosa chinensis Jacq.

【别名】月月红。

【形态】直立灌木。茎多为棕色偏绿色，大都长有钩状皮刺，但几乎没刺的也有。花开在枝条顶部，开时数量较多，很少有单开的情况，花的颜色丰富多样，姿态十分艳丽，花径为 4～5cm，重瓣的居多，单瓣的较少，并且大部分是完全花，或是两性花。

【分布】原产于中国，各地普遍栽培。

【入药部位及采收加工】花：全年均可采收，花微开时采摘，阴干或低温干燥。

【中药名称】月季花。

月季花 Yuejihua
《本草纲目》

【别名】月月花、月月红、玫瑰、月季。

【来源】本品为蔷薇科植物月季 *Rosa chinensis* Jacq. 的干燥花。全年均可采收，花微开时采摘，阴干或低温干燥。

【性状】本品呈类球形，直径 1.5～ 2.5cm。花托长圆形，萼片 5，暗绿色，先端尾尖；花瓣呈覆瓦状排列，有的散落，长圆形，紫红色或淡紫红色；雄蕊多数，黄色。体轻，质脆。气清香，味淡、微苦。

【炮制方法】净制：取原材料，除去杂质。炮制：取净制材料晾干，或微火烘干即可。

【性味与归经】甘，温。归肝经。

【功能与主治】活血调经，疏肝解郁。用于气滞血瘀，月经不调，痛经，闭经，胸胁胀痛。

【用法与用量】3～6g。

【使用注意】不宜久服；脾胃虚寒者及孕妇慎用。

【附方】① 治月经不调、痛经：当归30g，红花20g，丹参15g，月季花15g，米酒1500mL。（《本草纲目》当归红花酒）

② 治血瘀性闭经、痛经、疮疖肿毒，以及外伤肿痛：月季花3～5朵，黄酒10g，冰糖适量。（《泉州本草》月季花汤）

【现代研究】**1. 化学成分研究**：月季花主要含有黄酮类及黄酮苷类化合物，其中包括山柰酚-3-*O*-2″-没食子酰基-*β*-D-葡萄糖苷、槲皮素-3-*O*-*α*-L-鼠李糖苷、槲皮素、槲皮素-3-*O*-2″-没食子酰基-*β*-D-葡萄糖苷、胡桃苷、没食子酸、萹蓄苷、山柰酚-3-*O*-6″-反式-香豆酰基-*β*-D-葡萄糖苷、山柰酚-3-*O*-*α*-L-鼠李糖苷、槲皮素-3-*O*-*β*-D-半乳糖苷、槲皮素-3-*O*-6″-反式-香豆酰基-*β*-D-葡萄糖苷、槲皮素-3-*O*-2″-没食子酰基-*β*-D-葡萄糖苷、山柰酚和*β*-谷甾醇等有效成分。

2. 药理作用研究：月季黄酮抗氧化活性：闻剑飞等研究月季花色素对大鼠负荷跑台运动引起的骨骼肌细胞膜通透性改变的影响，发现月季花色素通过抑制血清肌细胞酶的活性，阻止骨骼肌细胞脂质过氧化，增强大鼠的抗氧化能力，保护骨骼肌细胞的结构与功能，从而提高大鼠运动能力。

3. 抗肿瘤作用：月季富含黄酮类及黄酮苷类和酚酸类化合物，经研究发现黄酮类、黄酮苷类和酚酸类化合物中含有大量的槲皮素均有抗癌和抗肿瘤作用。

4. 临床研究：月季花在临床上用于抗氧化、抗真菌及降血糖等。

【参考文献】

[1] 王璐，任晨晨，刘怡晨，等.月季化学成分及药理作用研究进展[J].广东化工，2022，49（11）：111-113.

[2] 宁娜，韩建军，李广平，等.月季花活性成分提取的研究进展[J].山东化工，2021，50（3）：63-64.

三十五、栀子

Gardenia jasminoides J. Ellis

【别名】木丹、鲜支、卮子、支子、越桃、山栀子、枝子、小卮子、黄鸡子、黄荑子、黄栀子、黄栀、山黄栀、山栀。

【形态】灌木，高0.3～3m；嫩枝常被短毛，枝圆柱形，灰色。叶对生，革质，稀为纸质，少有3枚轮生，叶形多样，通常为长圆状披针形、倒卵状长圆形、倒卵形或椭圆形，长3～25cm，宽1.5～8cm，顶端渐尖、骤然长渐尖或短尖而钝，基部楔形或短尖，两面常无毛，上面亮绿，下面色较暗；侧脉8～15对，在下面凸起，在上面平；叶柄长0.2～1cm；托叶膜质。花芳香，通常单朵生于枝顶，花梗长3～5mm；萼管倒圆锥形或卵形，长8～25mm，有纵棱，萼檐管形，膨大，顶部5～8裂，通常6裂，裂片披针形或线状披针形，长10～30mm，宽1～4mm，结果时增长，宿存；花冠白色或乳黄色，高脚碟状，喉部有疏柔毛，冠管狭圆筒形，长3～5cm，宽4～6mm，顶部5～8裂，通常6裂，裂片广展，倒卵形或倒卵状长圆形，长1.5～4cm，宽0.6～2.8cm；花丝极短，花药线形，长1.5～2.2cm，伸出；花柱粗厚，长约4.5cm，柱头纺锤形，伸出，长1～1.5cm，宽3～7mm，子房直径约3mm，黄色，平滑。果卵形、近球形、椭圆形或长圆形，黄色或橙红色，长1.5～7cm，直径1.2～2cm，有翅状纵棱5～9条，顶部的宿存萼片长达4cm，宽达6mm；种子多数，扁，近圆形而稍有棱角，长约3.5mm，宽约3mm。花期3～7月，果期5月至翌年2月。

【分布】分布于山东、江苏、安徽、浙

江、江西、福建、台湾、湖北、湖南、广东、香港、广西、海南、四川、贵州和云南，河北、陕西和甘肃有栽培；生于海拔 10～1500m 处的旷野、丘陵、山谷、山坡、溪边的灌丛或林中。

【入药部位及采收加工】果实：9～11 月果实成熟呈红黄色时采收，除去果梗和杂质，蒸至上气或置沸水中略烫，取出，干燥。

【中药名称】栀子。

栀子 Zhizi
《神农本草经》

【别名】木丹、鲜支、卮子、支子、越桃、山栀子、枝子、小卮子、黄鸡子、黄荑子、黄栀子。

【来源】本品为茜草科植物栀子 *Gardenia jasminoides* Ellis 的干燥成熟果实。

【性状】呈长卵圆形或椭圆形，长 1.5～3.5cm，直径 1～1.5cm。表面红黄色或棕红色，具 5~8 条翅状纵棱，棱间常有 1 条明显的纵脉纹，并有分枝。顶端残存萼片，基部稍尖，有残留果梗。果皮薄而脆，略有光泽；内表面色较浅，有光泽，具 2～3 条隆起的假隔膜。种子多数，扁卵圆形，集结成团，深红色或红黄色，表面密具细小疣状突起。气微，味微酸而苦。

【炮制方法】除去杂质，碾碎。

【性味与归经】苦，寒。归心、肺、三焦经。

【功能与主治】泻火除烦，清热利湿，凉血解毒；外用消肿止痛。用于热病心烦，湿热黄疸，淋证涩痛，血热吐衄，目赤肿痛，火毒疮疡；外治扭挫伤痛。

【用法与用量】6～10g。外用生品适量，研末调敷。

【使用注意】脾虚便溏者忌服。

【现代研究】1. 化学成分研究：栀子黄色素属于混合物的一种，包括京尼平苷、黄酮、藏红花酸及藏红花素。在临床治疗中可以促进人体胆汁的分泌，提高肝脏解毒能力；在栀子中含有大量的有机酸类物质，最为常见的是熊果酸和绿原酸，具有镇静、抗炎、抗菌、抗糖尿病、抗溃疡、降低血糖等多种生物学效应，熊果酸还具有明显的抗氧化功能，对于患者的中枢神经系统有安定作用；环烯醚萜类物质主要包括裂环烯醚萜苷类、环烯醚萜缩醛酯类、环烯醚萜苷类以及环烯醚萜烷类等四种。能有效抑制白细胞介素 -2 的分泌和抗 CD28 单克隆抗体协同刺激，与其他环烯醚萜类化合物相比，显示了极强的活性；大量的其他元素，如 Ba、Be、Bi、Cr、Ca、Cu、Ni、Pb、Fe、Mn 以及 Zn。

2. 药理作用研究：① 降温镇痛作用：栀子具有较强的降温镇痛作用，对患者临床症状的改善具有良好的促进作用。栀子可以有效提高小鼠热板刺激的疼痛阈值，延长热刺激所致小鼠痛觉反应时间：对醋酸诱发小鼠扭体反应有明显的抑制作用，最大扭体次数减少百分率可达 55%，具有一定的镇痛作用。

② 抗炎消肿作用：在临床过程中，对栀子进行合理应用，有利于实现患者渗出与水肿问题的合理改善，对患者炎症的有效抑制具有良好的促进作用。

③ 保护神经作用：在脑损伤患者临床治疗中，栀子可以抑制患者炎性因子表达，有效保护患者脑部神经。还可以降低脑缺血损伤级联反应的程度。栀子中所含有的京尼平苷可以有效抑制小神经胶质细胞活化，避免细胞毒性物质的产生，对于患者神经保护具有积极作用。

④ 保肝利胆作用：栀子苷可增加正常大鼠以及由异硫氰酸 -1- 萘酯所致的肝损伤大鼠的胆汁分泌量，说明其具有利胆作用。栀子提取物对酒精性肝损伤模型大鼠进行干预，发现栀子提取物可以使模型大鼠血清胆固醇（TC）、甘油三酯（TG）、丙氨酸转氨酶（ALT）、天冬氨酸转氨酶（AST）水平

和丙二醛（MDA）含量降低，谷胱甘肽过氧化物酶（GSH-Px）含量升高，肿瘤坏死因子 -α（TNF-α）、白细胞介素 -6（IL-6）基因转录和蛋白表达抑制，推测其可能是通过下调 TNF-α 和 IL-6 的表达、促进脂肪代谢、清除肝组织内自由基等，从而发挥保肝的作用。

⑤ 心血管防护作用：栀子中的藏红花酸可以有效地降低血清中乳酸脱氢酶与肌酸激酶活性，有利于改善患者心肌血氧供给，对心肌梗死的预后具有积极意义。该物质还可以降低总胆固醇 / 低密度脂蛋白、血清甘油三酯等指标。

3. 临床研究：从栀子内提取的黄色素也可在一定程度上加速杆菌细胞的死亡，从而有效抑制枯草芽孢杆菌的生长；栀子苷也可增强体内的抗炎作用，在脑缺血的情况下，促进脑损伤的恢复。

【参考文献】

[1] 薛士梅 . 中药栀子有效成分及药理作用研究进展 [J]. 中国城乡企业卫生，2022，37（5）：59-61.

[2] 胡清宇 . 栀子的化学成分与药理作用 [J]. 化工管理，2021（29）：94-95.

三十六、桑寄生

Taxillus chinensis（DC.）Danser

【别名】广寄生、桃树寄生、寄生茶。

【形态】灌木，高 0.5～1m；嫩枝、叶密被锈色星状毛，有时具疏生叠生星状毛，稍后绒毛呈粉状脱落，枝、叶变无毛；小枝灰褐色，具细小皮孔。叶对生或近对生，厚纸质，卵形至长卵形，长（2.5～）3～6cm，宽（1.5～）2.5～4cm，顶端圆钝，基部楔形或阔楔形；侧脉 3～4 对，略明显；叶柄长 8～10mm。伞形花序，1～2 个腋生或生于小枝已落叶腋部，具花 1～4 朵，通常 2 朵，花序和花被星状毛，总花梗长 2～4mm；花梗长 6～7mm；苞片鳞片状，长约 0.5mm；花褐色，花托椭圆形或卵球形，长 2mm；副萼环状；花冠花蕾呈管状，长 2.5～2.7cm，稍弯，下半部膨胀，顶部卵球形，裂片 4 枚，匙形，长约 6mm，反折；花丝长约 1mm，花药长 3mm，药室具横隔；花盘环状；花柱线状，柱头头状。果椭圆状或近球形，果皮密生小瘤体，具疏毛，成熟果浅黄色，长 8～10mm，直径 5～6mm，果皮变平滑。花果期 4 月至翌年 1 月。

【分布】分布于广西、广东、福建南部。

【入药部位及采收加工】茎：冬季至次春采割，除去粗茎，切段，干燥，或蒸后干燥。

【中药名称】桑寄生。

桑寄生 Sangjisheng
《神农本草经》

【别名】茑、寓木、宛童、桑上寄生、寄屑、寄生树、寄生草、茑木。

【来源】本品为桑寄生科植物桑寄生 *Taxillus chinensis*（DC.）Danser 的干燥带叶茎枝。

【性状】本品茎枝呈圆柱形，长 3～4cm，直径 0.2～1cm；表面红褐色或灰褐色，具细纵纹，并有多数细小突起的棕色皮孔，嫩枝有的可见棕褐色茸毛；质坚硬，断面不整齐，皮部红棕色，木部色较浅。叶多卷曲，具短柄；叶片展平后呈卵形或椭圆形，长 3～8cm，宽 2～5cm；表面黄褐色，幼叶被细茸毛，先端钝圆，基部圆形或宽楔形，全缘；革质。气微，味涩。

【炮制方法】除去杂质，略洗，润透，切厚片或短段，干燥。

【性味与归经】苦、甘，平。归肝、肾经。

【功能与主治】祛风湿，补肝肾，强筋骨，安胎元。用于风湿痹痛，腰膝酸软，筋骨无力，崩漏经多，妊娠漏血，胎动不安，头晕目眩。

【用法与用量】9～15g。

【附方】① 治腰背痛，肾气虚弱，卧冷湿地当风所得：独活三两，桑寄生、杜仲、牛膝、细辛、秦艽、茯苓、桂心、防风、川芎、人参、甘草、当归、芍药、干地黄各二两。上十五味细锉，以水一斗，煮取三升。分三服。温身勿冷也。（《千金方》独活寄生汤）

② 治妊娠胎动不安心腹刺痛：桑寄生一两半，艾叶半两（微炒），阿胶一两（捣碎，炒令黄燥）。上药，以水一大盏半，煎至一盏，去滓。食前分温三服。（《太平圣惠方》）

③ 治下血止后，但觉丹田元气虚乏，腰膝沉重少力：桑寄生，为末。每服一钱，不拘时白汤点服。（《杨氏护命方》）

④ 治毒痢脓血，六脉微小，并无寒热：桑寄生二两，防风、川芎二钱半，炙甘草三钱。为末。每服二钱，水一盏，煎八分，和滓服。（《杨氏护命方》）

⑤ 治漏气：生桑寄生捣汁一盏。服之。（《濒湖集简方》）

【现代研究】**1. 化学成分研究**：其主要化学成分为桑寄生总黄酮，并含有挥发油类、凝集素、维生素和微量元素等成分。

2. 药理作用研究：① 抗肿瘤作用：桑寄生的多种溶剂萃取物在体外对白血病细胞株K562有抑制增殖的作用。

② 降脂、降压、降血糖作用：桑寄生剂量在200g/L时能显著降低模型大鼠血浆β-内啡肽浓度，起到降血压作用。复方桑钩颗粒（药物组成：桑寄生、钩藤、丹参、红花等）高、中剂量组均能降低高血脂模型大鼠收缩压值、总胆固醇及甘油三酯水平，显著升高高密度脂蛋白胆固醇水平。桑寄生在体外能加快消耗人Hep G2细胞葡萄糖，桑寄生防治2型糖尿病的作用机制之一可能是加强肝脏的葡萄糖代谢，提高肝细胞对胰岛素的敏感性。

③ 抗炎、镇痛作用：桑寄生可减轻因二甲苯引起的小鼠耳肿程度，加速其消退，具有明显的抗炎作用，其效果接近阿司匹林，且桑寄生组小鼠对疼痛的抑制率＞50%，说明桑寄生兼具抗炎和镇痛作用。

④ 抗变态反应作用：桑寄生水提取物的抗过敏作用可能与抑制β-氨基己糖苷酶的释放、减小5-脂氧合酶磷酸化作用及环氧合酶-2的表达有关。

⑤ 增强记忆、保护神经作用：桑寄生增强记忆与神经保护作用可能与其抑制乙酰胆碱酯酶活性、降低活性氧水平、Ca^{2+}内流有关。桑寄生在HT22细胞里对谷氨酸诱导的细胞死亡具有神经保护作用。

⑥ 其他作用：甲氨蝶呤和独活寄生汤联合应用，可减少甲氨蝶呤用量及毒副作用。

3. 临床研究：① 骨关节疾病：独活寄生汤对关节软骨的修复和保护作用，可能与对膝关节液中IL-1表达水平的调节，抑制基质金属蛋白酶-1（MMP-1）的激活及硫酸氨基聚糖（GAG）的降解有关，治疗髌骨软化症的临床疗效优于西医疗法。

② 心脑血管疾病：在常规治疗基础上加用自拟降压方（药物组成：罗布麻、夏枯草、牛膝、桑寄生等）治疗原发性高血压。

③ 妇科疾病：采用补肾活血促卵方（药物组成：桑寄生、菟丝子、续断、枸杞子、女贞子、鸡血藤、泽兰、蒲黄等）治疗多囊卵巢综合征导致排卵障碍性不孕。

④ 其他疾病：桑寄生对冻伤具有一定的疗效。

【参考文献】

[1] 管俊，崔瑛．桑寄生药理作用及临床应用研究进展[J]. 河北中医，2017，39（3）：460-462.

第三章

木质藤本

一、巴戟天
Morinda officinalis How

【别名】鸡肠风、巴吉、巴戟、大巴戟。

【形态】藤本；肉质根不定位肠状缢缩，根肉略紫红色，干后紫蓝色；嫩枝被长短不一粗毛，后脱落变粗糙，老枝无毛，具棱，棕色或蓝黑色。叶薄或稍厚，纸质，干后棕色，长圆形、卵状长圆形或倒卵状长圆形，长6～13cm，宽3～6cm，顶端急尖或具小短尖，基部纯、圆或楔形，边全缘，有时具稀疏短缘毛，上面初时被稀疏、紧贴长粗毛，后变无毛，中脉线状隆起，多少被刺状硬毛或弯毛，下面无毛或中脉处被疏短粗毛；侧脉每边（4～）5～7条，弯拱向上，在边缘或近边缘处相连接，网脉明显或不明显；叶柄长4～11mm，下面密被短粗毛；托叶长3～5mm，顶部截平，干膜质，易碎落。花序3～7伞形排列于枝顶；花序梗长5～10mm，被短柔毛，基部常具卵形或线形总苞片1；头状花序具花4～10朵；花（2～）3（～4）基数，无花梗；花萼倒圆锥状，下部与邻近花萼合生，顶部具波状齿2～3，外侧一齿特大，三角状披针形，顶尖或钝，其余齿极小；花冠白色，近钟状，稍肉质，长6～7mm，冠管长3～4mm，顶部收狭而呈壶状，檐部通常3裂，有时4或2裂，裂片卵形或长圆形，顶部向外隆起，向内钩状弯折，外面被疏短毛，内面中部以下至喉部密被髯毛；雄蕊与花冠裂片同数，着生于裂片侧基部，花丝极短，花药背着，长约2mm；花柱外伸，柱头长圆形或花柱内藏，柱头不膨大，2等裂或2不等裂，子房（2～）3（～4）室，每室胚珠1颗，着生于隔膜下部。聚花核果由多花或单花发育而成，熟时红色，扁球形或近球形，直径5～11mm；核果具分核（2～）3（～4）；分核三棱形，外侧弯拱，被毛状物，内面具种子1，果柄极短；种子熟时黑色，略呈三棱形，无毛。花期5～7月，果熟期10～11月。

【分布】分布于福建、广东、海南、广西等省区的热带和亚热带地区。生于山地疏林、密林下和灌丛中，常攀于灌木或树干上，亦有引作家种。

【入药部位及采收加工】根：全年均可采挖，洗净，除去须根，晒至六七成干，轻轻捶扁，晒干。

【中药名称】巴戟天。

巴戟天 Bajitian
《神农本草经》

【别名】鸡肠风、巴吉、巴戟、大巴戟。

【来源】本品为茜草科植物巴戟天 *Morinda officinalis* How 的干燥根。

【性状】本品为扁圆柱形，略弯曲，长短不等，直径 0.5～2cm。表面灰黄色或暗灰色，具纵纹和横裂纹，有的皮部横向断离露出木部；质韧，断面皮部厚，紫色或淡紫色，易与木部剥离；木部坚硬，黄棕色或黄白色，直径 1～5mm。气微，味甘而微涩。

【炮制方法】除去杂质。

【性味与归经】甘、辛，微温。归肾、肝经。

【功能与主治】补肾阳，强筋骨，祛风湿。用于阳痿遗精，宫冷不孕，月经不调，少腹冷痛，风湿痹痛，筋骨痿软。

【用法与用量】3～10g。

【使用注意】阴虚火旺者忌服。

【附方】① 治虚羸阳道不举，五劳七伤百病。能食，下气：巴戟天、生牛膝各三斤。以酒五斗浸之，去滓温服，常令酒气相及，勿至醉吐。(《千金方》)

② 治妇人子宫久冷，月脉不调，或多或少，赤白带下：巴戟三两，良姜六两，紫金藤十六两，青盐二两，肉桂（去粗皮）、吴茱萸各四两。上为末，酒糊为丸。每服二十丸，暖盐酒送下，盐汤亦得。日午、夜卧各一服。(《太平惠民和剂局方》巴戟丸）

③ 治阳衰气弱，精髓空虚，形神憔悴，腰膝痿痹，或女人血海干虚，经脉断续，子嗣难成：巴戟天八两，当归、枸杞子各四两，广陈皮、川黄柏各一两。俱用酒拌炒，共为末，炼蜜丸，梧桐子大。每早晚各服三钱，白汤下，男妇皆可用。(《本草汇言》)

④ 治小便不禁：益智仁、巴戟天（去心，二味以青盐、酒点），桑螵蛸、菟丝子（酒蒸）各等份。为细末，酒煮糊为丸，如梧桐子大。每服二十丸，食前用盐酒或盐汤送下。(《奇效良方》)

⑤ 治饮酒人脚气甚危：巴戟半两（糯米同炒，米微转色，不用米），大黄一两（锉，炒）。同为末，熟蜜丸。温水服五七十丸。仍禁酒。(《本草衍义》)

【现代研究】1. 化学成分研究：包括蒽醌类、环烯醚萜苷类、糖类、甾醇类、有机酸。

2. 药理作用研究：① 抗氧化、抗衰老：巴戟天多糖是一种天然有效的抗氧化剂，能够清除羟基、DPPH、ABTS 自由基及 H_2O_2，还具铁离子螯合能力、FRAP 还原能力和脂质过氧化物抑制能力。

② 免疫调节：巴戟天多糖有增强免疫活性作用；巴戟天多糖能改善梗阻性黄疸大鼠 T 细胞免疫功能。

③ 抗抑郁：巴戟天抗抑郁的作用机制主要包括直接增强 5-HT 神经递质的表达；提高脑源性神经营养因子（BDNF）的表达等。

④ 增强记忆：巴戟天菊粉型寡糖能够减缓受刺激大鼠的行为学改变，逆转由于刺激导致的大鼠前额叶皮层、海马和杏仁核四氢孕酮水平的降低，进而发挥治疗创伤后应激障碍（PTSD）作用。研究发现巴戟素可明显改善衰老大鼠空间学习记忆力，尤以空间探索过程为突出，其作用机制可能与增强海马突触传递效应有关。

⑤ 抗肿瘤：巴戟天水提液可明显抑制小鼠肝癌肿瘤生长，且其与环磷酰胺合用有明显抗肝癌的增效作用，推测是通过调控机体的免疫功能，激活淋巴细胞和各种抗癌因子活性而发挥作用。

⑥ 抗疲劳：巴戟天提取物能降低小鼠血乳酸和血尿素氮含量，增加肝糖原含量，延长小鼠负重游泳时间，推断巴戟天具抗疲劳作用。

⑦ 巴戟天寡糖可通过改善组织的抗氧化能力和能量代谢而对子宫缺血再灌注损伤发挥保护作用。

3. 临床研究：复方巴戟天健骨颗粒可有效改善血液循环及关节功能，减轻疼痛。巴戟天寡糖胶囊和阿戈美拉汀联合应用可有效促进老年患者抑郁症状的缓解和长期控制；巴戟天寡糖胶囊还可与帕罗西汀协同调节神经内分泌水平，增强抗抑郁疗效。

【参考文献】

[1] 黄清霞，覃川娴，何泽源，等. 巴戟天化学成分、药理作用及质量标志物预测分析 [J]. 中华中医药学刊，2022，40（7）：251-258.

[2] 袁佳莹，佟智颖，赵家义，等. 巴戟天临床应用研究进展 [J]. 陕西中医，2022，43（6）：807-810.

二、丁公藤

Erycibe obtusifolia Benth.

【别名】斑鱼烈、麻辣仔藤、麻辣天、麻辣子藤、包公藤。

【形态】高大木质藤本，长约 12m；小枝干后黄褐色，明显有棱，不被毛。叶革质，椭圆形或倒长卵形，长 6.5～9cm，宽 2.5～4cm，顶端钝或钝圆，基部渐狭成楔形，两面无毛，侧脉 4～5 对，在叶面不明显，在背面微突起，至边缘以内网结上举；叶柄长 0.8～1.2cm，无毛。聚伞花序腋生和顶生，腋生的花少至多数，顶生的排列成总状，长度均不超过叶长的一半，花序轴、花序梗被淡褐色柔毛；花梗长 4～6mm；花萼球形，萼片近圆形，长 3mm，外面被淡褐色柔毛和有缘毛，毛不分叉；花冠白色，长 1cm，小裂片长圆形，全缘或浅波状，无齿；雄蕊不等长，花丝长可至 1.5mm，花药与花丝近等长，顶端渐尖，花丝之间有鳞片，子房圆柱形，柱头圆锥状贴着子房，两者近等长。浆果卵状椭圆形，长约 1.4cm。

【分布】分布于广东中部及沿海岛屿。生于山谷湿润密林中或路旁灌丛。

【入药部位及采收加工】**藤茎**：全年均可采收，切段或片，晒干。

【中药名称】丁公藤。

丁公藤 Dinggongteng

《中国药典》

【别名】斑鱼烈、麻辣仔藤、麻辣天、麻辣子藤、包公藤。

【来源】本品为旋花科植物丁公藤 *Erycibe obtusifolia* Benth. 或光叶丁公藤 *Erycibe schmidtii* Craib 的干燥藤茎。

【性状】本品为斜切的段或片，直径 1～10cm。外皮灰黄色、灰褐色或浅棕褐色，稍粗糙，有浅沟槽及不规则纵裂纹或龟裂纹，皮孔点状或疣状，黄白色，老的栓皮呈薄片剥落。质坚硬，纤维较多，不易折断，切面椭圆形，黄褐色或浅黄棕色，异型维管束呈花朵状或块状，木质部导管呈点状。气微，味淡。

【炮制方法】除去杂质，洗净，润透，切片，干燥。

【性味与归经】辛，温；有小毒。归肝、脾、胃经。

【功能与主治】祛风除湿，消肿止痛。用于风湿痹痛，半身不遂，跌扑肿痛。

【用法与用量】3～6g，用于配制酒剂，内服或外搽。

【使用注意】本品有强烈的发汗作用，虚弱者慎用；孕妇禁用。

【现代研究】1. 化学成分研究：丁公藤茎含包公藤甲素、包公藤丙素、包公藤乙素、东莨菪苷及微量的咖啡酸及绿原酸。

2. 药理作用研究：① 抗炎作用：丁公藤能显著抑制蛋清所致的大鼠足肿胀。

② 对免疫功能的作用：丁公藤可显著降

低白细胞迁移率，提高特异性玫瑰花结形成细胞数和中性粒细胞吞噬率，表明丁公藤对细胞免疫和体液免疫均有促进作用。

③ 对心血管作用：包公藤甲素能显著减慢心率，增加心肌收缩力，降低心肌耗氧量，提示有改善心功能作用。

④ 对中枢神经作用：包公藤甲素与震颤素合用产生协同作用，与东莨菪碱合用呈拮抗作用，提示包公藤甲素及其合成品可能成为复制帕金森病动物模型的工具药和中药麻醉催醒剂，具有中枢神经调节作用。

3. 临床研究：目前临床上丁公藤主要用于治疗急慢性风湿性关节炎、类风湿性关节炎、肥大性腰椎炎、坐骨神经痛等疾病，还用于治疗青光眼，常用剂型为注射剂和滴眼液。也有研究表明丁公藤注射液可用于治疗呼吸道疾病和肾绞痛。丁公藤碱的缩瞳和降眼压作用主要通过M3受体介导，其信号转导机制与环核苷酸系统相耦联。

【参考文献】

[1] 谭建宁，高振霞．丁公藤的研究进展[J]. 广西科学院学报，2008（1）：49-52.

[2] 曾淑君，张延斌，彭大伟，等．丁公藤碱降眼压作用机制的研究[J]. 中华眼科杂志，1999（3）：11-13.

三、风藤

Piper kadsura（Choisy）Ohwi

【别名】大风藤。

【形态】木质藤本；茎有纵棱，幼时被疏毛，节上生根。叶近革质，具白色腺点，卵形或长卵形，长6～12cm，宽3.5～7cm，顶端短尖或钝，基部心形，稀钝圆，腹面无毛，背面通常被短柔毛；叶脉5条，基出或近基部发出，最外1对细弱，不甚显著，中脉中上部发出的小脉弯拱；叶柄长1～1.5cm，有时被毛；叶鞘仅限于基部具有。花单性，雌雄异株，聚集成与叶对生的穗状花序。雄花序长3～5.5cm；总花梗略短于叶柄，花序轴被微硬毛；苞片圆形，近无柄，盾状，直径约1mm，边缘不整齐，腹面被白色粗毛；雄蕊2～3枚，花丝短。雌花序短于叶片；总花梗与叶柄等长；苞片和花序轴与雄花序的相同；子房球形，离生，柱头3～4，线形，被短柔毛。浆果球形，褐黄色，直径3～4mm。花期5～8月。

【分布】分布于我国台湾沿海地区及福建、浙江等省。生于低海拔林中，攀援于树上或石上。日本、朝鲜也有。

【入药部位及采收加工】藤茎：夏、秋二季采割，除去根、叶，晒干。

【中药名称】海风藤。

海风藤 Haifengteng
《本草出处》

【别名】满坑香、老藤、大风藤、岩胡椒。

【来源】本品为胡椒科植物风藤 *Piper kadsura*（Choisy）Ohwi 的干燥藤茎。

【性状】本品呈扁圆柱形，微弯曲，长15～60cm，直径0.3～2cm。表面灰褐色或褐色，粗糙，有纵向棱状纹理及明显的节，节间长3～12cm，节部膨大，上生不定根。体轻，质脆，易折断，断面不整齐，皮部窄，木部宽广，灰黄色，导管孔多数，射线灰白色，放射状排列，皮部与木部交界处常有裂隙，中心有灰褐色髓。气香，味微苦、辛。

【炮制方法】除去杂质，浸泡，润透，切厚片，晒干。

【性味与归经】辛、苦，微温。归肝经。

【功能与主治】祛风湿，通经络，止痹痛。用于风寒湿痹，肢节疼痛，筋脉拘挛，屈伸不利。

【用法与用量】6～12g。

【使用注意】孕妇慎服。

【附方】① 治风湿痹痛：海风藤、威灵仙、秦艽、桂枝、川芎各 9g，水煎服。(《浙江药用植物志》)

② 治胃脘疼痛（胃和十二指肠溃疡）、腹痛泄泻（胃肠炎）：海风藤 15g，救必应 9g。水煎服。(《中药临床应用》)

③ 治暑湿腹痛：鲜海风藤茎叶 30g，水煎服。(《浙江药用植物志》)

【现代研究】**1. 化学成分研究**：风藤茎含细叶青蒌藤素、细叶青蒌藤烯酮、细叶青蒌藤醌醇、细叶青蒌藤酰胺、β- 谷甾醇、豆甾醇及挥发油。

2. 药理作用研究：海风藤能增加小鼠心肌营养血流量，降低狗心肌缺血区侧支血管阻力，对冠心病和脑血栓有较好的疗效。海风藤提取物可以拮抗大鼠静脉注射内毒素引起的动脉血压下降，并能减轻内毒素血症对肺血管壁通透性增高引起的肺水肿。海风藤的这种效应可能与其中风藤烯酮与 PAF 的拮抗作用有关。PAF（血小板激活因子）提示海风藤是一种值得尝试的治疗内毒素休克的中药。

3. 临床研究：海风藤通过多靶点、多通路治疗类风湿关节炎，作用机制包括直接参与破骨细胞分化以及调节免疫、炎症反应等。海风藤通过减少 AβO 诱导的 TLR4、NF-κB、TNF-α 表达，减轻细胞损伤的机制，对 AD 模型鼠认知功能发挥潜在的保护作用。但是海风藤提取物是多种单体的复合物，深入探讨哪种单体在该保护作用中起主导作用及其作用机制，可能为 AD 的防治提供新的理论依据。

【参考文献】

[1] 陈涛，徐浩，施杞，等 . 海风藤治疗类风湿关节炎的网络药理学研究 [J]. 中药新药与临床药理，2020，2：192-198.

[2] 崔瑶瑶，李雷，隋少梅，等 . 海风藤提取物对 Aβ-（1-42）寡聚体诱导阿尔茨海默氏病模型鼠认知功能障碍干预的可能机制 [J]. 阿尔茨海默病及相关病杂志，2022（1）：46-52.

四、大血藤

Sargentodoxa cuneata（Oliv.）Rehd. et Wils.

【别名】血通、红藤、槟榔钻、大血通、大活血。

【形态】落叶木质藤本，长可达到 10 余米。藤茎粗达 9cm，全株无毛；当年枝条暗红色，老树皮有时纵裂。三出复叶，或兼具单叶，稀全部为单叶；叶柄 3～12cm；小叶革质，顶生小叶近菱状倒卵圆形，长 4～12.5cm，宽 3～9cm，先端急尖，基部渐狭成 6～15mm 的短柄，全缘，侧生小叶斜卵形，先端急尖，基部内面楔形，外面截形或圆形，上面绿色，下面淡绿色，干时常变为红褐色，比顶生小叶略大，无小叶柄。总状花序长 6～12cm，雄花与雌花同序或异序，同序时，雄花生于基部；花梗细，长 2～5cm；苞片 1 枚，长卵形，膜质，长约 3mm，先端渐尖；萼片 6，花瓣状，长圆形，长 0.5～1cm，宽 0.2～0.4cm，顶端钝；花瓣 6，小，圆形，长约 1mm；雄蕊长 3～4mm，花丝长仅为花药一半或更短，药隔先端略突出；退化雄蕊长约 2mm，先端较突出，不开裂；雌蕊多数，螺旋状生于卵状突起的花托上，子房瓶形，长约 2mm，花柱线形，柱头斜；退化雌蕊线形，长 1mm。浆果近球形，直径约 1cm，成熟时黑蓝色，小果柄长 0.6～1.2cm。种子卵球形，长约 5mm，基部截形；种皮黑色，光亮，平滑；种脐显著。花期 4～5 月，果期 6～9 月。

【分布】产于陕西、四川、贵州、湖北、湖南、云南、广西、广东、海南、江西、浙江、安徽；国外中南半岛北部（老挝、越南北部）有分布。

【入药部位及采收加工】**藤茎**：秋、冬二季采收，除去侧枝，截段，干燥。

【中药名称】大血藤。

大血藤 Daxueteng
《本草图经》

【别名】血藤、红藤、过山龙、血通，大活血，血红藤。

【来源】木通科植物大血藤 *Sargentodoxa cuneata*（Oliv.）Rehd. et Wils. 的干燥藤茎。

【性状】本品呈圆柱形，略弯曲，长30～60cm，直径1～3cm。表面灰棕色，粗糙，外皮常呈鳞片状剥落，剥落处显暗红棕色，有的可见膨大的节和略凹陷的枝痕或叶痕。质硬，断面皮部红棕色，有数处向内嵌入木部，木部黄白色，有多数细孔状导管，射线呈放射状排列。气微，味微涩。

【炮制方法】除去杂质，洗净，润透，切厚片，干燥。

【性味与归经】苦，平。归大肠、肝经。

【功能与主治】清热解毒，活血，祛风止痛。用于肠痈腹痛，热毒疮疡，经闭，痛经，跌扑肿痛，风湿痹痛。

【用法与用量】内服：煎汤，9～15g；或酒煮、浸酒。外用：适量，捣烂敷患处。

【使用注意】孕妇慎服。

【附方】① 治跌打损伤腰部痛。劳伤药酒：大血藤4两，小血藤4两，红牛膝3两，白牛膝3两，舒筋草4两，刺五加5两，白花草1两，白龙须4两，木通根3两，接骨丹根5两，随手香3两，老鹳草4两，骨碎补3两，红毛七3两，松节3两，见血飞3两，金腰带3两，红泽兰4两，猪毛七4两，伸筋草4两，破骨风4两，黄龙须4两，八爪龙1两，地胡椒5两，红酸浆草4两，筋骨草5两，乌骨鸡3两，石兰藤4两，还魂草4两。（《全国中药成药处方集》）

② 治扭、挫伤和风湿痛。金刚活血酒：金刚莲300g，甘草300g，当归250g，五加皮250g，川芎180g，紫草茸180g，三棱90g，莪术90g，苏木90g，枳壳90g，青皮90g，见血清120g，红毛藤根120g，桂枝150g，大血藤60g，白酒30kg。（《古今名方》）

【现代研究】**1. 化学成分研究**：大血藤中含有苯丙素类化合物、酚酸类化合物、黄酮类化合物、三萜类化合物、挥发性成分、蒽醌类化合物等。

2. 药理作用研究：① 抑制炎症相关反应：研究表明大血藤低中高剂量组均能降低慢性盆腔炎大鼠血清中白介素-6、肿瘤坏死因子-α含量，抑制炎症介质和炎症因子的表达。

② 改善心肌微循环灌流量：对小鼠进行腹腔注射红藤粉，30min后静脉注射86Rb，30s后通过颈椎脱位法处死小鼠，发现红藤浸膏可以增加小鼠心肌微循环灌流量，改善因心肌缺血引起的相关并发症。

③ 抑菌作用：研究发现大血藤中绿原酸能抑制大肠埃希菌、肺炎克雷伯菌、铜绿假单胞菌和粪肠球菌的生长。

④ 保胎作用：观察了红藤处理液对LPS导致小鼠流产的作用，结果发现红藤处理组和红藤及LPS双处理组子宫组织中均有较多$CD204^+$巨噬细胞的分布，对小鼠流产有保护作用。

⑤ 抗氧化作用：大血藤植物中含有大量酚类化合物，具有较强的抗氧化性。

⑥ 降低组织粘连程度：大血藤中的绿原酸和总皂苷类成分能显著改善大鼠小肠组织微循环血流量，提高组织器官的血流灌注量，并能降低羟脯氨酸在粘连组织中的含量，降低TNF-α、转化生长因子-β1、基质金属蛋白酶抑制剂-1、细胞间黏附因子和血管内皮细胞因子等细胞因子的表达水平，提高基质金属蛋白

酶 MMP-1 的表达水平，进而减少粘连的形成。

3. 临床研究： 用红藤灌肠法治疗输卵管堵塞患者，总有效率为 93.75%，明显高于不予红藤灌肠治疗的对照组的有效率 75.0%；治疗 1 年后，红藤组 18 例妊娠，对照组 11 例妊娠，两组患者均无严重不良反应发生，中药红藤灌肠在输卵管阻塞症临床治疗方面值得研究推广。

【参考文献】

[1] 张莹莹，李诒光，季巧遇，等. 大血藤现代研究进展 [J]. 亚太传统医药，2018，14（11）：81-84.

五、钩藤

Uncaria rhynchophylla（Miq.）Miq. ex Havil.

【别名】 钩藤、吊藤、钩藤钩子、钓钩藤、钩藤钩、莺爪风、嫩钩钩、金钩藤、挂钩藤、钩丁、倒挂金钩、钩耳、双钩藤、鹰爪风、倒挂刺、吊风根。

【形态】 藤本；嫩枝较纤细，方柱形或略有 4 棱角，无毛。叶纸质，椭圆形或椭圆状长圆形，长 5～12cm，宽 3～7cm，两面均无毛，干时褐色或红褐色，下面有时有白粉，顶端短尖或骤尖，基部楔形至截形，有时稍下延；侧脉 4～8 对，脉腋窝陷有黏液毛；叶柄长 5～15mm，无毛；托叶狭三角形，深 2 裂达全长 2/3，外面无毛，里面无毛或基部具黏液毛，裂片线形至三角状披针形。头状花序不计花冠直径 5～8mm，单生叶腋，总花梗具一节，苞片微小，或呈单聚伞状排列，总花梗腋生，长 5cm；小苞片线形或线状匙形；花近无梗；花萼管疏被毛，萼裂片近三角形，长 0.5mm，疏被短柔毛，顶端锐尖；花冠管外面无毛，或具疏散的毛，花冠裂片卵圆形，外面无毛或略被粉状短柔毛，边缘有时有纤毛；花柱伸出冠喉外，柱头棒状。果序直径 10～12mm；小蒴果长 5～6mm，被短柔毛，宿存萼裂片近三角形，长 1mm，星状辐射。花、果期 5～12 月。

【分布】 国内分布：广东、广西、云南、贵州、福建、湖南、湖北及江西；常生于山谷溪边的疏林或灌丛中。国外分布：日本。

【入药部位及采收加工】 **带钩茎枝：** 秋、冬二季采收，去叶，切段，晒干。

【中药名称】 钩藤。

钩藤 Gouteng
《本草原始》

【别名】 双钩藤、鹰爪风、吊风根、金钩草、倒挂刺。

【来源】 本品为茜草科植物钩藤 *Uncaria rhynchophylla*（Miq.）Miq. ex Havil.、大叶钩藤 *Uncaria macrophylla* Wall.、毛钩藤 *Uncaria hirsuta* Havil.、华钩藤 *Uncaria sinensis*（Oliv.）Havil. 或无柄果钩藤 *Uncaria sessilifructus* Roxb. 的干燥带钩茎枝。

【性状】 本品茎枝呈圆柱形或类方柱形，长 2～3cm，直径 0.2～0.5cm。表面红棕色至紫红色者具细纵纹，光滑无毛，黄绿色至灰褐色者有时可见白色点状皮孔，被黄褐色柔毛。多数枝节上对生两个向下弯曲的钩（不育花序梗），或仅一侧有钩，另一侧为凸起的瘢痕；钩略扁或稍圆，先端细尖，基部较阔；钩基部的枝上可见叶柄脱落后的窝点状痕迹和环状的托叶痕。质坚韧，断面黄棕色，皮部纤维性，髓部黄白色或中空。气微，味淡。

【炮制方法】 拣去老梗、杂质，洗净，晒干。

【性味与归经】 甘，凉。归肝、心包经。

【功能与主治】 息风定惊，清热平肝。用于肝风内动，惊痫抽搐，高热惊厥，感冒夹惊，小儿惊啼，妊娠子痫，头痛眩晕。

【用法与用量】3～12g，后下。

【使用注意】脾胃虚寒者慎用。

【现代研究】1. 化学成分研究：9个生物碱类化合物，1个黄酮类化合物和1个酚类化合物。

2. 药理作用研究：① 镇静作用：产生明显的镇静作用，但无明显的催眠作用。

② 降压作用：对在颈部切除两侧减压神经、窦神经后造成的反射性高血压的家兔，钩藤煎剂的降压效果与萝芙木全碱相似。钩及茎枝降压效果较好；老枝降压效果很差。

3. 临床研究：钩藤中的生物碱具有明显的降血压、镇静和抗癫痫的作用，通过抑制单胺氧化酶和靶向褪黑素受体而具有抗抑郁作用。

【参考文献】

[1] 袁亚红，胡嘉瑶，肖健，等. 钩藤的化学成分研究 [J]. 宝鸡文理学院学报（自然科学版），2022，42（1）：44-49.

[2] 李正，徐涛. 钩藤化学成分研究 [J]. 现代中药研究与实践，2022，36（5）：33-36.

六、胡椒

Piper nigrum L.

【别名】浮椒、玉椒。

【形态】木质攀援藤本；茎、枝无毛，节显著膨大，常生小根。叶厚，近革质，阔卵形至卵状长圆形，稀有近圆形，长10～15cm，宽5～9cm，顶端短尖，基部圆，常稍偏斜，两面均无毛；叶脉5～7条，稀有9条，最上1对互生，离基1.5～3.5cm从中脉发出，余者均自基出，最外1对极柔弱，网状脉明显；叶柄长1～2cm，无毛；叶鞘延长，长常为叶柄之半。花杂性，通常雌雄同株；花序与叶对生，短于叶或与叶等长；总花梗与叶柄近等长，无毛；苞片匙状长圆形，长3～3.5cm，中部宽约0.8mm，顶端阔而圆，与花序轴分离，呈浅杯状，狭长处与花序轴合生，仅边缘分离；雄蕊2枚，花药肾形，花丝粗短；子房球形，柱头3～4，稀有5。浆果球形，无柄，直径3～4mm，成熟时红色，未成熟时干后变黑色。花期6～10月。

【分布】我国台湾、福建、广东、广西及云南等省区均有栽培。原产于东南亚，现广植于热带地区。

【入药部位及采收加工】近成熟或成熟果实：秋末至次年春果实呈暗绿色时采收，晒干，为黑胡椒；果实变红时采收，用水浸渍数日，擦去果肉，晒干，为白胡椒。

【中药名称】胡椒。

胡椒 Hujiao
《新修本草》

【别名】白胡椒、黑胡椒、玉椒、浮椒。

【来源】本品为胡椒科植物胡椒 *Piper nigrum* L. 的干燥近成熟或成熟果实。

【性状】1. 黑胡椒：呈球形，直径3.5～5mm。表面黑褐色，具隆起网状皱纹，顶端有细小花柱残迹，基部有自果轴脱落的瘢痕。质硬，外果皮可剥离，内果皮灰白色或淡黄色。断面黄白色，粉性，中有小空隙。气芳香，味辛辣。

2. 白胡椒：表面灰白色或淡黄白色，平滑，顶端与基部间有多数浅色线状条纹。

【炮制方法】拣净杂质，筛去灰屑。用时打碎，或研成细粉。

【性味与归经】辛，热。归胃、大肠经。

【功能与主治】温中散寒，下气，消痰。用于胃寒呕吐，腹痛泄泻，食欲不振，癫痫痰多。

【用法与用量】0.6～1.5g，研粉吞服。外用适量。

【使用注意】阴虚有火者忌服。

【附方】① 治心下大痛：胡椒四十九粒，乳香 5g。研匀，男用生姜，女用当归，酒下。（《寿域神方》）

② 治胃痛：大红枣（去核）七个，每个放入白胡椒七粒，线扎好，饭锅上蒸七次，共捣为丸，如绿豆大。每服七丸，温滚水下，如壮实者用十丸。（《百草镜》）

③ 治反胃呕哕吐食，数日不定：胡椒 1.5g（末），生姜 50g（微煨切）。上件药，以水二大盏，煎取一盏，去滓，分温三服。（《太平圣惠方》）

④ 治夏月冷泻及霍乱：胡椒碾末，饭丸梧子大。每米饮下四十丸。（《卫生易简方》）

【现代研究】1. 化学成分研究：主要包括酰胺类生物碱、挥发油、有机酸、木脂素、酚类及微量元素等，其中生物碱与挥发油是其最主要的活性成分。

2. 药理作用研究：① 抗癌作用：胡椒碱能抑制大鼠脑胶质瘤细胞 C6 的生长，且具有浓度和时间依赖性，对子宫颈癌 HeLa 细胞具有较好的细胞毒性，通过分子对接研究预测胡椒碱可能是表皮生长因子受体（EgFR）酪氨酸激酶的抑制剂。

② 抗氧化作用：黑胡椒的超临界 CO_2 萃取物富含胡椒碱、石竹烯等成分，可以不同程度地提高酵母细胞在四氯化碳、过氧化氢和硫酸镉氧化应激胁迫下的存活率，较明显地降低酵母细胞内的氧化和脂质过氧化水平，其作用机制可能与基因 *ctt1* 编码的过氧化氢酶有关。

③ 抗菌作用：邹兰等对 PNE 的不同溶剂萃取物进行了抑菌机制研究，结果表明采用胡椒提取物的乙酸乙酯萃取部位处理枯草芽孢杆菌、石油醚萃取部位处理大肠埃希菌和金黄色葡萄球菌后，胞外丙酮酸含量增高，转氨酶活性显著增强，推测其可能通过影响菌株的正常生理代谢过程中能量供给和关键物质的合成导致菌体衰亡，从而抑制细菌生长。

④ 抗炎与免疫调节作用：胡椒碱可以抑制 LPS 刺激导致 SW480、HT-29 细胞分泌炎症因子白细胞介素（IL）-8 含量的增加，通过拮抗病原体诱导肠上皮细胞表达抗菌肽防御素，进而发挥其抗肠炎的作用，这一作用可能与抑制 p38 促分裂原活化蛋白激酶和 c-Jun 氨基末端激酶信号通路活化有关。

⑤ 对中枢神经系统的调节保护作用：胡椒中的 piperettine 和 piperylin 可以增加小鼠神经瘤母细胞 Neuro-2a 中脑源性神经营养因子（BDNF）的表达，并且 piperylin 能促进视黄醇诱导的神经突生长，表明其对 BDNF 表达失调导致的抑郁症具有一定的治疗作用。

⑥ 降血脂和降糖作用：有人采用高脂饮食诱导的肥胖大鼠模型研究了胡椒不同溶剂提取物的降脂作用，结果表明大鼠口服胡椒乙酸乙酯和水提取物可以显著降低体质量、脂肪百分比，并可改善高脂饮食诱发的高脂血症。

⑦ 杀虫作用：有人采用幼虫浸泡试验通过半数致死浓度和 95% 致死浓度等指标对胡椒的乙醇和水提取物的杀虫作用进行评价，结果发现其可以有效地控制小亚璃眼蜱。

3. 临床研究：胡椒碱对急性心肌梗死心肌具有保护作用，其作用可能是通过靶向结合 HMgB1，降低 HMgB1、IL-1β 和 IL-6 水平来实现。

【参考文献】

[1] 于岚，郝正一，胡晓璐，等．胡椒的化学成分与药理作用研究进展 [J]. 中国实验方剂学杂志，2020，26（6）：234-242.

[2] 石亚其，雷玉华，王勇，等．胡椒碱对急性心肌梗死大鼠 HMgB1、IL-1β 和 IL-6 水平的影响 [J]. 中国中医急症，2022，31（9）：1377-1380.

七、忍冬

Lonicera japonica Thunb.

【别名】 老翁须、鸳鸯藤、蜜桷藤、子风藤、右转藤、二宝藤、二色花藤、银藤、金银藤、金银花、双花。

【形态】 半常绿藤本；幼枝洁红褐色，密被黄褐色、开展的硬直糙毛、腺毛和短柔毛，下部常无毛。叶纸质，卵形至矩圆状卵形，有时卵状披针形，稀圆卵形或倒卵形，极少有1至数个钝缺刻，长3～5（～9.5）cm，顶端尖或渐尖，少有钝、圆或微凹缺，基部圆或近心形，有糙缘毛，上面深绿色，下面淡绿色，小枝上部叶通常两面均密被短糙毛，下部叶常平滑无毛而下面多少带青灰色；叶柄长4～8mm，密被短柔毛。总花梗通常单生于小枝上部叶腋，与叶柄等长或稍较短，下方者则长达2～4cm，密被短柔毛，并夹杂腺毛；苞片大，叶状，卵形至椭圆形，长达2～3cm，两面均有短柔毛或有时近无毛；小苞片顶端圆形或截形，长约1mm，为萼筒的1/2～4/5，有短糙毛和腺毛；萼筒长约2mm，无毛，萼齿卵状三角形或长三角形，顶端尖而有长毛，外面和边缘都有密毛；花冠白色，有时基部向阳面呈微红，后变黄色，长（2～）3～4.5（～6）cm，唇形，筒稍长于唇瓣，很少近等长，外被多少倒生的开展或半开展糙毛和长腺毛，上唇裂片顶端钝形，下唇带状而反曲；雄蕊和花柱均高出花冠。果实圆形，直径6～7mm，熟时蓝黑色，有光泽；种子卵圆形或椭圆形，褐色，长约3mm，中部有1凸起的脊，两侧有浅的横沟纹。花期4～6月（秋季亦常开花），果熟期10～11月。

【分布】 除黑龙江、内蒙古、宁夏、青海、新疆、海南和西藏无自然生长外，全国各省均有分布。

【入药部位及采收加工】 **1. 花：** 夏初花开放前采收，干燥。**2. 茎枝：** 秋冬二季采割，晒干。

【中药名称】 金银花、忍冬藤。

（一）金银花 Jinyinhua
《新修本草》

【别名】 银花、忍冬花、鸳鸯花。

【来源】 本品为忍冬科植物忍冬 *Lonicera japonica* Thunb. 的干燥花蕾或带初开的花。

【性状】 呈棒状，上粗下细，略弯曲，长2～3cm，上部直径约3mm，下部直径约1.5mm。表面黄白色或绿白色（贮久色渐深），密被短柔毛。偶见叶状苞片。花萼绿色，先端5裂，裂片有毛，长约2mm。开放者花冠筒状，先端二唇形；雄蕊5个，附于筒壁，黄色；雌蕊1个，子房无毛。气清香，味淡、微苦。

【炮制方法】 筛去泥沙，拣净杂质。

【性味与归经】 甘，寒。归肺、心、胃经。

【功能与主治】 清热解毒，疏散风热。用于痈肿疔疮，喉痹，丹毒，热毒血痢，风热感冒，温病发热。

【用法与用量】 水煎服；或入丸、散。外用：适量，捣敷。6～15g。

【使用注意】 脾胃虚寒及疮疡属阴证者服。

【附方】 ① 预防乙脑、流脑：金银花、连翘。大青根、芦根、甘草各三钱。水煎代茶饮，每日一剂，连服三至五天。（《江西草药》）

② 治太阴风温、温热，冬温初起，但热不恶寒而渴者：连翘一两，金银花一两，苦桔梗六钱，薄荷六钱，竹叶四钱，生甘草五钱，荆芥穗四钱，淡豆豉五钱，牛蒡子六钱。上杵为散，每服六钱，鲜苇根汤煎服。（《温病条

辨》银翘散）

③ 治痢疾：金银花（入铜锅内，焙枯存性）五钱。红痢以白蜜水调服，白痢以砂糖水调服。（《惠直堂经验方》忍冬散）

④ 治热淋：金银花、海金沙藤、天胡荽、金樱子根、白茅根各一两。水煎服，每日一剂，五至七天为一疗程。（《江西草药》）

⑤ 治胆道感染，创口感染：金银花一两，连翘、大青根、黄芩、野菊花各五钱。水煎服，每日一剂。（《江西草药》）

⑥ 治疮疡痛甚，色变紫黑者：金银花连枝叶（锉）二两，黄芪四两，甘草一两。上细切，用酒一升，同入壶瓶内，闭口，重汤内煮二三时辰，取出，去滓，顿服之。（《活法机要》回疮金银花散）

⑦ 治杨梅结毒：金银花一两，甘草二钱，黑料豆二两，土茯苓四两。水煎，每日一剂，须尽饮。（《外科十法》忍冬汤）

⑧ 治痈疽发背初起：金银花半斤，水十碗煎至二碗，入当归二两，同煎至一碗，一气服之。（《洞天奥旨》归花汤）

⑨ 治一切内外痈肿：金银花四两，甘草三两。水煎顿服，能饮者用酒煎服。（《医学心悟》忍冬汤）

⑩ 治大肠生痈，手不可按，右足屈而不伸：金银花三两，当归二两，地榆一两，麦冬一两，玄参一两，生甘草三钱，薏苡仁五钱，黄芩二钱。水煎服。（《洞天奥旨》清肠饮）

⑪ 治深部脓肿：金银花、野菊花、海金沙、马兰、甘草各三钱，大青叶一两。水煎服。亦可治疗痈肿疔疮。（《江西草药》）

⑫ 治气性坏疽，骨髓炎：金银花一两，积雪草二两，一点红一两，野菊花一两，白茅根一两，白花蛇舌草二两，地胆草一两。水煎服。另用女贞子、佛甲草（均鲜者）各适量，捣烂外敷。（《江西草药》）

⑬ 治初期急性乳腺炎：银花八钱，蒲公英五钱，连翘、陈皮各三钱，青皮、生甘草各二钱。上为一剂量，水煎两次，并分两次服，每日一剂，严重者可一日服两剂。[《中级医刊》1964（3）：167.]

⑭ 治乳岩，积久渐大，巉岩色赤出水，内溃深洞：金银花、黄芪（生）各五钱，当归八钱，甘草一钱八分，枸橘叶（即臭橘叶）五十片。水酒各半煎服。（《竹林女科证治》银花汤）

【现代研究】1. 化学成分研究：① 黄酮类化合物：为金银花的主要成分之一，亦是其药物效应发挥的主要成分。由金银花所提取的木犀草苷、木犀草素、苜蓿苷等均属于黄酮类化合物。

② 有机酸类：金银花中主要的有机酸类化学成分为绿原酸类化合物，其中主要分为绿原酸及异绿原酸。

③ 挥发油类：其主要发挥功效的化学成分为芳樟醇和棕榈酸。

④ 环烯醚萜类：主要包括裂环以及闭环环烯醚萜两种基本碳骨架，其中 7- 表马钱素、8- 表马钱素为闭环环烯醚萜类，裂环马钱酸、裂环氧化马钱素、裂环马钱苷为裂环环烯醚萜类。

⑤ 金银花除以上所述有效化学成分外，还含有如豆甾醇、苯丙氨酸、胡萝卜苷、微量元素等成分。

2. 药理作用研究：① 抗病毒作用机制：主要对应病毒类型包括禽流感病毒、甲型流感病毒、狂犬病毒、流感病毒、柯萨奇病毒、乙肝病毒等，药物抗病毒机制显著。

② 抗菌作用机制：金银花提取物可以有效减少体内细菌数量，可有效提高金黄色葡萄球菌小鼠感染存活率，降低死亡率。

③ 抗炎作用机制：金银花水溶粉具有较强的镇痛消炎作用，其药物临床消炎机制与同等剂量阿司匹林具有一致性。

④ 增强机体免疫力：金银花具有较强的抗炎作用机制，可有效调节机体内源性免疫功能，加强对多种炎症因子的抑制，控制其表达。

⑤ 降血糖血脂作用机制：金银花提取物具有一定降血糖血脂功能。

⑥ 护肝作用机制：金银花成分中含有的咖啡酸、绿原酸类具有明显的利胆效果；金银花总黄酮成分，在小鼠肝脏损伤模型中可有效抑制肿瘤因子和转录因子的表达，缓解肝组织损伤程度。

⑦ 增强中枢兴奋性：金银花口服后，有效增强大小鼠等动物中枢神经系统兴奋度，且其功效是咖啡因的 16.67%。

3. 临床研究：① 流行性脑脊髓膜炎：金银花、连翘各 12g，黄芩、黄柏、栀子、板蓝根各 9g、薄荷 3g，生石膏、鲜芦根各 60g，随症加减，水煎服，口服或鼻饲，每日 1 剂，婴儿用量酌减。13 例全部治愈。用药最长者 8 天，短者 3 天，平均 5 天。无后遗症。

② 小儿肺炎：金银花、鱼腥草各 5～15g、连翘、桔梗、紫菀、重楼、橘红各 5～10g、杏仁、车前子各 3.5～10g，薄荷、甘草各 3.5～7.5g，上方加水 600mL，煎至 200mL，每日 1 剂，每 4 次，本方金银花、鱼腥草为君药，治疗小儿肺炎 150 例，均在 3 天内退热，症状明显好转，5 天以内肺部啰音消失 90 例。150 例全部治愈。目前认为，金银花有抗病毒作用。腺病毒肺炎合剂：金银花、连翘、大青叶各 15g，重楼、桔梗、麦冬、甘草各 6g，车前子 12g，胆南星 1g，玄参 9g，随症加减，水煎服，1～1.5 岁，每日服半剂，1.5～3 岁每日 1 剂，每日 4 次服。本方金银花清热解毒且有抑制某些细菌和病毒的作用。重用该药，轻宣利肺，治疗 158 例腺病毒性肺炎，服药 7～28 剂，治愈 152 例。

③ 急性膜性口腔炎及口腔溃疡：2 岁以下金银花、甘草各 15g，2 岁以上各 30g，水煎沸后再继续煮 3～5min，取液或漱口，每日一剂，分 4～6 次用，治疗 28 例，3 天以内痊愈 19 例，4 天痊愈 6 例，5 天痊愈 3 例。

④ 各种急性感染：淋巴结炎，金银花有较强的杀菌力，用生鲜品捣烂外敷疮、痈疮肿，效佳。用其汁洗涤疮口可使其早日收口。伴有发热者，加内服五味消毒饮：金银花、野菊花、蒲公英、紫花地丁、紫背天葵子。水煎服，每日 1 剂。流行性腮腺炎，以金银花 10～15g 为主，配以板蓝根、大青叶、连翘各 6～10g，甘草 3～5g，水煎服，每日 1 剂，分 3～5 次服。共治疗 52 例，服 1～4 剂均可使热退肿消，全部治愈。新生儿脓疱疮，五味消毒饮：金银花、野菊花、蒲公英、紫花地丁各 5g，紫背天葵子 1.5g 水煎服，每日 1 剂，分 4～6 次服。单用上方不用抗生素效果较好。预防小儿夏季疖肿，金银花 1560g、生甘草 156g，白糖 1000g，水煎成 10L（先煎甘草，滤出液体中加金银花煎半小时，滤出加白糖，保持总容量 10L）。用法：1 岁以内每次 10mL，1～3 岁每次 20mL，3～6 岁，每次 30mL，均为每日 1 次，于每年端午节前连续预防服药 1 周，发病率明显下降。

⑤ 小儿便秘：金银花、菊花各 18g，甘草 8g，轻煎 2 次，取汁为茶频饮，2 岁以内服 100～200mL，2 岁以上者服 300mL，每日 1 剂，治疗 180 例，全部病例均于服药 24h 内顺利排出软便。

【参考文献】

[1] 关秀锋，王锐，李晓龙，等．金银花的化学成分与药理作用研究新进展 [J]. 化学工程师，2020，34（4）：59-62.

[2] 马丽．金银花的药理作用研究 [J]. 光明中医，2020，35（20）：3308-3310.

[3] 广妍鹭．浅析金银花的药理作用与临床应用 [J]. 中国医药指南，2018，16（35）：164-165.

[4] 韩素梅，张永波．金银花的临床应用 [J]. 社区医学杂志，2008（20）：19.

（二）忍冬藤 Rendongteng《本草经集注》

【别名】老翁须、金钗股、千金藤、鸳鸯草、忍冬草。

【来源】本品为忍冬科植物忍冬 *Lonicera*

japonica Thunb. 的干燥茎枝。

【性状】本品呈长圆柱形，多分枝，常缠绕成束，直径 1.5～6mm。表面棕红色至暗棕色，有的灰绿色，光滑或被茸毛；外皮易剥落。枝上多节，节间长 6～9cm，有残叶和叶痕。质脆，易折断，断面黄白色，中空。气微，老枝味微苦，嫩枝味淡。

【炮制方法】除去杂质，洗净，闷润，切段，干燥。

【性味与归经】甘，寒。归肺、胃经。

【功能与主治】清热解毒，疏风通络。用于温病发热，热毒血痢，痈肿疮疡，风湿热痹，关节红肿热痛。

【用法与用量】内服：煎汤，9～30g；入丸、散或浸酒。外用：煎水洗、熬膏贴或研末调敷。

【使用注意】脾胃虚寒者慎服。

【附方】① 治四时外感，发热口渴，或兼肢体酸痛者：忍冬藤（带叶或花，干者）一两（鲜者三两）。煎汤代茶频饮。（《泉州本草》）

② 治痈疽发背、肠痈、奶痈、无名肿痛，憎寒壮热，类若伤寒：忍冬草（去梗）、黄芪（去芦）各五两，当归一两二钱，甘草（炙）八两。上为细末，每服二钱，酒一盏半，煎至一盏，若病在上食后服，病在下食前服，少顷再进第二服；留渣外敷。未成脓者内消，已成脓者即溃。（《太平惠民和剂局方》神效托里散）

③ 治一切痈疽：忍冬藤（生取）五两，大甘草节一两。上用水两碗，煎一碗，入无灰好酒一碗，再煎数沸，去滓，分三服，一昼夜用尽，病重昼夜二剂，至大小便通利为度；另用忍冬藤一把烂研，酒少许敷四周。（《外科精要》忍冬酒）

④ 治诸般肿痛，金刃伤疮，恶疮：金银藤四两，吸铁石三钱，香油一斤。熬枯去滓，入黄丹八两，待熬至滴水不散，如常摊用。（《乾坤生意秘韫》忍冬膏）

⑤ 治风湿性关节炎：忍冬藤一两，豨莶草四钱，鸡血藤五钱，老鹳草五钱，白薇四钱，水煎服。（《山东中药》）

⑥ 治毒草中毒：鲜金银花嫩茎叶适量，用冷开水洗净，嚼细服下。（《上海常用中草药》）

【现代研究】1. 化学成分研究：① 忍冬藤中富含有机酸类化合物，主要有绿原酸、异绿原酸、棕榈酸等。

② 忍冬藤含有的皂苷主要是齐墩果烷型。

③ 忍冬藤中富含环烯醚萜类成分。

④ 忍冬藤主要含有槲皮素、异槲皮素、芦丁等黄酮类成分。

⑤ 从忍冬藤醇提取物中分离得到香叶木苷和槲皮素 -7-*O*-*β*-D- 吡喃葡萄糖苷。

⑥ 忍冬藤中还含有正二十九醇、肌醇、*β*- 谷甾醇、*β*- 谷甾醇葡萄糖苷、胡萝卜苷、东莨菪素等。

2. 药理作用研究：① 抗病毒方面的作用：现代药理研究认为忍冬藤含有木犀草素，其具有抑制血小板聚集，减少周围血管血栓形成，增加血流量的作用。

② 抗炎、解热方面的作用：单味忍冬藤外用熏洗治疗痔疮、肛周脓肿、前列腺炎等治愈率高。

③ 免疫功能作用：应用鸡血藤、忍冬藤二药。针对过敏性紫癜、紫癜性肾炎、血小板减少性紫癜、系统性红斑狼疮等与自身免疫有关的疾病，取得了良好的临床疗效。

3. 临床研究：治疗细菌性痢疾及肠炎：以忍冬藤 100g 切碎，置于瓦罐内，加水 200mL，放置 12h 后，用文火煎煮 3h，加入适量蒸馏水，使成 100mL，过滤。每日每千克体重服 1.6～2.4mL，按病情轻重酌予增减。一般初服 20mL，每 4h 1 次，症状好转后，改为 20mL，一天 4 次，至泄泻停止后 2 天为止。治疗菌痢 60 例，肠炎 90 例，除 4 例服药 1～2 日未继续服用外，其余 146 例均获良好效果。症状平均消失时间为：腹痛3天，退热2天，里急后重2.5天，泄泻停止2天，大便成形4.4天。未见不良反应。

【参考文献】

[1] 贾献慧，李静，张永清．忍冬藤化学成分研究进展[J].山东中医杂志，2015，34（8）：641-643.

[2] 鲁思爱．忍冬藤的化学成分及其药理应用研究进展[J].临沂大学学报，2012，34（3）：132-134.

[3] 国家中医药管理局《中华本草》编委会．中华本草：第七册[M].上海：上海科学技术出版社，1999：537-539.

八、凌霄

Campsis grandiflora（Thunb.）K.Schum.

【别名】上树龙、五爪龙、九龙下海、接骨丹、过路蜈蚣、藤五加、搜骨风、白狗肠、堕胎花、苕华、紫葳。

【形态】攀援藤本；茎木质，表皮脱落，枯褐色，以气生根攀附于它物之上。叶对生，为奇数羽状复叶；小叶7～9枚，卵形至卵状披针形，顶端尾状渐尖，基部阔楔形，两侧不等大，长3～6（～9）cm，宽1.5～3（～5）cm，侧脉6～7对，两面无毛，边缘有粗锯齿；叶轴长4～13cm；小叶柄长5（～10）mm。顶生疏散的短圆锥花序，花序轴长15～20cm。花萼钟状，长3cm，分裂至中部，裂片披针形，长约1.5cm。花冠内面鲜红色，外面橙黄色，长约5cm，裂片半圆形。雄蕊着生于花冠筒近基部，花丝线形，细长，长2～2.5cm，花药黄色，“个”字形着生。花柱线形，长约3cm，柱头扁平，2裂。蒴果顶端钝。花期5～8月。

【分布】分布于长江流域各地，以及河北、山东、河南、福建、广东、广西、陕西，在台湾有栽培。

【入药部位及采收加工】花：夏、秋二季花盛开时采摘，干燥。

【中药名称】凌霄花。

凌霄花 Lingxiaohua
《新修本草》

【别名】紫葳花、芰华、堕胎花、吊墙花、藤萝花、杜灵霄花、芰华。

【来源】本品为紫葳科植物凌霄 *Campsis grandiflora*（Thunb.）K.Schum.或美洲凌霄 *Campsis radicans*（L.）Seem.的干燥花。

【性状】多皱缩卷曲，黄褐色或棕褐色，完整花朵长4～5cm。萼筒钟状，长2～2.5cm，裂片，裂至中部，萼筒基部至萼齿尖有5条纵棱。花冠先端5裂，裂片半圆形，下部联合呈漏斗状，表面可见细脉纹，内表面较明显。雄蕊4，着生在花冠上，2长2短，花药“个”字形，花柱1，柱头扁平。气清香，味微苦、酸。

【炮制方法】取原药材，除去杂质及花柄，筛去灰屑。

【性味与归经】甘、酸，寒。归肝、心包经。

【功能与主治】活血通经，凉血祛风。用于月经不调，经闭癥瘕，产后乳肿，风疹发红，皮肤瘙痒，痤疮。

【用法与用量】5～9g。

【使用注意】孕妇慎用。

【附方】① 治妇人、室女月候不通、脐腹㽲痛，一切血疾：紫葳二两，当归、术（蓬莪术）各一两。上为细末，空心冷酒调下二钱，如行十里许，更用热酒调一服。（《鸡峰普济方》紫葳散）

② 治女经不行：凌霄花为末，每服二钱，食前温酒下。（《徐氏胎产方》）

③ 治妇人血闭不行，或干血痨，渐羸瘦少食，寒热癥瘕：用凌霄花二两，干膝五钱，

俱酒炒，当归身、白术、枸杞子、黄芪、川芎各二两，俱为末，怀熟地四两，酒煮捣膏为丸，梧子大。每早服五钱，酒送下。（《本草汇言》引《杨氏产宝方》）

④ 治崩中漏下：凌霄花末，温酒服方寸匕，日三。（《广利方》）

⑤ 治消渴，饮水过多不瘥：凌霄花一两，捣碎。以水一大盏半，煎至一盏，去滓，分温三服。（《太平圣惠方》）

⑥ 治痫疾：凌霄花一味为细末，每服三钱，温酒调下，空腹服。每服药时解开头发，用木梳不住手梳，以冷水一大碗，在侧含口巾，水温即换，以碗水尽即住梳。如此服四十九日。（《传信适用方》）

⑦ 治婴儿百日内无故口青，不饮乳：用凌霄花、大蓝叶、芒硝、大黄等份为末，以羊髓和丸梧子大，每研一丸，乳送下，便能吃乳，热者可服，寒者忌之。（《普济方》）

⑧ 治通身痒：凌霄花为末，酒调服一钱。（《医学正传》）

⑨ 治风瘙瘾疹：凌霄花三两，蒴藋根（锉）半斤。上用水七升，煮取三升，滤去滓，入白矾末二两搅匀，以绵渍频拭于疹上，后煮槐柳汤浴之。（《普济方》）

【现代研究】

1. 化学成分研究：① 三萜类：凌霄花含齐墩果烷型三萜和乌索烷型三萜。

② 黄酮类：木犀草素、槲皮素、芹菜素、柯厄醇、鼠李柠檬树。

③ 酚酸类：对羟基桂皮酸、咖啡酸、原儿茶酸、3- 羟基 -4- 甲氧基 - 苯甲酸。

2. 药理作用研究：① 对已孕及未孕子宫收缩力的调节：凌霄花对子宫收缩力呈双向调节作用，对未孕小鼠子宫收缩活性呈显著抑制作用，对离体子宫则可增强其收缩活性。

② 改善血液循环作用：凌霄花粗提取物可部分扩张血管管径，改变血流速度，显著改善红细胞带氧能力及聚集能力，上述改善作用与剂量呈正相关。

③ 舒张冠状动脉、抑制血栓形成：凌霄花对离体动脉的收缩呈抑制作用，该作用具有缓慢、持续的特点。

④ 镇痛、抗炎作用：凌霄花具有缓解小鼠耳郭炎症、消除肿胀作用，且能显著抑制小鼠皮肤毛细血管通透性。

⑤ 保护脑缺血再灌注损伤：可降低相关炎性因子及趋化因子的表达，抑制炎性细胞的趋化，进而减轻中性粒细胞的黏附和浸润，最终减轻脑缺血的炎性损伤。

⑥ 抗氧化、抗自由基活性：凌霄花乙醇提取物乙酸乙酯部位具有抗氧化、抗自由基活性。

3. 临床研究：① 治疗痤疮：以凌霄花为主药的三白饮治疗痤疮显效率高达 95.6%。凌霄花、马齿苋、芒硝组方以其消肿散结功效对于痤疮配合湿敷法治疗收效不错。

② 治疗心脑血管疾病：椎基动脉供血不足所导致的眩晕瘀阻主要在头部，以凌霄花配伍黄芪、党参等补气升阳药所得凌霄花汤剂，治疗 55 例因椎基底动脉供血不足所导致的眩晕，显效率超过 90%。

【参考文献】

[1] 金晓琴，沈建飞，盛一梁，等 . 凌霄花化学及临床应用研究进展 [J]. 中国处方药，2021，19（2）：18-20.

九、木通

Akebia quinata（Thunb.）Decne.

【别名】海风藤、活血藤、八月炸藤、野木瓜、羊开口、五拿绳、野香蕉、山黄瓜、万年藤、丁年藤、附通子、丁翁、附支、通草、山通草。

【形态】落叶木质藤本。茎纤细，圆柱形，缠绕，茎皮灰褐色，有圆形、小而凸起的皮孔；芽鳞片覆瓦状排列，淡红褐色。掌状复叶互生或在短枝上簇生，通常有小叶5片，偶有3～4片或6～7片；叶柄纤细，长4.5～10cm；小叶纸质，倒卵形或倒卵状椭圆形，长2～5cm，宽1.5～2.5cm，先端圆或凹入，具小凸尖，基部圆或阔楔形，上面深绿色，下面青白色；中脉在上面凹入，下面凸起，侧脉每边5～7条，与网脉均在两面凸起；小叶柄纤细，长8～10mm，中间1枚长可达18mm。伞房花序式的总状花序腋生，长6～12cm，疏花，基部有雌花1～2朵，以上4～10朵为雄花；总花梗长2～5cm；着生于缩短的侧枝上，基部为芽鳞片所包托；花略芳香。雄花：花梗纤细，长7～10mm；萼片通常3片，有时4片或5片，淡紫色，偶有淡绿色或白色，兜状阔卵形，顶端圆形，长6～8mm，宽4～6mm；雄蕊6（7），离生，初时直立，后内弯，花丝极短，花药长圆形，钝头；退化心皮3～6枚，小。雌花：花梗细长，长2～4cm；萼片暗紫色，偶有绿色或白色，阔椭圆形至近圆形，长1～2cm，宽8～15mm；心皮3～6枚，离生，圆柱形，柱头盾状，顶生；退化雄蕊6～9枚。果孪生或单生，长圆形或椭圆形，长5～8cm，直径3～4cm，成熟时紫色，腹缝开裂；种子多数，卵状长圆形，略扁平，不规则多行排列，着生于白色、多汁的果肉中，种皮褐色或黑色，有光泽。花期4～5月，果期6～8月。

【分布】分布于长江流域各省区。生于海拔300～1500m的山地灌木丛、林缘和沟谷中。

【入药部位及采收加工】**藤茎**：秋季采收，截取茎部，除去细枝，阴干。

【中药名称】木通。

木通 Mutong
《药性论》

【别名】通草、附支、丁翁、葍藤、王翁、万年、万年藤、燕蕧、乌蕧。

【来源】本品为木通科植物木通 *Akebia quinata*（Thunb.）Decne.、三叶木通 *Akebia trifoliata*（Thunb.）Koidz. 或白木通 *Akebia trifoliata*（Thunb.）Koidz. var. *australis*（Diels）Rehd. 的干燥藤茎。秋季采收，截取茎部，除去细枝，阴干。

【性状】本品呈圆柱形，常稍扭曲，长30～70cm，直径0.5～2cm。表面灰棕色至灰褐色，外皮粗糙而有许多不规则的裂纹或纵沟纹，具突起的皮孔。节部膨大或不明显，具侧枝断痕。体轻，质坚实，不易折断，断面不整齐，皮部较厚，黄棕色，可见淡黄色颗粒状小点，木部黄白色，射线呈放射状排列，髓小或有时中空，黄白色或黄棕色。气微，味微苦而涩。

【炮制方法】除去杂质，用水浸泡，泡透后捞出，切片，干燥。

【性味与归经】苦，寒。归心、小肠、膀胱经。

【功能与主治】利尿通淋，清心除烦，通经下乳。用于淋证，水肿，心烦尿赤，口舌生疮，经闭乳少，湿热痹痛。

【用法与用量】3～6g。

【使用注意】内无湿热，津亏，气弱，精滑，溲频及孕妇忌服。

【附方】治血淋作痛：桃胶（炒）、木通、石膏各一钱，水一盏，煎七分，食后服。（《杨氏家藏方》）

【现代研究】**1. 化学成分研究**：茎含豆甾醇等。根含皂苷，水解得齐墩果酸及葡萄糖、鼠李糖。

2. 药理作用研究：① 利尿作用：有非常显著的利尿作用，灰分则无利尿作用，说明其利尿主要不是由于钾盐，而是其他有效成分。

② 抗菌作用：木通水浸剂或煎剂对多种致病真菌有不同程度的抑制作用。

③ 其他作用：对大鼠的实验性关节炎也

有某些抑制作用，它能延长环己巴比妥钠引起的小鼠睡眠时间，有一定的镇痛作用。低浓度对家兔离体肠管和心房无明显作用，高浓度则使肠管收缩，心房抑制。对离体兔耳血管有收缩作用，口服毒性很小，注射给药则有一定毒性。

3. 临床研究：其提取物对胃癌、肝癌等肿瘤细胞的增殖产生抑制作用，而来自木通属植物不同部位提取物的抗癌作用也不尽相同，其抗肿瘤机制包括诱导凋亡、抑制侵袭与转移、阻滞细胞周期、抑制肿瘤细胞血管生成等。木通具有抗炎、抗肿瘤、抗氧化、利尿等药理作用；临床运用木通虽安全，剂量不宜过大，汤剂常用量（3～30g）未见明显不良反应，但本品在使用过程中仍应注意寒重者不能单独使用木通，必需配伍温里药，孕妇慎用。临床用本品时应当综合多方面考虑，根据患者疾病的具体证型、症状，选取最佳剂量及配伍药物，以提高临床疗效。

【参考文献】

[1] 曹琳娜，彭佩，潘志强．木通属植物提取物抗肿瘤作用的研究进展 [J]. 中草药，2022，53（13）：4187-4197.

[2] 刘彦汶，郑仲华．木通的临床应用及其用量探究 [J]. 长春中医药大学学报，2021，37（6）：1216-1219.

十、密花豆

Spatholobus suberectus Dunn

【别名】九层风、三叶鸡血藤、鸡血藤。

【形态】攀援藤本，幼时呈灌木状。小叶纸质或近革质，异形，顶生的两侧对称，宽椭圆形、宽倒卵形至近圆形，长 9～19cm，宽 5～14cm，先端骤缩为短尾状，尖头钝，基部宽楔形，侧生的两侧不对称，与顶生小叶等大或稍狭，基部宽楔形或圆形，两面近无毛或略被微毛，下面脉腋间常有髯毛；侧脉 6～8 对，微弯；小叶柄长 5～8mm，被微毛或无毛；小托叶钻状，长 3～6mm。圆锥花序腋生或生于小枝顶端，长达 50cm，花序轴、花梗被黄褐色短柔毛，苞片和小苞片线形，宿存；花萼短小，长 3.5～4mm，萼齿比萼管短 2～3 倍，下面 3 齿先端圆或略钝，长不及 1mm，上面 2 齿稍长，多少合生，外面密被黄褐色短柔毛，里面的毛银灰色，较长；花瓣白色，旗瓣扁圆形，先端微凹，基部宽楔形，瓣柄长 2～2.5mm；翼瓣斜楔状长圆形，长 3.5～4mm，基部一侧具短尖耳垂，瓣柄长 3～3.5mm；龙骨瓣倒卵形，长约 3mm，基部一侧具短尖耳垂，瓣柄长 3～3.5mm；雄蕊内藏，花药球形，大小均一或几近均一；子房近无柄，下面被糙伏毛。荚果近镰形，长 8～11cm，密被棕色短绒毛，基部具长 4～9mm 的果颈；种子扁长圆形，长约 2cm，宽约 1cm，种皮紫褐色，薄而脆，光亮。花期 6 月，果期 11～12 月。

【分布】我国特产，分布于云南、广西、广东和福建等省区。

【入药部位及采收加工】藤茎：秋、冬二季采收，除去枝叶，切片，晒干。

【中药名称】鸡血藤。

鸡血藤 Jixueteng
《本草纲目拾遗》

【别名】血风藤、马鹿藤、紫梗藤、猪血藤、九层风、红藤、活血藤、大血藤、血风、血龙藤、过岗龙、五层血。

【来源】本品为豆科植物密花豆 *Spatholobus suberectus* Dunn 的干燥藤茎。

【性状】本品为椭圆形、长矩圆形或不规则的斜切片，厚 0.3～1cm。栓皮灰棕色，有的可见灰白色斑，栓皮脱落处显红棕色。质坚硬。切面木部红棕色或棕色，导管孔多数；韧皮部有树脂状分泌物，呈红棕色至黑棕色，与木部相间排列呈数个同心性椭圆形环或偏心性半圆形环；髓部偏向一侧。气微，味涩。

【炮制方法】鸡血藤：取原药材，除去杂质，大小分档，洗净，浸润至透，切片；或浸 12～24h 洗净，置蒸笼内蒸至上气，趁热切薄片，干燥。

【性味与归经】苦、甘，温。归肝、肾经。

【功能与主治】活血补血，调经止痛，舒筋活络。用于月经不调，痛经，经闭，风湿痹痛，麻木瘫痪，血虚萎黄。

【用法与用量】9～15g。

【附方】① 治妇女月经不调、贫血：鸡血藤 30g、鸡蛋 2 个。将鸡血藤、鸡蛋加清水两碗同煮，蛋熟后去壳再煮片刻，煮成 1 碗后，加白砂糖少许调味。每日 2 次，饮汤，食鸡蛋。(《民间方》鸡血藤煲鸡蛋)

② 治骨伤患者后期气血虚弱；肿瘤患者经化疗或放疗有白细胞及血小板减少者：当归 15g，熟地黄 15g，龙眼肉 6g，白芍 9g，丹参 9g，鸡血藤 15g。水煎服，每日 1 剂。(《中医伤科学》当归鸡血藤汤)

【现代研究】1. 化学成分研究：鸡血藤化学成分包括黄酮类、蒽醌类、三萜类等。黄酮类化合物常以游离态或与糖结合为苷的形式存在，数量和种类繁多，结构类型复杂多样，在疾病的治疗过程中发挥重要的作用，是鸡血藤主要的活性成分。鸡血藤中黄酮类化合物共有 200 多种成分，根据其结构类型可划分为黄酮、黄酮醇、二氢黄酮、二氢黄酮醇、异黄酮、二氢异黄酮、黄烷醇、异黄烷及查耳酮。

2. 药理作用研究：鸡血藤能够达到改善贫血、促进造血、活血补血的功效。鸡血藤黄酮能够对机体白细胞介素 -3 的分泌产生促进作用，并对红细胞生成素水平进行有效调节，从而调节红系造血，发挥抵抗贫血的作用。鸡血藤醇提取物能够对血液系统进行调节，对血虚模型小鼠的补血功效十分显著。鸡血藤能够对血小板聚集产生抑制作用，并能抗脂质氧化，降血脂，对脂质代谢失衡进行调节。鸡血藤醇提取物能够对血小板聚集产生抑制作用，并对离体主动脉环舒张产生促进作用。针对高脂模型大鼠，鸡血藤不光能够降低血脂，也抵抗脂质过氧化。鸡血藤提取物能够有效调节去卵巢豚鼠脂质代谢平衡，呈现量效关系。鸡血藤水提取物针对维生素 B_3 病毒导致心肌炎小鼠治疗效果极佳。研究表明，鸡血藤提取物对人源肉瘤细胞具有抑制作用，同时，鸡血藤乙酸乙酯提取物总黄酮含量较高，能够有效抑制人骨肉瘤 Saos2 细胞。此外，鸡血藤水提取物镇痛效果极佳。

3. 临床研究：糖尿病周围神经病变、糖尿病肾病等代谢系统疾病，配伍黄芪、当归等，临床用量多为 30～45g；如类风湿关节炎、强直性脊柱炎、颈椎病等痹证、痿证，配伍秦艽、羌活、桂枝、穿山龙等，临床用量 12～30g；如多囊卵巢综合征、月经失调等妇科疾病，配伍当归、桃仁等，临床汤剂用量为 9～15g，膏剂常用 7.5g；如高血压、冠心病等循环系统疾病，配伍黄芪、茯苓等，临床用量多为 15g；如紫癜性肾炎（单纯血尿型）、特发性血小板减少性紫癜等自身免疫系统疾病，配伍忍冬藤，临床用量为 15～20g。

【参考文献】

[1] 朱泓宇，任广喜，徐裕彬，等 . 豆科与木兰科鸡血藤类药材活性成分及药理作用研究进展 [J]. 中国现代中药，2022，24（11）：2278-2294.

[2] 王卡珂 . 壮药鸡血藤药理作用研究概况 [J]. 中国民族医药杂志，2022，28（6）：48-50.

[3] 崔亚珊，连凤梅，于同月，等 . 鸡血藤的临床应用及其用量探究 [J]. 长春中医药大学学报，2022，38（4）：374-377.

十一、青藤

Sinomenium acutum（Thunb.）Rehd. et Wils.

【别名】风龙、青风藤、大青藤。

【形态】木质大藤本，长可达20余m；老茎灰色，树皮有不规则纵裂纹，枝圆柱状，有规则的条纹，被柔毛至近无毛。叶革质至纸质，心状圆形至阔卵形，长6～15cm或稍过之，顶端渐尖或短尖，基部常心形，有时近截平或近圆，边全缘、有角至5～9裂，裂片尖或钝圆，嫩叶被绒毛，老叶常两面无毛，或仅上面无毛，下面被柔毛；掌状脉5条，很少7条，连同网状小脉均在下面明显凸起；叶柄长5～15cm，有条纹，无毛或被柔毛。圆锥花序长可达30cm，通常不超过20cm，花序轴和开展、有时平叉开的分枝均纤细，被柔毛或绒毛，苞片线状披针形。雄花：小苞片2，紧贴花萼；萼片背面被柔毛，外轮长圆形至狭长圆形，长2～2.5mm，内轮近卵形，与外轮近等长；花瓣稍肉质，长0.7～1mm；雄蕊长1.6～2mm；雌花：退化雄蕊丝状；心皮无毛。核果红色至暗紫色，径5～6mm或稍过之。花期夏季，果期秋末。

【分布】分布于长江流域及其以南各省区，北至陕西南部，南至广东和广西二省区北部，以及云南东南部。生于林中。

【入药部位及采收加工】**藤茎**：秋末冬初采割，扎把或切长段，晒干。

【中药名称】青风藤。

青风藤 Qingfengteng
《本草纲目》

【别名】寻风藤、清风藤、滇防己、大青木香、大青藤、岩见愁、排风藤、过山龙、羊雀木、鼓藤、豆荚藤、追骨风、爬地枫、毛防己、青防己、风龙、苦藤、黑防己、吹风散、追骨散、土藤。

【来源】本品为防己科植物青藤 *Sinomenium acutum*（Thunb.）Rehd. et Wils. 和毛青藤 *Sinomenium acutum*（Thunb.）Rehd. et Wils.var.*cinereum* Rehd. et Wils. 的干燥藤茎。

【性状】本品呈长圆柱形，常微弯曲，长20～70cm或更长，直径0.5～2cm。表面绿褐色至棕褐色，有的灰褐色，有细纵纹和皮孔。节部稍膨大，有分枝。体轻，质硬而脆，易折断，断面不平坦，灰黄色或淡灰棕色，皮部窄，木部射线呈放射状排列，髓部淡黄白色或黄棕色。气微，味苦。

【炮制方法】除去杂质，略泡，润透，切厚片，干燥。

【性味与归经】苦、辛，平。归肝、脾经。

【功能与主治】祛风湿，通经络，利小便。用于风湿痹痛，关节肿胀，麻痹瘙痒。

【用法与用量】6～12g。

【使用注意】可出现瘙痒、皮疹、头昏头痛、皮肤发红、腹痛、畏寒发热、过敏性紫癜、血小板减少、白细胞减少等副作用，使用时应予注意。

【附方】① 治风湿痹痛：青风藤、红藤各15g。水煎，加酒适量冲服；或青风藤30～60g，上肢痛加桂枝3g，下肢痛加牛膝6g。全身痛三味同用，水煎，加黄酒适量，晚饭后服。（《浙江药用植物志》）

② 治关节疼痛：青风藤15g，红藤15g。水煎服，每日1次。酒为引。（《陕西中草药》）

【现代研究】**1. 化学成分研究**：青风藤含有多种化学成分，主要包括生物碱、挥发油、蒽醌、甾体及酚类等成分。

2. 药理作用研究：① 抗炎：青风藤对于蛋白性、化学性、细菌性等多类炎症均有抗炎作用，生物碱类成分具有良好的抗炎作用，青风藤中的青藤碱、木兰花碱为青风藤的主要抗炎成分。

② 镇痛：青风藤发挥镇痛作用的药效物质主要为生物碱类物质青藤碱及其衍生物，青藤碱在抑制癌性疼痛方面也具有一定潜能，其可通过抑制小胶质细胞非受体型酪氨酸蛋白激酶/信号传导与活化转录因子3和神经元钙调蛋白激酶Ⅱ/环腺苷酸反应元件结合蛋白级联来减轻癌症诱导的骨痛。

③ 免疫抑制：青风藤具有多种免疫调节作用，其可抑制淋巴细胞的活化与增殖，保护损伤器官等，青藤碱可通过降低细胞因子水平抑制破骨细胞分化的相关信号通路、调节多种炎症细胞因子和单核巨噬细胞亚群的分泌以及抑制巨噬细胞的经典活化通路等多途径发挥免疫抑制作用被用于治疗类风湿关节炎。

④ 抗心血管系统疾病：青藤碱可通过调控炎症因子、白细胞募集、平滑肌细胞的迁移和增殖以及斑块形成等多途径抗动脉粥样硬化；且可抑制血管平滑肌细胞电压依赖型钙通道和受体操纵性钙通道，降低家兔血管平滑肌细胞内的游离钙水平，并调节缺血缺氧条件下血管平滑肌细胞蛋白激酶C的活性。

⑤ 抗肿瘤：青风藤在泌尿生殖系统肿瘤（如前列腺癌和膀胱癌等）、消化系统肿瘤（如肝癌和胃癌等）、呼吸系统肿瘤（如肺癌等）以及其他多种肿瘤中均有一定的疗效，机制可能与其诱导肿瘤细胞凋亡、抑制肿瘤细胞侵袭和迁移、影响肿瘤新生血管及逆转肿瘤细胞多药耐药等有关，其发挥药理活性的主要物质为青藤碱。

⑥ 抗神经系统疾病：多发性硬化症是一种慢性神经炎性疾病，青藤碱能明显降低组织中促炎细胞因子水平、抑制神经炎症，且可通过减少炎症和神经元细胞的死亡、调控INK4位点反义非编码RNA/miR626通路，在阿尔茨海默病、帕金森病及其他神经退行性疾病的治疗中发挥一定作用，且通过抑制炎症和氧化应激发挥治疗脊髓损伤的作用。

⑦ 其他：从青风藤中提取的东莨菪内酯成分具有抗氧化活性。

3. 临床研究：临床上用青风藤治疗风湿性关节炎、类风湿关节炎、骨质增生、心律失常等。

【参考文献】

[1] 罗艳群，沈小兰，蔡三金，等.青风藤化学成分和药理作用的研究进展及其质量标志物（Q-Marker）的预测分析[J].中草药，2022，53（3）：898-911.

[2] 李影.中药青风藤药理作用及临床应用[J].中医中药，2011，9（16）：321-322.

十二、麒麟竭

Daemonorops draco Bl.

【别名】龙血藤。

【形态】多年生常绿藤本，长达10～20m。茎具叶鞘并遍生尖刺。羽状复叶在枝梢互生，在下部有时近对生；叶柄及叶轴具锐刺；小叶线状披针形，长20～30cm，宽约3cm，先端锐尖，基部狭，脉3出平行。肉穗花序，开淡黄色的冠状花，单性，雌雄异株；花被6，排成2轮；雄花雄蕊6，花药长锥形；雌花有不育雄蕊6，雌蕊1，瓶状，子房略呈卵状，密被鳞片，花柱短，柱头3深裂。果实核果状，卵状球形，径2～3cm，赤褐色，具黄色鳞片，果实内含深赤色的液状树脂，常由鳞片下渗出，干后如血块样。种子1枚。

【分布】分布于印度尼西亚、马来西亚、伊朗。我国台湾、广东有栽培。

【入药部位及采收加工】果实或茎：采收果实，置蒸笼内蒸煮，使树脂渗出；或取果实捣烂，置布袋内，榨取树脂，然后煎熬成糖浆状，冷却凝固成块状。亦有将茎砍破或钻若干小孔，使树脂自然渗出，凝固而成。

【中药名称】血竭。

血竭 Xuejie
《雷公炮炙论》

【别名】骐驎竭、海蜡、麒麟血、木血竭。

【来源】本品为棕榈科植物麒麟竭 *Daemonorops draco* Bl. 果实渗出的树脂经加工制成。

【性状】本品略呈类圆形、四方形或方砖形，表面暗红，有光泽，附有因摩擦而成的红粉。质硬而脆，破碎面红色，研粉为砖红色。气微，味淡。在水中不溶，在热水中软化。

【炮制方法】除去杂质，打成碎粒或研成细末。

【性味与归经】甘、咸，平。归心、肝经。

【功能与主治】活血定痛，化瘀止血，生肌敛疮。用于跌打损伤，心腹瘀痛，外伤出血，疮疡不敛。

【用法与用量】研末，1～2g，或入丸剂。外用研末撒或入膏药用。

【使用注意】凡无瘀血者慎服。

【附方】① 治伤损筋骨，疼痛不可忍：麒麟血一两，没药一两，当归一两（锉，微炒），白芷二两，赤芍药一两，桂心一两。捣细罗为散，每服，以温酒调下二钱，日三四服。（《太平圣惠方》麒麟血散）

② 治腹中血块：血竭、没药、滑石、牡丹皮（同煮过）各一两。为末，醋糊丸，梧桐子大，服之。（《摘玄方》）

③ 治产后败血冲心，胸满气喘：真血竭，研为细末，温酒调服。（《朱氏集验医方》血竭散）

④ 治鼻衄：血竭、蒲黄等份。为末，吹之。（《医林集要》）

⑤ 治瘰疬已破，脓水不止者：血竭（炒）二钱半，大枣二十个（烧为灰），干地黄半两（另为末）。上三味，都细研如粉，以津唾调贴疮上。（《博济方》血竭散）

⑥ 治一切恶疮，年深不愈：血竭一两，铅丹半两（炒紫色）。上二味，捣研为散，先用盐汤洗疮后贴之。（《圣济总录》血竭散）

⑦ 治臁疮不合：血竭末敷之，以干为度。（《济急仙方》）

⑧ 治痔瘘疼痛不可忍：血竭，为细末，用自津唾调涂，频为妙。（《杨氏家藏方》血竭散）

⑨ 治嵌甲疼痛：血竭末调敷之。（《医林集要》）

⑩ 治白虎风，走注疼痛，两膝热肿：麒麟竭一两，硫黄一两（细研）。捣罗为散，研令匀，以温酒调下一钱。（《太平圣惠方》）

【现代研究】1. 化学成分研究：血竭主要含有黄烷类、三萜类等成分，包括：血竭红素和血竭素，(2*S*)-5- 甲氧基 -6- 甲基黄烷 -7- 醇、(2*S*)-5- 甲氧基黄烷 -7- 醇、去甲血竭素、去甲血竭红素、2,4- 二羟基 -5- 甲基 -6- 甲氧基查耳酮、2,4- 二羟基 -6- 甲氧基查耳酮、海松酸、异海松酸、去氢松香酸、松香酸以及山达海松酸等。

2. 药理作用研究：血竭可有效降低血液黏稠度及血浆的浓度，并且能够减少红细胞比容，加快红细胞的电泳速度，抑制血小板的聚集，因此对静脉血栓的形成有很大的抑制作用；血竭具有抗炎、镇痛、抗菌、抗氧化、保护心肌细胞、抗肺纤维化、改变血液流变学、降低 NOS 活性等多种作用。

3. 临床研究：临床应用于跌扑损伤，内伤瘀痛，外伤出血不止。广泛用于治疗冠心病、消化道出血、结肠炎、2 型糖尿病、大面积压疮、体表创伤、烧伤、子宫肌瘤、四肢骨折、软组织肿胀等疾病。

【参考文献】

[1] 赵学敏，王晓霞，高善荣，等. 血竭探源[J]. 中国现代中药，2015，17（5）：497-501.

[2] 刘安，李爱新，李虹. 中药血竭的临床应用概述[J]. 中国实用医药，2014，9（1）：262-263.

十三、五味子

Schisandra chinensis（Turcz.）Baill.

【别名】北五味子。

【形态】落叶木质藤本，除幼叶背面被柔毛及芽鳞具缘毛外余无毛；幼枝红褐色，老枝灰褐色，常起皱纹，片状剥落。叶膜质，宽椭圆形、卵形、倒卵形、宽倒卵形或近圆形，长（3）5～10（14）cm，宽（2）3～5（9）cm，先端急尖，基部楔形，上部边缘具胼胝质的疏浅锯齿，近基部全缘；侧脉每边3～7条，网脉纤细不明显；叶柄长1～4cm，两侧由于叶基下延成极狭的翅。雄花：花梗长5～25mm，中部以下具狭卵形、长4～8mm的苞片，花被片粉白色或粉红色，6～9片，长圆形或椭圆状长圆形，长6～11mm，宽2～5.5mm，外面的较狭小；雄蕊长约2mm，花药长约1.5mm，无花丝或外3枚雄蕊具极短花丝，药隔凹入或稍凸出钝尖头；雄蕊仅5（6）枚，互相靠贴，直立排列于长约0.5mm的柱状花托顶端，形成近倒卵圆形的雄蕊群。雌花：花梗长17～38mm，花被片和雄花相似；雌蕊群近卵圆形，长2～4mm，心皮17～40，子房卵圆形或卵状椭圆体形，柱头鸡冠状，下端下延成1～3mm的附属体。聚合果长1.5～8.5cm，聚合果柄长1.5～6.5cm；小浆果红色，近球形或倒卵圆形，径6～8mm，果皮具不明显腺点；种子1～2粒，肾形，长4～5mm，宽2.5～3mm，淡褐色，种皮光滑，种脐明显凹入呈U形。花期5～7月，果期7～10月。

【分布】分布于黑龙江、吉林、辽宁、内蒙古、河北、山西、宁夏、甘肃、山东。

【入药部位及采收加工】果实：秋季果实成熟时采摘，晒干或蒸后晒干，除去果梗和杂质。

【中药名称】五味子。

五味子 Wuweizi
《神农本草经》

【别名】菋、茎藸、玄及、会及、五梅子、山花椒。

【来源】本品为木兰科植物五味子*Schisandra chinensis*（Turcz.）Baill.的干燥成熟果实。

【性状】本品呈不规则的球形或扁球形，直径5～8mm。表面红色、紫红色或暗红色，皱缩，显油润；有的表面呈黑红色或出现“白霜”。果肉柔软，种子1～2，肾形，表面棕黄色，有光泽，种皮薄而脆。果肉气微，味酸；种子破碎后，有香气，味辛、微苦。

【炮制方法】1. 五味子：除去杂质。用时捣碎。

2. 炒五味子：取五味子，置锅内用文火炒至鼓起，呈紫褐色为度，取出放凉。

3. 蒸五味子：将原药除去杂质及梗，淘净，置蒸笼内，蒸4h（以上汽算起），取出，干燥，筛去灰屑。

4. 醋五味子：取净五味子，加醋拌匀，润透，置适宜容器内，加热蒸至黑色，取出，干燥。用时捣碎。每100kg五味子，用米醋20kg。

5. 酒五味子：取净五味子，加入黄酒拌匀，润透，置适宜容器内，蒸或炖至透心，表面紫黑色或黑褐色为度，取出，干燥。每100kg五味子，用黄酒20kg。

6. 蜜五味子：取炼蜜用适量开水稀释，加入净五味子拌匀，闷透，置锅内，用文火加热，炒至不粘手为度，取出，放凉。每100kg五味子，用炼蜜10kg。或取净五味子与炼熟的蜂蜜和适量开水拌匀，蒸2～3h，取出，晾干。每100kg五味子，用炼蜜15kg。

7. 酒蜜制五味子：取净五味子用酒、蜜拌匀，置容器内蒸30～40min，取出晒干。每五味子100kg，用黄酒12kg，炼蜜15kg。

【性味与归经】酸、甘，温。归肺、心、肾经。

【功能与主治】收敛固涩，益气生津，补肾宁心。用于久咳虚喘，梦遗滑精，遗尿尿频，久泻不止，自汗盗汗，津伤口渴，内热消渴，心悸失眠。

【用法与用量】2～6g。

【使用注意】外有表邪，内有实热，或咳嗽初起，麻疹初发者均慎服。

【附方】① 治肺经感寒，咳嗽不已：白茯苓四两，甘草三两，干姜三两，细辛三两，五味子二两半。上为细末。每服二钱，水一盏，煎至七分，去滓，温服，不以时。(《鸡峰普济方》五味细辛汤)

② 治嗽：大罂粟壳（去瓤擘破，用白饧少许入水，将壳浴过令净，炒黄色）四两，五味子（新鲜者，去梗，须北方者为妙）二两。上为细末，白饧为丸，如弹子大。每服一丸，水一盏，捺破，煎六分，澄清，临睡温服，不拘时候。(《卫生家宝方》五味子丸)

③ 治痰嗽并喘：五味子、白矾等份。为末。每服三钱，以生猪肺炙熟，蘸末细嚼，白汤下。(《普济方》)

④ 治肺虚寒：五味子，方红熟时，采得，蒸烂、研滤汁，去子，熬成稀膏。量酸甘入蜜，再上火待蜜熟，俟冷，器中贮，作汤，时时服。(《本草衍义》)

⑤ 治热伤元气，肢体倦怠，气短懒言，口干作渴，汗出不止；或湿热大行，金为火制，绝寒水生化之源，致肢体痿软，脚欹眼黑：人参五钱，五味子、麦门冬各三钱。水煎服。(《医门法律》生脉散)

⑥ 治虚劳羸瘦，短气，夜梦，骨肉烦痛，腰背疼痛，动辄微喘：五味子二两，续断二两，地黄一两，鹿茸一两（切片，酥炙），附子一两（炮，去皮脐）。上为末，酒糊丸，如梧桐子大。每服二十丸，盐汤下。(《卫生家宝方》五味子丸)

⑦ 治梦遗虚脱：北五味子一斤，洗净，水一宿，以手挼去核，再用温水将核洗取余味，用布滤过，置砂锅内，入冬蜜二斤，慢火熬之，除砂锅斤两外，煮至二斤四两成膏为度。待数日后，略去火性，每服一二匙，空心白滚汤调服。(《医学入门》单五味子膏)

⑧ 治肾泄：五味子二两（拣），吴茱萸半两（细粒绿色者）。上二味同炒香熟为度，细末。每服二钱，陈米饮下。(《普济本事方》五味子散)

⑨ 治白浊及肾虚，两腰及背脊穿痛：五味子一两，炒赤为末，用醋糊为丸，醋汤送下三十丸。泻，用蕲艾汤吞下。(《经验良方》五味子丸)

⑩ 治烂弦风眼：五味子、蔓荆子，煎汤频洗之。(《谈野翁试验方》)

⑪ 治疮疡溃烂，皮肉欲脱者：五味子炒焦，研末，敷之，可保全如故。(《本草新编》)

【现代研究】1. 化学成分研究：五味子的化学成分主要有木脂素、挥发油、多糖、有机酸、萜类、黄酮类等化合物。其中木脂素类化合物占2%～8%，挥发油类占5%～6%，多糖类成分占7%～11%。

2. 药理作用研究：① 对中枢神经系统的作用：包括镇静催眠、健脑益智、增强记忆功能、镇痛、抗惊厥和抗抑郁作用。

② 对心血管系统的作用：五味子可作用于多种信号通路，保护心血管细胞，改善微循环。五味子挥发油可通过抑制金属蛋白酶-9

（MMP-9）及其相关信号通路 NF-κB 的表达而达到抗动脉粥样硬化的效果，用于治疗人类主动脉平滑肌细胞迁移。五味子乙素可通过降低氧化应激损伤，抑制转录因子 6（ATF6）和蛋白激酶 R 样内质网激酶（PERK）通路，降低内质网（ER）应激导致的细胞凋亡而发挥改善心肌作用。

③ 对消化系统的作用：北五味子木脂素用于治疗消化系统疾病，可改善肠道蠕动，缓解因胃肠道疾病引起的腹泻症状。五味子在肠道组织中可降低肿瘤坏死因子 -α（TNF-α）和炎症介质白细胞介素 -6（IL-6）的表达水平，有效缓解 5- 氟尿嘧啶（5-FU）导致的肠道黏膜炎小鼠出现的体重下降、腹泻等症状。五味子醇甲介导的结肠非肾上腺素能非胆碱能弛豫可延缓结肠的推进速度，抑制其自发性收缩，调节结肠运输，缓解腹泻。此外，五味子还可通过减少血清中转氨酶的含量，提高淋巴细胞活性，减轻肝脏损伤，保护肝功能。

④ 对内分泌系统的作用：五味子对机体内分泌腺具有保护作用。还对内分泌系统紊乱所引起的代谢性疾病有效，五味子多糖可通过增加 2 型糖尿病模型大鼠的体重，降低空腹血糖值，改善胰岛素抵抗指数和糖耐量来发挥降糖作用。五味子乙素能够改善 2 型糖尿病大鼠体重、糖脂代谢、肾损伤、氧化应激和炎症反应，上调糖尿病大鼠脂肪细胞磷酸化乙酰辅酶 A 羧化酶（p-ACC）、p-AMPK 和 p-LKB1 表达，激活糖尿病大鼠的 AMPK/LKB1 通路，降低脂肪合成，增加脂肪分解，从而减轻糖尿病症状。

⑤ 对呼吸系统的影响：五味子、白术药对提取物（CKD-497）对小鼠有止咳化痰作用。CKD-497 可影响模型小鼠巨噬细胞和辣椒素刺激瞬时受体电位阳离子通道 1（TRPV-1），抑制炎症介质白细胞介素 -8（IL-8）和肿瘤坏死因子 -α（TNF-α），降低黏蛋白的黏度。质量浓度为 250 mg/L 的五味子提取物可抑制肺炎菌株（CV6）的生长，抑制作用呈剂量依赖性。五味子乙素对改善肺纤维化和炎性损伤有一定影响，可以通过减轻机体炎症反应来发挥作用。

⑥ 对肾脏和生殖系统的作用：五味子提取物可调节激素水平，显著改善肾功能。五味子乙素可通过调节高迁移率族蛋白 B1/ Toll 样受体 4（HMGB1/TLR4）信号通路，使大鼠血肌酐、血清胱抑素 C 及谷丙转氨酶水平显著下降，尿肌酐、内生肌酐清除率显著升高，从而保护 2 型糖尿病肾病（DN）大鼠的肾脏功能。五味子可调节下丘脑 - 垂体 - 性腺轴功能，调整性激素水平。

⑦ 对免疫系统的作用：从五味子果实中提取出的多糖能促进胸腺发育，提高吞噬细胞吞噬能力，提升机体内免疫球蛋白和细胞因子水平，诱导小鼠单核巨噬细胞（RAW264.7 细胞）分泌细胞因子，改善免疫功能，对肿瘤产生抑制作用。五味子甲素可通过靶向抑制 EGFR/SRC 信号通路，减少黏着斑相关蛋白 p-Y397-FAK 和 p-Y181-Paxillin 的表达，从而抑制胰腺癌 PANC-1 细胞的侵袭和迁移。

⑧ 抗菌抑菌的作用：体外五味子水提物（SCD）对大肠埃希菌有显著抑制活性，其良好的抑菌活性，可用于治疗细菌性感染。此外，五味子提取物（SCE）能强效抑制大肠埃希菌。

3. 临床研究：① 治疗失眠、焦虑。

② 治疗肝损伤：中药五味子煎剂具有补益肝肾、益气养阴之功效，能够降低丙氨酸转移酶（ALT）、天冬氨酸转移酶（AST）、碱性磷酸酶（ALP）活性，明显改善肝功能，有效治疗药物性肝损伤，与药物性肝损伤的治疗显著相关。

③ 治疗心脏病：五味子颗粒能够改善急性心肌梗死恢复期患者心功能，可用于急性心肌梗死患者康复治疗，预防复发。

④ 治疗肺炎、上呼吸道感染：如反复发作性呼吸道感染患儿，属肺脾气虚型病理表现，给予加减人参五味子汤口服能明显降低患

儿反复感染的频率，改善患儿的肺脾两虚症状，并有调节血微量元素含量与提高体液免疫的作用，且毒副作用小，安全性高。

⑤ 肿瘤的辅助治疗：如参芪五味片联合化疗，可提高白细胞数量，改善骨髓的造血功能，并且患者食欲增强、面色好转，使心悸气短、神疲乏力、头晕目眩诸症缓解。

【参考文献】

[1] 邢楠楠，屈怀东，任伟超，等 . 五味子主要化学成分及现代药理作用研究进展 [J]. 中国实验方剂学杂志，2021，27（15）：210-218.

[2] 代晓光，宋琳 . 五味子现代药理作用及临床应用研究进展 [J]. 中医药信息，2017，34（5）：121-124.